La donazione in Italia

Gianluca Castelnuovo • Riccardo Menici • Marcello Fedi

La donazione
in Italia

Situazione e prospettive
della donazione di sangue,
organi, tessuti, cellule e midollo osseo

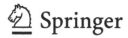 Springer

Gianluca Castelnuovo
Servizio di Psicologia Clinica
IRCCS Istituto Auxologico Italiano
Laboratorio di Psicologia Clinica
Università Cattolica del Sacro Cuore, Milano
ALDE Associazione Lariana Donatori
di Sangue, Emocomponenti e Midollo Osseo
Lecco

Riccardo Menici
Azienda USL 3 di Pistoia, Pistoia
Facoltà di Medicina e Chirurgia
Università degli Studi di Firenze, Firenze

Marcello Fedi
Facoltà di Medicina e Chirurgia
Università degli Studi di Firenze, Firenze

ISBN 978-88-470-1931-7   ISBN 978-88-470-1932-4 (eBook)

DOI 10.1007/978-88-470-1932-4

9 8 7 6 5 4 3 2 1   2011   2012   2013   2014

Copertina: Ikona S.r.l., Milano

Impaginazione: Graphostudio, Milano

Springer-Verlag Italia S.r.l., Via Decembrio 28, I-20137 Milano
Springer fa parte di Springer Science+Business Media (www.springer.com)

Prefazione

Dall'incontro quasi casuale fra docenti universitari di diversi atenei e di differenti discipline è nato il desiderio di valorizzare un tema che, a diversi livelli, ci accomunava: la passione per il mondo della donazione.

Siamo così giunti, dopo non indifferenti sforzi nel mettere insieme esperienze diverse, dal mondo dell'associazionismo e del volontariato a quello universitario e ospedaliero, a un testo che presenta una panoramica della situazione attuale e delle prospettive future nel campo della donazione di sangue (emocomponenti), organi (tessuti e cellule) e midollo osseo in Italia.

Avremmo voluto approfondire maggiormente alcuni aspetti, ma è stato necessario operare dei tagli per consentire un buon equilibrio fra le parti normative, scientifiche, cliniche e di riflessione del testo.

Speriamo di avere raggiunto gli obiettivi che ci eravamo prefissati ormai tre anni fa: rendere omaggio alla realtà italiana della donazione e rilanciare questo tema perché si mantenga sempre una sana tensione al miglioramento e alla diffusione del volontariato in tale ambito.

Ci auguriamo che questo libro possa essere d'aiuto soprattutto in quelle realtà associative o in quei settori della donazione in cui vi è bisogno di un nuovo slancio. Per favorirne la diffusione, è stato fatto il massimo sforzo per contenere il prezzo di copertina. Questo è stato possibile anche grazie alla rinuncia ai diritti d'autore da parte di noi curatori.

Un grazie particolare va a tutte le associazioni promotrici dell'opera, in particolare all'ALDE, Associazione Lariana Donatori di Sangue, Emocomponenti e Midollo Osseo, e alla Springer Italia, che ha creduto in questo progetto fin dall'inizio.

Lecco, maggio 2011

Gianluca Castelnuovo
Riccardo Menici
Marcello Fedi

Introduzione

Un libro sulla donazione: difendere e diffondere un gesto profondamente umano

> *Donare qualcosa è un grande gesto umano*
> *ma donare qualcosa di sé è sacrificio che diventa gioia immensa*
> *quando il volto di chi dona osserva l'emozione nel volto di chi riceve*
> Olivo Valsecchi, poeta lecchese

È con grande onore che posso definire finalmente conclusa quest'opera sul tema della donazione in Italia che ha richiesto, a me e ai miei collaboratori, quasi tre anni di lavoro per poter convogliare in un testo alcuni spunti su tale tema.

Avremmo voluto puntare una luce più forte sulla realtà della donazione e su tutte le sue declinazioni (donazione di sangue-emocomponenti, organi, tessuti, cellule e midollo osseo), ma alla fine la complessità della materia ci ha costretti ad accendere solo alcuni fiammiferi lasciando parecchie zone buie, compiendo delle scelte e operando tagli ad alcune tematiche che speriamo possano essere affrontate in opere successive.

Questo volume vuole essere prima di tutto un omaggio a tutti i donatori e a tutti i volontari che, a vario livello, collaborano nel grande mondo dell'associazionismo della donazione. Il libro, infatti, è rivolto ad associazioni di volontariato, volontari, donatori, operatori sanitari, infermieri, medici e psicologi che risultano coinvolti in qualche meccanismo dell'affascinante macchina della donazione.

L'opera si articola in cinque parti. Nelle prime tre, certamente non esaustive, sono discussi i vari "oggetti" del dono (sangue-emocomponenti; midollo osseo; organi, tessuti e cellule); la Parte IV è dedicata alla feconda realtà lecchese, in cui è nata l'idea di quest'opera e che rappresenta un esempio virtuoso nel già prezioso panorama italiano, mentre la Parte V illustra esperienze cliniche e di ricerca legate al mondo della donazione, finalizzate a comprenderne più approfonditamente i meccanismi psicologici, organici, clinici, sociali ecc.

Da psicologo clinico universitario e ospedaliero non posso che certificare i benefici del donare in chi, tra i pazienti, si è offerto volontario: donare parte di sé, dal sangue fino agli organi più vitali, ha rappresentato, in molti soggetti che io e i miei colleghi abbiamo avuto modo di seguire in questi anni, una vera e propria "esperienza emozionale correttiva", principio di Franz Alexander del 1946 quanto mai attuale in quest'ambito. Persone che soffrono di bassa autostima e non ritengono di poter essere utili agli altri possono scoprire o riscoprire l'importanza del fatto stesso di esistere, come esseri umani, e di poter dare agli altri grazie al gesto della donazione di qualcosa di sé. Non voglio certamente definire il donare come una strategia terapeutica valida per chiunque, ma in molti casi, all'interno di un buon piano terapeutico, può comparire e maturare la scelta di aprirsi al volontariato e, in alcuni casi, alla donazione. Dunque il donare può rappresentare un gesto persino terapeutico per molti pazienti e, nella maggior parte dei casi, un gesto profondamente umano per i classici donatori volontari.

Non entro nel merito delle dinamiche psicologiche e sociali che caratterizzano il dono (e il non dono) in quanto approfondite egregiamente dai miei collaboratori nelle varie parti del testo; mi permetto solo, sul finale di questa doverosa introduzione, di ringraziare tutti quelli che hanno creduto in questo testo, dai collaboratori locali dell'ALDE fino ai colleghi universitari e delle varie associazioni coinvolte e, non ultimi, i colleghi Marcello Fedi e Riccardo Menici che con me hanno seguito l'evolversi dell'opera.

Auguro a tutti una piacevole lettura con l'obiettivo di diffondere, ciascuno al proprio livello e nella propria realtà, la cultura del dono come esempio virtuoso di umanità e come esaltazione dei lati più belli della nostra personalità, che a noi persone sono stati, forse anch'essi, "donati".

Lecco, maggio 2011   Gianluca Castelnuovo

Indice

Elenco degli Autori

Paola Aceto Istituto di Anestesiologia e Rianimazione, UCSC, Roma

Silvana Aristodemo Consociazione Nazionale dei Gruppi Donatori di Sangue Fratres

Alessia Bani U.O. Ostetricia e Ginecologia Ospedale Pistoia - Azienda USL 3 di Pistoia, Pistoia

Alessandra Berzuini Dipartimento di Medicina Trasfusionale ed Ematologia, Ospedale A. Manzoni, Lecco

Rosalia Calia Istituto di Clinica Chirurgica, UCSC, Roma

Gianluca Castelnuovo Servizio di Psicologia Clinica, IRCCS Istituto Auxologico Italiano; Laboratorio di Psicologia Clinica, Università Cattolica del Sacro Cuore, Milano; ALDE Associazione Lariana Donatori di Sangue, Emocomponenti e Midollo Osseo, Lecco

Pietro A. Cavaleri ASL n. 2 di Caltanissetta; Facoltà di Scienze della Formazione della LUMSA (sede di Caltanissetta)

Agostino Colli Dipartimento di Medicina, Ospedale A. Manzoni, Lecco

Paola De Angelis ADMO Federazione Italiana Onlus

Valeria De Micheli Azienda Ospedaliera della Provincia di Lecco, Dipartimento di Medicina Trasfusionale ed Ematologia

Piergiorgio Duca Istituto di Statistica e Biometria, Università degli Studi, Ospedale Sacco, Milano

Gianfranco Erba Ospedale Civile A. Manzoni, Lecco, ALDE Associazione Lariana Donatori di Sangue, Emocomponenti e Midollo Osseo, Lecco

Giovanna Fazzini Caritas decanale Lecco

Marcello Fedi Facoltà di Medicina e Chirurgia, Università degli Studi di Firenze, Firenze

Bruno Gandolfi AVIS Comunale di Lecco, Lecco

Alessandro Gerosa Azienda Ospedaliera della Provincia di Lecco, Dipartimento di Medicina Trasfusionale ed Ematologia

Maria Ghislanzoni Ospedale Civile A. Manzoni, Lecco, ALDE Associazione Lariana Donatori di Sangue, Emocomponenti e Midollo Osseo, Lecco

Eufrasio Girardi Azienda USL 3 di Pistoia, Pistoia

Paolo Guiddi Laboratorio di Psicologia Sociale Applicata, Università Cattolica del Sacro Cuore di Milano, Milano

Giorgio Invernizzi Azienda Ospedaliera della Provincia di Lecco, Dipartimento di Medicina Trasfusionale ed Ematologia

Carlo Lai Dipartimento di Psicologia Dinamica e Clinica, Università di Roma La Sapienza, Roma

Silvia Lai Dipartimento di Nefrologia, Università di Roma La Sapienza, Roma

Andrea Lorenzet Observa Science in Society

Massimiliano Luciani Istituto di Clinica Chirurgica, UCSC, Roma

Carlo Augusto Maffeo AITF, Torino

Elena Marta Laboratorio di Psicologia Sociale Applicata, Università Cattolica del Sacro Cuore di Milano, Milano

Gianbattista Martinelli Fondazione Don Gnocchi, Milano

Laura Masolo Servizio di Psicologia, Dipartimento di Salute Mentale, Azienda Ospedaliera Niguarda, Ca' Granda, Milano

Riccardo Menici Azienda USL 3 di Pistoia, Pistoia; Facoltà di Medicina e Chirurgia, Università degli Studi di Firenze, Firenze

Enrico Molinari Facoltà di Psicologia, Università Cattolica del Sacro Cuore di Milano, Milano

Fedele Mario Nuzzi U.O. Ostetricia e Ginecologia Ospedale Pistoia - Azienda USL 3, di Pistoia, Pistoia

Paoletto Paoletti Consociazione Nazionale dei Gruppi Donatori di Sangue Fratres

Vincenzo Passarelli AIDO Sede Nazionale, Roma

Giannino Piana Università di Urbino e di Torino (già docente)

Maura Pozzi Laboratorio di Psicologia Sociale Applicata, Università Cattolica del Sacro Cuore di Milano, Milano

Daniele Prati Azienda Ospedaliera della Provincia di Lecco, Dipartimento di Medicina Trasfusionale ed Ematologia

Gloria Pravatà Centro Nazionale Sangue

Loredana Ranni ADMO Federazione Italiana Onlus

Angela Sacchi Servizio di Psicologia, Dipartimento di Salute Mentale, Azienda Ospedaliera Niguarda Ca' Granda, Milano

Nicoletta Sacchi IBMDR, Registro Italiano Donatori Midollo Osseo

Emanuela Saita Università Cattolica del Sacro Cuore di Milano, Milano

Vincenzo Saturni AVIS Nazionale

Marco Tanini U.O. Ostetricia e Ginecologia Ospedale Pistoia - Azienda USL 3, di Pistoia, Pistoia

Adele Tavasci Ospedale Civile A. Manzoni, Lecco, ALDE Associazione Lariana Donatori di Sangue, Emocomponenti e Midollo Osseo, Lecco

Mario Tavola Ospedale Civile A. Manzoni, Lecco, ALDE Associazione Lariana Donatori di Sangue, Emocomponenti e Midollo Osseo, Lecco

Mauro Turrini Università di Padova, Padova

Susanna Zanini Azienda Ospedaliera Niguarda Ca' Granda, Milano

Massimiliano Zonza Università degli Studi di Firenze, Firenze

Ringraziamenti

Si ringraziano le seguenti associazioni per il supporto offerto alla realizzazione di questo volume:

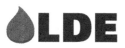 ALDE
Associazione Lariana Donatori di Sangue,
Emocomponenti e Midollo Osseo

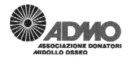 ADMO
Associazione Donatori Midollo Osseo

 AIDO
Associazione Italiana per la Donazione di Organi

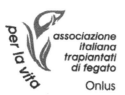 AITF
Associazione Italiana Trapiantati di Fegato

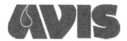 AVIS
Associazione Volontari Italiani Sangue

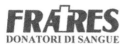 FRATRES
Consociazione Nazionale dei Gruppi Donatori di Sangue

Parte I

La donazione di sangue (emocomponenti)

Breve storia delle pratiche trasfusionali e della donazione di sangue

1

Massimiliano Zonza

Il dono del sangue nella storia: il mito e i tempi antichi

Il sangue da sempre è stato considerato nella cultura dell'uomo come fonte inesauribile di energia vitale. Diventava importante acquisire, attraverso l'assunzione del sangue, l'energia vitale del nemico sconfitto, sia che si trattasse di un uomo, di un eroe nemico per esempio, che di una fiera. La storia dell'uomo ha metabolizzato questa immagine archetipica, primaria, e ha continuato a riproporla nei diversi momenti della sua storia, segnando una specie di contrappunto simbolico della nostra mutata sensibilità.

Oggi nell'odierna pratica medica la trasfusione ha una grande rilevanza e una dimensione tecnologica importante, basti pensare al problema degli emoderivati, purtuttavia continua a mantenere nella nostra esperienza quotidiana un rapporto con la dimensione simbolica e archetipica del dono in qualche misura salvifico.

Il dono del sangue, concepito come gratuità, espressione di libertà e di dono incondizionato, centrale anche oggi (in Italia abbiamo una pratica di raccolta del sangue basata sul concetto della gratuità e volontarietà della donazione), ha nella nostra cultura saldissime e profondissime basi. Il riferimento principale è inevitabilmente al Sacramento Eucaristico, che ci ricorda un dono che si rinnova quotidianamente. Legata al sacrificio cristiano vi è un'altra immagine archetipica che vale la pena ricordare: lo straordinario mito del Santo Graal, mito che è stato centrale e assai fecondo nella storia europea (Agrati, Magini, 1995). Il mito del Santo Graal ci racconta infatti di un calice mitico, una coppa portatrice di pace, fertilità e prosperità. Secondo la tradizione, il Graal è la coppa usata durante l'Ultima Cena e dove Giuseppe

M. Zonza (✉)
Università degli Studi di Firenze, Firenze
e-mail: maxzonza@tiscali.it

G. Castelnuovo, R. Menici, M. Fedi, *La donazione in Italia,*
© Springer-Verlag Italia 2011

D'Arimatea raccolse il sangue di Cristo durante la crocifissione. Sempre
secondo la tradizione, il Graal fu poi portato in Britannia e lì nascosto, per
diventare un simbolo eterno, tornando periodicamente ogni qualvolta la terra e
l'uomo avessero bisogno della sua forza vitale e purificatrice. Questa dimensione del mito del Graal è stata colta molto efficacemente dal film *Excalibur*
di John Boorman (1981), in cui è sottolineata la sua funzione ristoratrice delle
pene dell'uomo, di forza rigenerante della terra e di rinnovatore del sacrificio
originario.

Come abbiamo visto, il sangue ha avuto dunque nella nostra cultura un
altissimo valore simbolico e archetipico, ma a questa dimensione si è ben presto intrecciata una dimensione più pratica, terapeutica, legata al gesto clinico.

Inizialmente, fino a pochi secoli fa, il sangue non veniva trasfuso, pratica
che tra l'altro ha bisogno di una certa infrastrutturazione tecnologica, ma
"assunto" come bevanda miscelato con alimenti.

Nel periodo preistorico uno dei pigmenti più frequenti era il rosso. Era
usato per riti funerari, per la pittura del corpo e in pitture rupestri, anche se non
sempre il riferimento era da attribuirsi al sangue; con tutta probabilità, tuttavia, i segni rossi disegnati nei graffiti sui corpi di animali diversi e nei punti
vitali indicavano le ferite o i punti da ferire. A volte i graffiti, come a Niaux
(nei Pirenei), erano arricchiti da realistici "rivoli" di sangue.

Queste testimonianze indicano la fortissima e ancestrale valenza magico-
propiziatoria, come segno tangibile dell'uccisione di una preda, che aveva già
da allora il sangue per la nostra specie.

I riferimenti nel passato sul rapporto tra sangue e terapie non sono numerosi, ma ci è giunta notizia di pratiche relativamente frequenti come il salasso, che diventerà centrale nella pratica medica occidentale sino a tempi recenti, i bagni di sangue (ritenuti tonificanti e riservati ai sovrani) e la somministrazione orale del sangue. In Mesopotamia si trovano i primi documenti
scritti, risalenti a circa quattro millenni fa. Il sangue era un importante elemento mitologico nella creazione dell'uomo e del mondo e, più praticamente,
era importante nei riti sacrificali e divinatori che permettevano di leggere la
volontà degli dei, l'esito delle battaglie e lo sviluppo degli eventi. Secondo
alcune testimonianze scritte, i sacerdoti Egizi usavano somministrare sangue
ai faraoni per rinvigorirli. Ci tramandano queste notizie Erofilo della scuola
alessandrina e i sacri libri dei sacerdoti di Apollo. Inoltre, sempre i sacerdoti
Egizi avevano l'abitudine di immergere gli anziani e i personaggi importanti
nel sangue di animali con caratteristiche particolari e di praticare il salasso.
Secondo alcune fonti, presso gli Egizi si praticavano trasfusioni e qualcuno,
ritenendole troppo crudeli, avrebbe ordinato che tali pratiche fossero sostitui-
te con il bagno di sangue umano. Questa pratica è rimasta a lungo impressa
nella nostra memoria collettiva, alla quale si associava una forza rigenerante
e ringiovanente, non esente tuttavia da caratterizzazioni negative. Anche questa pratica confluirà infatti, a livello simbolico, nell'immagine del Vampiro,
vera cartina di tornasole, durante i secoli, del nostro rapporto col sangue. È
nota per esempio la storia di Erzsébet Báthory (Gervasone, 2008), baronessa

ungherese vissuta a cavallo tra il XVI e il XVII secolo, della quale si narra che fosse solita praticare il bagno di sangue di giovani vergini come rimedio alchemico per garantirsi l'eterna giovinezza, e in seguito accostata come controparte femminile del celeberrimo Conte Dracula e immortalata in diversi film. Tornando agli Egizi, è probabile tuttavia che la notizia del bagno di sangue non sia vera e che questi fossero soliti bere sangue allo scopo di fortificarsi. Nell'antica Grecia, fondamento della civiltà occidentale, ai sacrifici umani si sostituirono quelli di animali il cui sangue era offerto agli dei. In seguito, sempre più spesso il sangue era sostituito dal vino nelle offerte funebri e nelle *polis* si vietò ogni spargimento di sangue. Nei poemi omerici il sangue degli eroi che scorre dalle ferite era il simbolo stesso dell'eroicità e della virilità. Ippocrate prescriveva di ingerire sangue per curare l'epilessia, e secondo Omero, Aristotele (384 a.C.) e Lucrezio Caro (98 a.C.) il sangue era la sede dell'anima. In mitologia, il sangue delle vene di destra della Gorgone resuscitava i morti, mentre dalle vene sinistre sgorgava sangue capace di uccidere i vivi a conferma del rapporto duale, male/bene, che l'umanità da sempre intrattiene con il sangue. Da un lato era infatti elemento vitale, generatore, vivificante, dall'altro tenebroso, oscuro, apportatore di morte. Durante l'assedio dei Goti a Costantinopoli nel IV secolo, successivo alla disastrosa battaglia di Adrianopoli, le fonti narrano che uno degli elementi che dissuase i Goti dal continuare l'assedio fu un terribile episodio avente per protagonista un soldato Berbero. Durante una sortita della guarnigione di Costantinopoli, infatti, un reparto di cavalleggeri mercenari Berberi che serviva le armi imperiali venne a contatto con i Goti. Lo scontro arrise ben presto agli imperiali ma l'episodio raccapricciante, citato con dovizia di particolari, fu che un soldato Berbero, dopo aver ucciso il suo nemico ancora a cavallo, gli tagliò la gola per berne il sangue e assumerne l'energia vitale direttamente sul campo di battaglia. L'episodio intimorì i Goti e li convinse a togliere l'assedio (Barbero, 2005). Gli antichi Romani offrivano sangue di schiavi e di stranieri alle anime dei defunti che potevano così transitare dal mondo dei vivi. Il combattimento dei gladiatori (prigionieri e schiavi) era, prima che uno spettacolo, un rito funerario che assicurava la pace dei morti. Spesso lo spargimento era simbolico perché il combattimento cessava dopo la prima goccia di sangue. Altre volte era prescritto agli anziani e agli epilettici (Plinio il Vecchio, *Naturalis Historia*, 23 d.C.) di bere il sangue caldo dei gladiatori per rinvigorirsi. In tempi più recenti, per i riti funerari non si userà più spargere sangue umano o animale, ma ci si limiterà simbolicamente a gettare sulle spoglie drappi porpora o fiori rossi. Anche Celso (circa 60 d.C.) e Tertulliano (circa 150 d.C.) riferivano dell'usanza di prescrivere il sangue come farmaco. La tradizione medica di Esculapio indicava come cura per l'emottisi (emissione di sangue dalla bocca) il sangue umano e per le malattie degli occhi il sangue di gallo bianco. L'imperatore Costantino cercò di guarire dalla lebbra con un bagno di sangue umano, ma rinunciò dopo che gli apparvero in sogno gli apostoli Pietro e Paolo.

Un espediente vampiresco era consigliato da Marsilio Ficino nel XV secolo agli anziani che volevano rimettersi in forze: succhiare dal braccio di un giovane due once (57 g) di sangue come le sanguisughe. I soldati vigliacchi erano puniti con un salasso, un castigo che li privava della fonte di forza fisica e morale. Si utilizzò per la prima volta la parola "trasfusione" nel *De Re Medica* di Celso, nel I secolo, in cui l'alessandrino Erasistrato del IV secolo a.C. scrisse, nella traduzione di Celso, "*Erasistratus, qui transfuso in arterias sanguine febrem fieri dicit*". Secondo l'interpretazione più attendibile, desunta anche da Galeno che riportò i pensieri dell'alessandrino su "trasfusioni" (intese come trasporti, passaggi) di sangue, Erasistrato, affermava che se le arterie venivano per sventura occupate dal sangue "tracimato" dalle vene, dove si riteneva che il sangue scorresse solamente, sarebbe insorta la febbre, l'infiammazione. Questo poteva accadere se, per una lesione, dalle arterie fosse uscita l'aria, che si riteneva le occupasse, e al suo posto si fossero riempite del sangue delle vene. Il termine originale, che Celso ha tradotto con *transfusio*, era forse *metàchusis* (da *metà*, movimento da una parte all'altra, cambiamento di posto, e *chùsis*, spargimento, flusso), ma non indicava l'introduzione, a scopi diversi, di sangue estraneo. Ovidio, nel I secolo a.C., nelle *Metamorfosi* narrava della maga Medea che rinvigorì il vecchio Pelia prima facendolo dissanguare dalle figlie e poi riempiendogli le vene "con giovane sangue" che lo ringiovanì. Anche Tanaquilla, moglie di Tarquinio Prisco, secondo la leggenda avrebbe offerto il proprio sangue per salvare il marito, ferito mortalmente a pugnalate nel 577 a.C. Nella Bibbia spesso il sangue era veicolo di purificazione che consentiva l'espiazione delle colpe. Il sacrificio di un animale permetteva all'uomo di riappacificarsi con Dio. Per esempio, Abramo, che stava per sacrificare il figlio Isacco, fu fermato da Dio che gli fece uccidere un ariete.

Nella Bibbia era disapprovata anche l'usanza, segnalata presso molti popoli, di bere sangue umano (Quinzio, 1992). Cristo, l'agnello di Dio, come abbiamo già visto, offrì il suo sangue nella crocifissione per espiare i peccati del mondo. Il suo sacrificio si rinnova quotidianamente nell'Eucarestia. In seguito il sangue, rappresentato dal vino, simboleggiò l'alleanza tra Dio e l'uomo. Questo elemento si può cogliere ancor oggi in particolare nella liturgia cristiana greco-orientale, sia di appartenenza ortodossa sia di obbedienza cattolica. La Comunione, infatti, continua a essere praticata, anche dai fedeli, col pane e col vino (Corpo e Sangue di Cristo), dando concretezza al Sacrificio Eucaristico. Questo rito, questo oggetto "simbolico", restò nell'arte e nella simbologia "occidentale" l'emblema di un'etica e di una civiltà. In un altro contesto morale e sociale si inserì la civiltà degli Aztechi, contemporanea a un periodo che va dalla fine del nostro Medioevo al primo Rinascimento, quando in Messico sbarcarono i *conquistadores*. Gli Aztechi consideravano i sacrifici umani una normale pratica rituale. Il Sole, per cacciare le tenebre e sorgere ogni giorno, doveva nutrirsi del sangue e del cuore dei sacrificati sui gradoni delle piramidi. Il sacrificio non era un'espiazione, bensì un fenomeno naturale, parte del ciclo solare e delle stagioni del calendario azteco.

Il sangue nella medicina ippocratica e galenica

Dal punto di vista clinico, però, il più importante utilizzo del sangue nella pratica medica è rappresentato dal salasso, rimedio che arriverà sin quasi ai nostri giorni (era ancora presente nei ricordi dei nostri nonni e forse oltre) e che affonda nelle basi della teoria medica antica: la teoria umorale (Armocida, Zenobio, 2002). *Umore* era in origine qualsiasi fluido animale o vegetale; in seguito il termine indicò solo alcune sostanze liquide di uomini e animali. Nei più antichi testi greci conosciuti (450-400 a.C.), la bile e la flemma erano gli umori in gran parte responsabili delle malattie, mentre il sangue era, significativamente, l'umore origine della vita. Nel V secolo a.C. il filosofo Empedocle descrisse l'anima composta dai quattro elementi, terra, aria, fuoco, acqua, e con sede nel sangue.

Così ai tre umori (bile, sangue, flegma) si aggiunse anche la bile nera. Ippocrate, vissuto tra la fine del V e l'inizio del IV secolo a.C., verso il 390 a.C. comparò gli elementi di Empedocle con gli umori e li collegò a gruppi di quattro alle stagioni, alle età della vita, ai principali organi (cuore, cervello, fegato e milza), ai sensi. Le malattie erano uno squilibrio tra gli umori e la loro buona mescolanza (*eucrasia*) conservava la salute. Nel II secolo d.C. la teoria umorale diventò la base degli studi di Claudio Galeno, medico greco stabilitosi a Roma; essa fu così riproposta e adattata a certe osservazioni anatomico-fisiologiche che le conferirono veridicità e incontestabilità per molti secoli.

Alcuni scritti medievali, come il *Liber de humoribus* attribuito (con riserve) a Galeno, riunirono e trasmisero le sue idee e quelle di Ippocrate sulla medicina e sugli umori. Il libro iniziava ponendo il rapporto tra il macrocosmo, cioè gli elementi radici di tutte le cose (terra, aria ecc.) e il microcosmo dell'uomo, cioè gli umori. Le qualità (caldo, freddo, secco e umido) erano comuni a elementi, umori e stagioni. Erano quattro anche i colori degli umori (e delle malattie), i gusti, le febbri, i tipi di diete, le regioni, gli esantemi, le ore del giorno, i punti cardinali e altri generi di categorie. Quattro anche i temperamenti, corrispondenti a un umore prevalente e a un periodo di vita: sanguigno nel ragazzo, atrabiliare nel giovane, collerico in chi matura, o flemmatico nel vecchio. Ancor oggi di una persona particolarmente vivace diciamo che è di "umore sanguigno", mentre una persona depressa o malinconica è di "umor nero". All'equilibrio degli umori partecipavano anche gli spiriti, una rielaborazione dell'elemento *pneuma* (aria), ritenuti tra l'altro il centro della coscienza. Sotto l'influenza di scuole di pensiero come quella alessandrina, il pneuma si sdoppiò in spirito vitale e spirito psichico o animale. Il primo giungeva al cuore dai polmoni, dove tornava per eliminare le fuliggini assorbite e contribuiva ad alimentare, secondo la dottrina galenica, il calore innato del cuore; da qui andava alla rete mirabile (reticolo di vasi non esistente nell'uomo), dove diventava lo spirito animale che nutriva il cervello e veicolava pensiero, sensazioni e movimenti. Lo spirito naturale, ipotizzato da Galeno, era il terzo; si trovava nel fegato e faceva crescere e nutriva ogni parte del corpo. La dottrina galenica traeva origine dalla pratica e dal pensiero di medici e filosofi precedenti, mescolandoli con osservazioni, condotte da Galeno stesso, su uomini e animali. Postulando egli stesso la propria infallibilità, restò un modello praticamente incontestato, finanche per gli Arabi, fino al 1600-1700. Anche nella pratica terapeutica, per secoli restò valido il principio *contraria contrariis curantur*. Così, per esempio, lo squilibrio di un umore non era difficile da sanare, lasciando contemporaneamente al terapeuta un'ampia discrezionalità.

Il Medioevo e la prima età moderna: il salasso

Nella farmacopea medievale il sangue era il rimedio di vari mali: in particolare, il sangue mestruale, considerato da un lato entità prodigiosa che influenzava di solito negativamente gli eventi, dall'altro rimedio per la gotta e la febbre malarica terzana. Sino a tempi recenti era ancora consuetudine, in Sardegna, non far partecipare alla preparazione del pane donne in periodo mestruale per paura che potessero "guastare" la riuscita del lavoro. Il sangue mestruale, inoltre, era uno degli ingredienti classici previsti dai trattati di stregoneria e magia nera per la preparazione delle pozioni.

La prima notizia di una pratica trasfusionale si può far risalire alla fine del XV secolo. Nel 1492 Villari descrisse la cura a base di sangue proveniente da tre bambini a cui fu sottoposto papa Innocenzo VIII moribondo; in seguito morirono il papa e i "donatori". Il sangue gli fu somministrato a gocce, ma non si sa se per bocca o nelle vene. Tuttavia è assai improbabile che Innocenzo VIII sia stato sottoposto a una vera trasfusione. Non erano ancora presenti, infatti, le conoscenze di fisiologia umana necessarie a effettuare una corretta trasfusione, e la scienza medica era basata, come abbiamo visto, sulla teoria umorale. La cura standard, applicata a ogni genere di malato, era quindi il salasso, che sottraendo dal corpo umano l'umore sanguigno in eccesso permetteva di ristabilire l'equilibrio tra gli umori e quindi portare alla guarigione del paziente.

Secondo alcune fonti, i primi salassatori furono gli antichi Egizi e un salasso fu praticato da Podalirio nel 1195 a.C. durante la guerra di Troia, imitato nel 1179 a.C. dal medico arabo Avenzoar. In seguito i medici di tutti i tempi, fino al XX secolo, prescrissero il salasso come terapia e profilassi opposte alla trasfusione.

L'affermarsi e il perpetuarsi del salasso si può attribuire in parte al benessere e al rinvigorimento che seguono un prelievo di sangue, dovuti alla riproduzione nell'organismo del sangue perso. Anche agli odierni donatori capita di lasciare il centro trasfusionale con questa sensazione.

Nel '700 le certezze sulla bontà del salasso cominciarono a essere discusse, anche se la pratica (basata sull'utilizzo delle sanguisughe, che permettevano di non affidarsi ai barbieri o ai chirurghi) continuava a essere assai estesa. Dal 1800 la pratica del salasso fu contrastata da più parti e la sua diffusione diminuì gradualmente.

Harvey e la scoperta del sistema circolatorio

Per progredire nella pratica trasfusionale occorreva chiaramente disporre di una conoscenza anatomica molto accurata del fenomeno circolatorio. Il modello in uso sino al XVII secolo era basato, come abbiamo visto, sulle teorie di Galeno, che rimasero sostanzialmente accettate, con integrazioni e miglioramenti. Secondo queste teorie, l'umore sanguigno è insieme sangue venoso che trasporta il nutrimento dal fegato al cuore destro e sangue arterioso che trasporta lo spirito vitale. Il nutrimento dell'intestino, attraverso le vene meseraiche, va al fegato divenendo sangue venoso; da qui al cuore destro e quindi ai polmoni e al cuore sinistro attraverso il setto ritenuto poroso. Quindi il sangue, ricevuti lo spirito vitale e il calore innato, li diffonde nel corpo attraverso le arterie. Per quindici secoli, anche se l'evidenza contraddiceva i principi di Galeno, si continuò a non contestarli, finché nel 1628 William Harvey pubblicò una teoria rivoluzionaria sulla circolazione del sangue. Per la prima volta nella storia della fisiologia a ogni affermazione teorica si diede una valida dimostrazione sperimentale. Prima di Harvey molti studiosi avevano intuito e studiato la circolazione sanguigna, ma spesso, come riferì Vesalio nel 1555, avevano il timore di contraddire la tradizione. Anche Leonardo da Vinci, eseguendo varie autopsie, diede un notevole contributo al progresso della fisiologia e dell'anatomia: per esempio, descrisse e disegnò chiaramente le valvole cardiache e contò "gli aprimenti del core", le diastoli, giungendo a risultati simili a quelli di Harvey. Nel campo circolatorio Leonardo sostanzialmente confermò le teorie di Galeno, ma scrisse delle osservazioni che possono facilmente essere equivocate. Per esempio, paragonò l'albero circolatorio a una pianta che riceve il nutrimento dalle radici (l'intestino) e poi lo distribuisce in alto. Oltre che a una pianta, nei suoi appunti *Della Natura, del Peso e Moto delle Acque* paragonò lo scorrere delle acque al sangue nelle vene: "Raggiransi l'acque con continuo moto, [..] come il sangue degli animali, che sempre si move dal mare del core, e scorre alle sommità delle loro teste; e che quivi rompesi le vene, come si vede una vena rotta nel naso, che tutto il sangue da basso si leva alla altezza della rotta vena". Sicuramente qualcosa aveva intuito, anche se non arrivò mai a strutturarlo in forma compiuta.

Avere a disposizione una teoria circolatoria più adeguata ha aperto le porte, dopo Harvey, alla trasfusione nella pratica clinica. Secondo Malachia De Cristoforis (1875) (Forti Messina, 2003) la storia delle trasfusioni è divisibile in tre parti. La prima, "mitologica", precede la scoperta della circolazione sanguigna; la terza è quella terapeutica-pratica dal 1800 ai tempi recenti. Il secondo periodo, tralasciato non a caso, rappresenta la fase più interessante della storia trasfusionale, quella sperimentale, durante la quale gli scienziati, ancora invischiati nella tradizione, seppero intuire e sperimentare passaggi fondamentali del progresso scientifico con strumentazioni tecnologiche decisamente rudimentali.

L'epoca delle trasfusioni

Harvey aprì e caratterizzò la seconda fase della storia delle trasfusioni. In *Exercitatio Anatomica de Motu Cordis et Sanguinis in Animalibus* dimostrò l'esistenza di un sistema doppio, chiuso e unidirezionale di vasi sanguigni; il cuore, attraverso i vasi, come una pompa idraulica spinge il sangue verso gli organi e questo poi torna al cuore. La nascita dell'emodinamica favorì gli studi e i tentativi di trasfusione, mentre si sperimentavano le tecniche e i materiali più adatti a questo scopo. Prima di Innocenzo VIII, i riferimenti alle trasfusioni di sangue erano mitologici e del tutto inattendibili. Dal 1500 molti ebbero questa idea, forse contemporaneamente e separatamente, e qualcuno iniziò a descriverla, anche se finora non si è stati in grado di riferire con nomi e date i veri primordi dei pensieri e degli esperimenti trasfusionali. Le prime documentazioni furono di Girolamo Cardano di Milano, che nel *De Rerum Varietate* del 1558 offrì la prima testimonianza di tentativi, o ipotesi di tentativi, di "scambiare il sangue con un giovane di buoni costumi, per mezzo di due cannule". In modo diverso rispetto ai tempi precedenti, non si ingeriva il sangue ma si trasferiva, o si pensava di trasferirlo, da un vaso a un altro. In seguito il chimico Andreas Libavius di Halles parlò di trasfusioni. Libavius, nel 1615, riportò una testimonianza di trasfusione in *Appendix necessaria in defensione Syntagmatis arcanorum chimicorum,* nel capitolo "De magicis medicamentis et similibus". Libavius giudicava scetticamente questa pratica, che descrisse peraltro molto accuratamente: si doveva infilare una cannula d'argento nell'arteria del donatore e un'altra nel malato; poi si collegavano le due cannule e quindi il sangue dell'individuo sano "pieno di sangue ardente" scorreva nel ricevente "portando vita e benessere". Anche Giovanni Colle Bellunese da Cividale (Udine), in *Methodus Facile Parandi iucunda, tuta (sicuri) et nova medicamenta* del 1628, descrisse in modo preciso le procedure della trasfusione ed espresse il suo parere positivo sulla possibile efficacia di questo tipo di cura per il prolungamento della vita degli anziani che ricevessero sangue da un giovane. Nel 1665 il medico fiorentino Francesco Folli, in *Recreatio fisica*, rivendicò la paternità dell'invenzione teorica della trasfusione, avendo esposto nel 1654 al granduca Ferdinando II le sue idee. Nella *Stadera Medica* del 1680 si intratteneva su varie tecniche di infusione e di trasfusione e sui vari pareri favorevoli o contrari, e descrivendola ribadiva di averla ideata (ma non praticata) lui per primo. Verso il 1665 Alfonso Borelli di Pisa condusse accurati studi di infusione di "cibi e medicamenti" nelle vene e non è improbabile, secondo alcuni documenti, che avesse messo a punto delle tecniche originali usate poi negli esperimenti trasfusionali dei quali si era del resto interessato. Dall'inglese Clark (1668) risulta che gli inglesi facevano derivare le trasfusioni dalle endovenose; del resto, nel XVII secolo la trasfusione era da molti considerata solo una variante dell'introduzione di sostanze diverse nelle vene.

Durante il XVII secolo continuarono gli esperimenti con esiti alterni. Dalla Toscana molte innovazioni nel campo infusorio e trasfusionale giunsero alla neocostituita *Royal Society* di Londra.

Nel 1665-66 Richard Lower realizzò il primo esperimento documentato di sostituzione totale di sangue su due cani grazie alla tecnica da lui ideata di anastomosi arteria-vena con collegamento tubolare, utilizzata poi anche da Denys e da molti altri. Questa tecnica sfruttava la pressione arteriosa per spingere il sangue nella vena del ricevente e faceva diminuire il rischio di coagulazione. La prima (o una delle prime) relazione certa di una trasfusione umana è del 1667; Jean Denys, medico di Luigi XIV e professore di Filosofia e Matematica a Montpellier, dopo alcuni incoraggianti esperimenti sugli animali, il 15 giugno 1667, alle cinque di mattina, si preparò a trasfondere una persona. Scelse di guarire un ragazzo di 16 anni da un non meglio specificato morbo febbrile praticandogli prima un salasso e poi una trasfusione di sangue di agnello; pare che in realtà il sangue trasfuso sia stato in quantità minore dei 270 grammi dichiarati. Denys praticò una trasfusione basandosi sulla similitudine della gravidanza, durante la quale il neonato riceveva una "trasfusione" dalla madre attraverso la vena ombelicale. La sua seconda esperienza, "fatta più per curiosità che per necessità", fu su un uomo di 45 anni che venne retribuito e che dopo breve tempo andò a spendere parte del denaro bevendo con gli amici. Questi avvenimenti ebbero vasta eco e rapida diffusione. Mezza Europa ne parlò per mesi verso la fine del 1667. A Londra, Lower si affrettò con King a ripetere la trasfusione umana su un certo Arturo Coga, che fu ricompensato con una ghinea e volle ripetere l'esperienza dopo venti giorni. Non tutte le esperienze di Denys ebbero successo. Il primo fallimento capitò nel luglio 1667 quando, contro la sua volontà, fu indotto a trasfondere il figlio del primo ministro svedese. Il malato era già in gravissime condizioni e morì due giorni dopo la trasfusione. Le dispute insorte indussero Denys, per placare i suoi oppositori, a tentare un'eclatante dimostrazione emoterapeutica, cioè la trasfusione di un uomo affetto da pazzia ciclica. Il paziente sembrò guarire, anche se pochi mesi dopo ebbe una ricaduta della malattia. Denys volle poi consolidare i suoi risultati e trasfuse nel 1668 un paziente che, durante l'operazione, gridava "Fermatevi, soffoco!". Ma Denys rispose "Lei può sopportare ancora, signore". Lo sfortunato trasfuso non sopportò ancora e morì manifestando i sintomi di un'emoglobinuria, cioè una crisi emolitica con passaggio nelle urine del contenuto dei globuli rossi. Denys la descrisse così: "Il braccio diventa caldo, il polso frequente, le urine scure". I fallimenti condussero alle denunce dei parenti delle sfortunate vittime e al processo, che si concluse con una sentenza censoria verso le trasfusioni umane. Anche in Italia in quel periodo molti sperimentatori operavano diffusamente nel campo. A Roma si tenne nel 1667 una pubblica tripla trasfusione in Campidoglio eseguita da Giovanni Guglielmo Riva: uno dei tre trasfusi morì. Nel 1668 un esperimento fu praticato su un medico malato di tubercolosi polmonare che non ebbe disturbi in seguito alla trasfusione. Alcuni anni dopo, il Parlamento di Parigi tornò sull'argomento e vietò del tutto queste pratiche; faranno lo stesso in seguito il Parlamento inglese e altri Stati europei, e a Roma la Corte pontificia nel 1669. Secondo alcuni, tuttavia, non sarebbe mai stato posto esplicitamente un veto papale alle trasfusioni.

Denys decise di tentare la prima trasfusione umana per placare le polemiche che già c'erano sugli esperimenti trasfusori. Sbagliò le sue valutazioni perché il "dibattito" in seguito arrivò fino alla rissa verbale. Tra l'altro, Denys fu accusato di essere cannibale, satanico e un boia a conferma che la manipolazione del sangue continuava a muovere potenti sistemi simbolici dentro la nostra cultura. Infatti, dopo gli spericolati esperimenti di Denys, i numerosi oppositori e la stampa scandalistica, che anche allora aveva più diffusione di quella d'informazione (come *Le Journal des Ésçavants*, una pubblicazione scientifica nata nel 1665 e riportata in Italia dal *Giornale de' Letterati*), infiammarono la polemica. Denys si trovò coinvolto in una diatriba sulla liceità delle trasfusioni, accentuata anche dall'eccezionalità dell'evento.

Queste dispute e le denunce portarono la Corte di Giustizia francese a occuparsi di tale pratica. Denys fu assolto, ma nell'aprile 1668 il tribunale di Châtelet di Parigi proibì le attività trasfusionali. Che cosa proclamasse esattamente la sentenza non è noto perché gli archivi di Châtelet furono distrutti successivamente in un incendio. Tuttavia sono rimaste alcune lettere di Denys a un amico inglese e un'ordinanza del gennaio 1670 sul "Divieto a tutti i medici e ai chirurgi di esercitare la trasfusione del sangue sotto la pena di punizione corporale". La prima sentenza del 1668 non era, probabilmente, così perentoria. Si potevano infatti praticare trasfusioni con il permesso della Facoltà di Medicina di Parigi, che però le aveva, nel contempo, frequentemente ostacolate. In tutta Europa si discuteva sulla liceità delle trasfusioni, ma la battaglia più accesa si disputò in Francia. Tra i principali oppositori c'era Lamy, Maestro dell'Università di Parigi, che considerava le trasfusioni inutili e "perniciose" e "un mezzo per tormentare i malati". L'innaturalità era uno dei principali argomenti dei detrattori. Anche il richiamo alla tradizione e all'autorità era molto presente. Per esempio Petit, con il nome di Eutifrone, affermava che "a meno di rigettare l'antica medicina, non si può ammettere la trasfusione". Anche altre obiezioni, come il timore di trasformare l'uomo in animale (se era questo il donatore), erano buone ragioni per rifiutare ciò che sconvolgeva le tradizioni consolidate. Le obiezioni del medico e architetto Perrault erano simili a quelle di Petit e riuscirono a orientare le idee dell'Accademia di Medicina di Parigi verso il rifiuto delle tecniche trasfusionali. Scrisse tra l'altro: "Non sarebbe strano, Signori dell'Accademia, se voi riconosceste che si può cambiare il sangue come la camicia?". Non si può non notare che in un periodo dominato dall'assolutismo monarchico, dal diritto del sangue e della purezza del sangue stesso, una pratica trasfusionale ponesse qualche problema di identità e toccasse corde, estranee all'argomentazione scientifica, di carattere politico e sociale, che dovevano evidentemente rimanere coperte. Queste implicazioni verranno colte a livello simbolico molto efficacemente da Mary Shelley, che nel suo "Frankenstein", descrivendo la creatura del Barone, fatta di corpi e sangue diversi, ne trarrà le estreme conseguenze.

Un celebre oppositore fu il tedesco Merklin, che nel 1679 pubblicò *De ortu et occasu transfusionis sanguinis* in cui riteneva pericolosa e poco utile l'emotrasfusione. Però, oltre ai detrattori di Denys e delle trasfusioni, ci furono molti favorevoli che sostennero le loro posizioni. Uno dei più insistenti fu il monaco benedettino Robert Desgabets, che iniziò a occuparsi della materia prima di Denys e sostenne, come molti altri, di avere ideato egli stesso la trasfusione di sangue. Pare che nel 1655 a Parigi avesse pronunciato un discorso pubblico sulle trasfusioni e che si fosse adoperato per diffondere le sue idee tra le molte sue conoscenze come un vero sobillatore. Anche Denys riportò questo fatto in una lettera scritta al Signor de Montmor il 25 giugno 1667, e pensava che Robert Desgabets fosse l'inventore della trasfusione, ma si ritiene che la data di quel discorso non sia in effetti attendibile.

Altri due sostenitori e presunti inventori furono l'abate Bourdelot e Claude Tardy. Quest'ultimo affermò che il sangue umano era il migliore da trasfondere a un uomo e che si sarebbe dovuto fare il trasferimento da vena a vena. Molti invece, tra cui Claude Garoys, ritenevano la trasfusione adatta alla cura di svariate malattie. Gli inglesi, oltre che primi realizzatori, furono, nella pressoché totalità, convinti fautori delle esperienze trasfusionali. Molti sostenitori erano convinti di avere in mano una terapia miracolosa e anche i più moderati erano quasi accecati dall'idea di sperimentare un elisir di lunga vita e una cura medeana (come veniva anche chiamata la trasfusione) per aspiranti Cocoon secenteschi. Ci fu tra le due fazioni una schiera di "equilibrati e lungimiranti" che si accorse della pericolosità delle trasfusioni e della loro non miracolosa utilità, e che riconobbe anche qualche successo e interessanti prospettive. Tra questi ponderati si pose De Guyre, che ritenne la trasfusione non sempre sicura e utile ma neanche del tutto dannosa. Si può includere tra gli equilibrati (ma non lungimiranti) anche l'Accademia di Medicina francese, che restò per un certo tempo senza pronunciarsi aspettando di poter dare la sua opinione; nonostante le promesse di eterna giovinezza, gli accademici si accorsero che gli animali trasfusi invece di rinvigorire si indebolivano a vista d'occhio e così divennero molto cauti sull'argomento fino all'opposizione assoluta dopo la sentenza di Châtelet. Un posto particolare, secondo Santoro, tra i ragionevoli lo conquistò il romano Bartolomeo Santinelli, considerato tradizionalmente un convinto oppositore. Nel 1668 Santinelli pubblicò *Confusio Transfusionis sive confutatio operationis transfundentis sanguinem de individuo ad individuum*. Si esprimeva da divulgatore conciso quando descriveva metodi e tecniche, ma era più prolisso dissertando sui principi etici. Il libro aveva tre sezioni: *Transfusio incerta*, cioè non ancora ben sperimentata, *Transfusio inutilis*, non utilizzabile e *Transfusio repugnans*, da rifiutare. Nell'ultima sezione espose i problemi morali, religiosi e di etica professionale nell'arte medica posti dalle trasfusioni. Santinelli era uno studioso legato alle tradizioni scientifiche del passato e all'autorità morale ecclesiastica, e già per questo non vedeva di buon occhio gli esperimenti e le incaute "terapie" trasfusionali della sua epoca che, con la cerimonia di dissanguamento dell'animale non consenziente, l'apertura della vena del ricevente e i frequenti decessi, avevano qualcosa di innaturale e quindi sacrilego. Tuttavia, se esaminassimo con occhi contemporanei le sue argomentazioni, i consigli e le descrizioni che riportò, saremmo spesso in accordo con le sue conclusioni e le sue critiche. Santinelli rilevava infatti come i risultati terapeutici fossero scarsi e del tutto incerti. Inoltre, spesso le cure trasfusionali venivano applicate in casi non opportuni sottoponendo il malcapitato a prolungate e inutili sofferenze, particolare al quale Santinelli sembra uno dei pochi interessati. Con sensibilità e lungimiranza, auspicava una limitazione consistente delle trasfusioni finché le conoscenze scientifiche e tecniche non avessero permesso di ridurre l'aggressività dell'operazione e di accumulare più informazioni sull'argomento.

Santinelli raccomandava gli esperimenti sugli animali e prevedeva un futuro brillante per l'applicazione terapeutica delle trasfusioni. Di questo avviso era anche il fisico Boyle, che intorno al 1666 si occupò anche di esperimenti trasfusionali e pose interessanti quesiti e obiezioni sull'argomento. Tra gli italiani fu "prudente, cauto e circospetto" Ippolito Magnani, che tra le altre eseguì una trasfusione tra due cani dalla quale "imparammo che la restituzione del sangue a chi l'avesse perduto per ferita o per flussioni" (afflusso congestionante di sangue) "serve a ridargli la vita". Anche Gianforti si domandò se il sangue del donatore potesse mantenere le sue qualità fuori dai vasi e osservò che difficilmente si trovava sangue somigliante tra due uomini e ancor di più tra uomini e animali.

Le osservazioni di Gianforti potrebbero costituire una prima distinzione tra osservatori attenti e osservatori "distratti" dei risultati trasfusionali, che comunque non erano sempre inequivocabili.

Inoltre, si deve rilevare che nella comunità scientifica del tempo le possibilità di scambi di notizie erano piuttosto limitate e che, forse anche per questo, le obiezioni sollevate non ebbero largo seguito.

La pratica sperimentale si indirizzò anche verso gli animali e sulla trasfusione tra uomo e animale. Questi studi permisero, seppure con numerosi insuccessi e morti di cavie e pazienti, di migliorare le tecniche e di sperimentare i materiali più adatti. Fino al XIX secolo continuarono, nonostante le numerose opposizioni, le trasfusioni da animali, per lo più da agnello, animale carico di implicazioni simboliche. A causa delle numerose vittime, i vari Stati europei, come già visto, limitarono le pratiche e gli esperimenti trasfusionali. Molti trasfusi con sangue animale riuscivano a sopravvivere, almeno per un certo periodo di tempo. Anche se in genere le reazioni a una tale trasfusione erano gravi, risultavano a volte sopportabili da soggetti in condizione di collasso per l'anemia o la narcosi. Si ritiene anche che le quantità di sangue effettivamente trasfuso non siano state superiori a 8 grammi e che quindi in molti casi le reazioni siano state così blande da non essere notate. Il bolognese Luigi Luciani nel 1874 pubblicò *Metodo sicuro per la trasfusione diretta da animale a uomo*, in cui illustrava la bontà delle sue esperienze e le sue portentose attrezzature trasfusionali. Tuttavia, di lì a poco questi metodi furono abbandonati. Decisivo fu il contributo di Leonhard Landois, che nel 1875, in Germania, dimostrò l'inefficacia degli scambi tra uomo e animale (e in genere tra specie diverse), indicando che il sangue umano mischiato con quello animale ne provocava l'emolisi entro due minuti e poi l'agglutinazione. Due anni dopo Ponfick riferiva che il plasma di un animale dissolve (anche in vitro) i globuli rossi di un'altra specie e che l'emoglobina viene poi eliminata dai reni, dall'intestino, e perfino dall'umor acqueo dell'occhio (come fu constatato da Panum), danneggiando il ricevente.

Il mito del vampiro e il progredire della nuova medicina

Alla fine del XIX secolo si presenta, con tutte le caratteristiche che noi riconosciamo ancora, la figura del vampiro, che come già detto rappresenta la cartina di tornasole del nostro rapporto simbolico con il sangue. John Polidori pubblica nel 1819 il suo *Il Vampiro*, in cui delinea la figura del vampiro moderno, e nel 1897 Stoker pubblica *Dracula*, che dà al vampiro la sua caratterizzazione definitiva. Proprio nel romanzo di Stoker troviamo moltissimi riferimenti che ci aiutano a comprendere meglio il rapporto che l'uomo ha intrattenuto con il sangue. Nel rapporto col sangue il vampiro perpetua e consegna all'eternità la dualità originaria che sembra a esso collegata. Il sangue, infatti, per il vampiro è da un lato essenza vitale la cui assunzione, come nelle antiche pratiche, è essenziale per la sopravvivenza, e, contemporaneamente, come altro lato della medaglia, elemento negativo, di tenebra, di dannazione. L'assunzione del sangue condanna il vampiro alla non-vita, lo trasforma in un non-morto, in un "nosferatu", come dovesse espiare una pena per aver oltrepassato i limiti dell'umano. Inoltre, il sangue diventa elemento di morte per chi sta attorno al vampiro, per le sue vittime che gli forniscono il suo indispensabile farmaco. Ma Stoker, profeticamente, racconta anche il superamento di questa opposizione. Nel romanzo, infatti, la nuova medicina rappresentata dal dottor Van Helsing lotta col vampiro (con le nostre paure ataviche), combatte il morso del vampiro con la trasfusione, assurta a emblema della nuova razionalità scientifica, e infine lo sconfigge. Nel film *Dracula* del regista Francis Ford Coppola è presente una bella scena dove appunto Van Helsing (interpretato da Antony Hopkins) pratica una trasfusione, utilizzando una delle nuove macchine trasfusionali, a una delle vittime di Dracula, Lucy, per sostituire il sangue bevuto dal vampiro. In questa scena, inoltre, è presente per noi un altro prezioso elemento simbolico: la trasfusione si può effettuare grazie al dono generoso e disinteressato degli amici della vittima, quasi a prefigurare l'attuale raccolta volontaria del sangue.

Tuttavia, prima dell'immagine trasfusionale immortalata da Stoker, i progressi tecnici sulle trasfusioni si arrestarono per più di un secolo e solo verso la fine del XVIII secolo si ricominciò a parlare di questa pratica medica grazie a Michele Rosa, dell'università di Modena, che risvegliò l'interesse sull'argomento. Nel 1783, nelle *Lettere sopra alcune curiosità fisiologiche*, Rosa descrisse i suoi tentativi "di ravvivare un animale svenato esangue"; in effetti egli cercò di rianimare anche degli uomini. All'inizio del 1800 Paul Scheel scrisse *La trasfusione del sangue e le iniezioni di medicamenti nelle vene* per far risorgere l'interesse sull'argomento. Egli suggerì l'uomo come unica fonte di sangue da trasfondere a un altro uomo. Nel 1818 l'ostetrico e fisiologo inglese James Blundell tentò una trasfusione su una puerpera e la seconda volta riuscì nell'intento. Questo evento, oltre ad avere risonanza in tutto il mondo, viene considerato la prima trasfusione umana perché Blundell cominciò a operare una prima intuitiva selezione dei donatori (innanzitutto utilizzava solo donatori umani). Da allora ripresero le ricerche per risolvere i numerosi problemi della trasfusione (come la coagulazione del sangue fuori dai vasi, le infezioni e le incompatibilità tra i diversi gruppi), che si presentavano come inspiegabili e causavano insuccessi simili a quelli di due secoli prima. Nelle sperimentazioni fu privilegiata la verifica della tolleranza delle cavie verso sostanze e trattamenti diversi, rispetto al modo migliore di rianimarle. Nelle persone si provava a trattare con le trasfusioni diversi morbi, dalle allergie alla follia, ma le emorragie spesso non venivano affrontate. In questo modo, molti errori compiuti nel 1600 si ripetevano in maniera simile. È anche possibile che il miglioramento delle condizioni di asepsi abbia permesso alle trasfusioni di non cadere nel disinteresse e nella censura come nella seconda metà del 1600; allora, alcune difficoltà che potevano insorgere (setticemia, flebite) provocarono forse più ostacoli di altre (incompatibilità umane e animali, emboli di vari tipi, coagulazioni ecc.) e contribuirono comunque ad aggravarle. Per scongiurare gli emboli d'aria, Blundell immerse nell'acqua l'interno di uno dei primi apparecchi per trasfusioni, l'"Impellor", da lui inventato nel 1818, costituito da una siringa e da una valvola a tre vie. In questo periodo operò anche Pasquale Landi, insegnante all'università di Pisa dal 1868 al 1894. Oltre a essere un valido studioso e fervente promotore dell'applicazione clinica delle pratiche trasfusionali, pubblicò nel 1867 *Una lezione sulla trasfusione del sangue*. Questo scritto, oltre che un'opera doviziosa sui modi, le tecniche e gli strumenti da utilizzare per trasfondere uomini e animali, era pieno di riferimenti al passato delle trasfusioni. Landi dimostrava di aver praticato molte trasfusioni e che la tecnica era abbastanza collaudata da scriverne la storia, anche se Blundell aveva inaugurato la moderna fase trasfusionale pochi decenni prima. Azzardava anche un'interpretazione del detto "darei un bicchiere del mio sangue per salvargli la vita", attribuendolo alle esperienze trasfusionali tentate in qualche modo da tempi antichissimi.

Landi tentò anche una sorta di analisi dei successi e degli insuccessi basandosi sulla casistica da lui osservata. Secondo Landi gli unici incidenti erano la flebite e l'aria nella vena. Indicò quindi dei limiti e dei casi in cui sarebbe stato bene trasfondere oppure no, aumentando artificialmente il numero dei casi nei quali "questa portentosa operazione [..] promette salvezza, altrimenti insperata, a coloro che agonizzano". Naturalmente non tutte le sue raccomandazioni erano valide, non essendo allora note alcune circostanze come le incompatibilità tra i gruppi sanguigni; tuttavia, Landi osservò che "le condizioni gravissime degli infermi soccorsi con le trasfusioni di sangue non permettono di stabilire in modo assoluto se e quando la trasfusione di sangue si faccia causa di morte".

Nel 1873 Aveling riuscì a operare una trasfusione diretta uomo-uomo collegando le cannule poste nelle due vene con un tubo di gomma. L'evento fu immortalato da un dipinto.

L'americano Crile, dal 1898, usò una nuova tecnica per trasferire il sangue dal donatore al ricevente, basata sul collegamento diretto dei vasi; così il sangue non si coagulava, non si contaminava e non entrava l'aria. I rischi, imputabili per lo più alle incompatibilità, si aggiravano ancora sul 30%. È infatti questa la probabilità che si verifichi incompatibilità trasfondendo sangue di un gruppo diverso del sistema AB0, e non sempre l'incidente ha esito infausto. Un medico di Montpellier, Emile Jeanbrau, tra il 1910 e il 1930 organizzò un attrezzatissimo servizio trasfusionale annesso all'università, che studiò anche numerose nuove tecniche (anticoagulanti e test di compatibilità) per migliorare l'efficacia dell'emoterapia e per diminuire la mortalità.

Prima che si scoprisse la causa delle infezioni, e che quindi si cominciasse a rispettare l'asepsi e la disinfezione, i contagi erano comuni nelle trasfusioni per le condizioni generali di igiene più che per le trasmissioni con sangue infetto. In particolare, i medici che stavano sempre a contatto con i malati erano fonte frequente di infezioni. Per primi l'ungherese Semmelweiss e l'americano Holmes, e in seguito anche Blundell, raccomandarono che le mani e gli strumenti fossero scrupolosamente puliti. Tra i numerosi rischi delle trasfusioni c'era anche quello di infettare il ricevente con patogeni provenienti dall'uomo o dall'animale donatore. Questo rischio, sebbene non si conoscessero i meccanismi di trasmissione, era stato osservato e a volte si cercava di evitarlo, anche perché il sangue era considerato parte essenziale dell'individuo (e delle sue caratteristiche positive e negative) e proprio per questo il più delle volte si tentavano le trasfusioni (cioè si tentavano gli esperimenti più strani, allo scopo di trasferire e scambiare le qualità positive o negative di alcuni soggetti in altri). Per esempio Petit, riguardo al sangue come sede dell'indole dell'uomo o dell'animale, temeva che il sangue di un animale trasfuso a un uomo potesse trasformarlo in un animale. Le cronache riportavano in modo scarno e approssimativo alcuni casi di trasmissione di malattie attraverso le trasfusioni. Più spesso venivano riportate le impressioni di alcuni, realizzatori o semplici osservatori, che prendevano in considerazione questi rischi (per esempio la brucellosi) e raccomandavano di non fare trasfusioni o di operare con circospezione scegliendo uomini e animali sani come donatori. Giovanni Guglielmo Riva, nel 1669, avrebbe provocato un caso di idrofobia e per questo la Corte pontificia giudicò illecite le pratiche trasfusionali. Nel 1808 il francese Antoine Portal avvertiva dei pericoli "di trasmettere le malattie dell'animale infondente all'infuso". Anche Dieffebach (circa 1830) riteneva che il sangue trasfuso potesse trasmettere malattie dell'individuo donatore. Molti, come Panum, raccomandavano di trasfondere sangue umano, invece che animale, perché "la scomposizione ed eliminazione del sangue estraneo non abbia a essere sorgente di nuovi pericoli..." (non necessariamente infezioni) "...e aver per effetto la morte". Ci fu un esperimento nel 1668 in cui un cane ricevette 425 grammi di sangue di un secondo cane affetto da rogna. Fu l'inglese Thomas Coxe l'autore di questa trasfusione, in cui i due cani si scambiarono il sangue; Coxe osservò appropriatamente che il primo cane non contrasse la rogna e ingiustificatamente che l'altro guarì dalla malattia.

Il Novecento: l'affermazione del metodo trasfusionale

Nel XX secolo le trasfusioni si trasformarono da curiosità scientifica a terapia relativamente sicura e controllata. Il rischio di infezioni trasmesse da sangue infetto diventò uno dei più rilevanti. Nel 1938 molti soggetti a cui era stato iniettato siero umano presentarono un ittero simile a quello causato da infezioni. Nel 1942 negli Stati Uniti si verificarono dei casi simili e da allora si affacciò l'ipotesi, in seguito confermata, che il sangue umano infettato da epatite potesse veicolare la malattia. Vennero in seguito tentati alcuni accorgimenti che distruggessero il virus per proteggere i trasfusi e tutti coloro che si trovavano nelle vicinanze di sangue o di suoi derivati potenzialmente infetti. Ben presto ci si accorse, inoltre, che il rischio di contagio aumentava per il plasma e altri emoderivati provenienti da numerosi donatori. A Montpellier, dal 1955 il frazionamento del plasma veniva effettuato su lotti ridotti per impedire la diffusione dell'epatite. Altre infezioni possono essere trasmesse dal sangue trasfuso, ma già dagli anni '50 si misero a punto alcuni rimedi apprezzabili. Per esempio, la sifilide può essere resa innocua dal freddo e il plasmodio della malaria può essere inattivato con la liofilizzazione e il congelamento.

Alcuni problemi importanti rimanevano ancora irrisolti. Il primo era legato al fatto che si ignorava in questi anni l'esistenza di sostanze in grado di bloccare la coagulazione del sangue. La conseguenza è che il sangue si coagula all'interno dei complessi strumenti usati per la trasfusione, rendendo impossibile il proseguimento del processo. Si decise, allora, di ovviare al problema effettuando sempre più frequentemente trasfusioni dirette, impiegando accorgimenti per aumentare il flusso del sangue allo scopo di prevenire la formazione di coaguli. Uno dei rimedi usati fu quello di sbattere il sangue con bastoncini di metallo simili a quelli di uno sbattitore di uova: in questo modo la fibrina, che è la sostanza che costituisce il coagulo, si raggruma sul bastoncino e può essere eliminata.

Un altro tentativo consistette nell'uso di sostanze chimiche. La prima a essere usata fu il bicarbonato di sodio, seguito dal fosfato di sodio. Quest'ultimo previene efficacemente la formazione del coagulo, ma è tossico e con ogni probabilità fu la causa di morte di alcuni pazienti.

Si sperimentarono diverse altre sostanze, che tuttavia risultarono tossiche alle concentrazioni a cui venivano impiegate. Il problema fu risolto nel 1914-15, quando alcuni ricercatori osservarono che piccole quantità di citrato di sodio aggiunte al sangue erano in grado di prevenire la coagulazione, senza provocare fenomeni tossici al paziente-ricevente. Se poi, oltre al citrato, si aggiungeva un po' di destrosio, il sangue manteneva meglio le sue qualità durante la conservazione.

Sono gli anni della Prima Guerra Mondiale: la scoperta della soluzione anticoagulante-conservante, insieme a quella dei gruppi sanguigni avvenuta nel 1900, permetterà così di applicare su vasta scala la trasfusione di sangue sui fronti bellici e di salvare molte vite umane. Come anticipato, dunque, gli inizi del Novecento vedono la scoperta dei gruppi sanguigni. Infatti, il secondo problema che sul finire del secolo precedente non è ancora stato risolto è legato alla totale ignoranza della loro esistenza. Il rischio è che possano essere eseguite trasfusioni di sangue incompatibile, con conseguenti reazioni gravissime, spesso mortali. La scoperta dei gruppi sanguigni risale, dunque, al 1900, a opera dal medico austriaco Karl Landsteiner (1869-1943). Definito dai colleghi un genio malinconico, nonostante la sua apparente riservatezza Landsteiner si dimostra un uomo intraprendente e innovativo. Dalla fine del 1897 al 1907 lavora nell'Istituto di Anatomia Patologica di Vienna, sua città natale. In questo periodo egli riflette sugli effetti collaterali dell'anestesia e si pone il problema di come prevenire le morti dei pazienti dopo un intervento chirurgico. Nascono i suoi sospetti sull'affidabilità delle trasfusioni e lo scienziato arriva a concludere che ci sono differenze individuali nel sangue umano: i gruppi sanguigni. Bisogna scoprirli. In particolare, Landsteiner osserva, tra il personale del suo laboratorio, che il siero di alcuni agglutina i globuli rossi di altri. Quasi contemporaneamente, anche altri notano lo stesso fenomeno, ma solo Landsteiner sa darne la giusta interpretazione.

Inizialmente la scoperta del medico austriaco non ha la risonanza che merita, e i gruppi sanguigni (sistema AB0) vengono "riscoperti" negli anni successivi da Jansky, Noss, Von Dungern e Hirszfeld, ciascuno dei quali adotta una diversa terminologia con conseguente grave confusione. Poi, nel 1928, viene deciso di indicarli nel modo a noi oggi noto: 0, A, B e AB.

Nel 1930, a Stoccolma, Landsteiner riceverà il premio Nobel per la Fisiologia e la Medicina a sigillo dei suoi studi sulle differenze individuali del sangue umano; un piccolo passo che aprirà un nuovo capitolo per la Scienza biomedica, dando inizio all'Immunologia, alla Scienza dei trapianti e alla Genetica delle popolazioni umane.

Negli anni successivi vengono scoperti numerosi altri sistemi, tra cui i più importanti sono il *sistema Rh* per i globuli rossi e il *sistema degli antigeni da trapianto (Human Leukocyte Antigen*, HLA) per i globuli bianchi.

Dal 1930 viene introdotto in Russia l'uso del sangue di cadaveri per la trasfusione. Ciò offre il vantaggio che si possono ottenere grandi quantità di sangue di un singolo donatore, ma lo svantaggio è che soltanto un numero limitato di cadaveri è accettabile per la donazione, e precisamente solo le persone decedute per traumi o malattie che non causano alterazioni o infezioni del sangue. Tale procedimento si afferma in alcune città russe, ma non in Europa occidentale, probabilmente per ragioni psicologiche legate al culto dei morti.

Nel 1943 viene introdotta la soluzione ACD (acido-citrato-destrosio), che permette la conservazione del sangue per ventuno giorni e che è tuttora di largo uso. Recentemente è stata messa a punto un'altra soluzione, indicata con la sigla CPD dalle iniziali in lingua inglese dei suoi costituenti, cioè citrato-fosfato e destrosio, che permette la conservazione del sangue per oltre trenta giorni.

In questi ultimi anni, la terapia emotrasfusionale ha subito cambiamenti profondi.

Un tempo la pratica più diffusa era la trasfusione diretta donatore-ricevente; oggi, invece, il sangue raccolto viene concentrato in sacche quadruple di PVC e separato, a circuito chiuso e sterile, nei suoi componenti: globuli rossi, piastrine, globuli bianchi e plasma. In tal modo vengo trasfusi solo i componenti di cui il paziente ha bisogno.

Per ottenere questi componenti separatamente, è necessario disporre di attrezzature particolari e soprattutto di un'efficiente organizzazione di donatori di sangue periodici. Tali donatori devono essere non solo controllati affinché la sottrazione di sangue non sia loro dannosa, ma completamente "tipizzati" per poter meglio impiegare il loro sangue. È sufficiente pensare all'importanza di avere donatori "riservati" ai bambini talassemici, che sono periodicamente trasfusi e che hanno quindi la necessità di avere sangue sempre compatibile, e possibilmente dagli stessi donatori, per evitare le sensibilizzazioni. Singole componenti del sangue sono necessarie, inoltre, come supporto a terapie chimiche dei tumori maligni.

In particolare, poi, in un efficiente Servizio trasfusionale il donatore dovrebbe essere sottoposto, secondo necessità, a due trattamenti fondamentali: l'*aferesi cellulare* e la *plasmaferesi*. Per aferesi cellulare si intende la sottrazione di elementi cellulari, normalmente piastrine o globuli bianchi, con restituzione del plasma e dei globuli rossi. La plasmaferesi, invece, è la sottrazione del solo plasma, con restituzione al donatore di tutti gli elementi cellulari e rimpiazzo del plasma sottratto con altri liquidi, normalmente soluzione fisiologica.

I procedimenti di aferesi e plasmaferesi, poi, si attuano in due modi. Nel primo si sottopone il donatore a un prelievo particolare per mezzo di una macchina chiamata "separatore cellulare", che provvede ad aspirare il sangue dalla vena di un braccio del donatore stesso, centrifugarlo, separarne il componente richiesto e reimmettere nella vena dell'altro braccio il residuo. Tale tipo di donazione necessita evidentemente di una preparazione particolare del donatore, consistente soprattutto in una corretta e ampia informazione da parte del medico trasfusionista. La separazione cellulare, invece, normalmente avviene con il metodo di prelievo del sangue in sacca di plastica, alla quale sono collegate altre piccole sacche cosiddette "satelliti", e l'operazione di separazione è condotta in laboratorio successivamente alla donazione. L'attuazione di questo diverso tipo di prelievo del sangue può essere effettuata soltanto in Centri trasfusionali efficienti, che abbiano un'organizzazione di donatori di sangue periodici ben coordinati, ovvero donatori "tipizzati" e registrati possibilmente con elaboratore, che consenta la programmazione delle donazioni in relazione alle esigenze dell'ospedale.

Quanto detto finora dimostra come il cammino della trasfusione di sangue sia stato lungo e complesso, ma anche costellato di numerosi progressi, entrando nella pratica medica non solo come valido e affidabile supporto a moltissime terapie, ma anche come strumento indispensabile per l'evoluzione stessa delle più moderne tecniche nel campo della chirurgia e, ovviamente, in quelle delle malattie del sangue.

Nell'ambito di un moderno Servizio trasfusionale, il donatore di sangue ha ormai assunto il ruolo del cosiddetto "operatore sanitario". È passato, cioè, dalla figura dell'eroe protagonista in situazioni drammatiche, come gli amici di Jonathan Harker in *Dracula*, a quella del cittadino cosciente che la donazione del sangue può essere, se si sceglie di farlo, anche un dovere civico e che il donatore ha il diritto di essere correttamente informato sul problema.

Bibliografia

Agrati G, Magini ML (a cura di) (1995) La Leggenda del Santo Graal. Mondadori, Milano

Andreas Libavi (1615) Appendix necessaria in defensione Syntagmatis arcanorum chimico rum, Francofurti: Excudebat Nicolaus Hoffmannus, impensis Petri Kopffij

Aristotele (1979) L'Anima. Traduzione, introduzione e commento di Movia G. Loffredo, Napoli

Armocida G, Zanobio B (2002) Storia della Medicina. Masson, Milano

Aulo Cornelio Celso, Aulus Cornelius Celsus, Scribonius Largus, Epistola ad Moecenatem. Hipocrates. Jean Ruel. Phuilipp Malanchton. Chrestién Whechel. Simon Du Bois (1529) De Re Medica. Apud Christianum Vuechel. Parisis

Aveling J (1864) On immediate transfusion. J. Roussel, Geneva

Barbero A (2005) 9 agosto 378: Il giorno dei barbari. Laterza, Roma-Bari

Blundell J (1818) Experiment on the transfusion of blood by siringe. Royal College of Physicians, Communicated by M. Cline

Blundell J (1824) Researches physiological and pathological. Printed For E. Cox and Son, London

Cardano G (1557) De Rerum Varietate. Heinrich Petri (First Work), Hcinrich Petri e Hieronymus Curio (Second Work), Basel

Colle G, Giovanni Colle Bellunese (1628) Methodus facile parandi iucunda tuta et nova medicamenta. Deuchino, Evangelista, Venezia

Crile G (1907) The technique of direct transfusion of blood. Ann Surg 46(3):329-322

Forti Messina A (2003) Malachia de Cristofori. Un medico democratico nell'Italia liberale. Franco Angeli, Milano

Francesco Folli (1665) Recreatio Physica in qua de sanguinis et omnium viventium universali analogica circulatione disseritur. Ex Typogr. S.M.D. in Platea S. Apollinaris. Florentiae

Galeno C (1997) Gli elementi secondo la dottrina di Ippocrate e i temperamenti. Edizioni Paracelso, Roma

Gervasone S (2008) Erzsébet Bàthory: sangue e perfezione. Zerounoundici, Milano

Harvey W (1628) Exercitatio anatomica de motu cordis et sanguinis in animalibus. Sumptibus Guilielmi Fitzeri

Jeanbrau E (1919) Accidents de la transfusion et moyens de les éviter. Journal Médical Français 8:203

Landi P (1867) Una lezione sulla trasfusione del sangue. Est. Primo Premio Ribieri, Padova

Landois L (1875) Die Transfusion des Blutes. Leipzig, FCW Vogel

Landsteiner K (1900) Zur Kenntnis der antifermativen, lytischen und agglutinienden Wirkung des Blutserums und der Lymphe. Zentralblatt Bakteriologic 27:357–362

Merklinus GA (1679) De ortu et occasu transfusionis sanguinis, Nov. 8 V0

Plinii C. Secundi (1669) Naturalis Historiae. Tomus Primus, Apud ACKIOS

Polidori JW (1995) Il Vampiro Studio Tesi, 2nd edn., Milano

Publius Ovidius Naso (7 d.C.?) Le metamorfosi (Metamorphoseon libri XV)

Quinzio S (1992) Un commento alla bibbia. Adelphi, Milano

Rosa M (1783) Lettera prima…quinta… sopra alcune curiosità fisiologiche. La biblioteca di Luigi Galvani. Annali di storia delle Università Italiane, 1997. Archivio di stato di Bologna

Santinelli B (1644) Confusio Transfusionis sive confutatio operationis transfundentis sanguinem de individuo ad individuum. Apud success. Mascardi, sumptibus Josephi Baronii, 1668, Romae

Stoker B (2010) Dracula. Newton Compton, Roma

Vesalio, André van Wesele, Andreae Vesalii (1543) De Humani Corporis Fabrica. Libri feptem. Basileae, Ex Officina Joannis Oporini, Basileae

Filmografia

Boormann J (1981) Excalibur
Coppola FF (1992) Dracula

L'organizzazione della donazione di sangue in Italia

Vincenzo Saturni

L'autosufficienza

Obiettivo principale del sistema trasfusionale italiano è raggiungere e mantenere l'autosufficienza, cioè la capacità di garantire a tutti i pazienti che ne presentano la necessità adeguate e uniformi quantità di emocomponenti e plasmaderivati della massima qualità e sicurezza.

Tale obiettivo è stabilito anche dalla Legge 219 del 21 ottobre 2005, che regolamenta le attività trasfusionali e la produzione nazionale degli emoderivati e prevede inoltre specifiche indicazioni su qualità, sicurezza, appropriatezza nell'utilizzo degli emocomponenti e formazione del personale, per citare le principali.

L'autosufficienza, che è concetto dinamico, costituisce un interesse nazionale sovraregionale e sovraziendale non frazionabile, per il cui raggiungimento è richiesto il concorso delle regioni e delle aziende sanitarie, in base a principi generali di programmazione sanitaria atti a favorire l'armonizzazione della legislazione in materia di attività trasfusionali.

È inoltre importante ribadire che tutte le attività individuate nella legge sono parte integrante del Servizio Sanitario Nazionale e rientrano nei livelli essenziali di assistenza sanitaria e che i relativi costi sono a carico del fondo sanitario nazionale.

L'autosufficienza viene raggiunta attraverso una serie di interventi e con l'azione sinergica e integrata di numerosi soggetti, tra cui prioritariamente le istituzioni sia centrali sia locali, gli operatori sanitari del settore, le associazioni e federazioni dei donatori di sangue.

V. Saturni (✉)
AVIS Nazionale
e-mail: avis.nazionale@avis.it

G. Castelnuovo, R. Menici, M. Fedi, *La donazione in Italia,*
© Springer-Verlag Italia 2011

Le associazioni di donatori

È peraltro diffusamente riconosciuto che i protagonisti indiscussi di questo sistema sono i donatori che periodicamente e costantemente compiono questo gesto, che in Italia superano il 1.600.000 (Tabella 2.1).

Alle associazioni e federazioni dei donatori viene riconosciuta dalla legge la funzione civica e sociale e i valori umani e solidaristici che si esprimono nella donazione volontaria, periodica, responsabile, anonima e gratuita del sangue e dei suoi componenti.

A questo riconoscimento conseguono le azioni di loro specifica competenza: la promozione della cultura della solidarietà e del dono e la chiamata dei donatori per la donazione e la raccolta del sangue e degli emocomponenti.

Con le azioni di promozione si intende, grazie all'importante attività di tali organizzazioni, che si realizza con campagne di comunicazione e con iniziative sul territorio per sensibilizzare un numero sempre più ampio di cittadini, diffondere gli ideali propri della donazione consapevole che consente di perseguire tanto l'obiettivo quantitativo quanto quelli di sicurezza, qualità, programmazione, educazione alla salute.

Le associazioni, in accordo con i Servizi trasfusionali, sono inoltre chiamate a svolgere una costante opera di informazione e prevenzione. Questo atteggiamento, che riflette un'attenzione sia verso i donatori sia verso i riceventi, si realizza, in base ai dispositivi previsti dalla legge, per mezzo di un iter per la selezione del donatore, che comprende la raccolta della storia sanitaria familiare e personale, una valutazione clinica, indagini preliminari alla donazione ed esami di controllo annuali, atto a garantire lo stato di salute di chi dona e di chi successivamente riceverà la trasfusione.

Altro importante compito delle associazioni di volontariato è la chiamata alla donazione, sulla base di una programmazione definita di intesa con la struttura trasfusionale territorialmente competente. La chiamata rappresenta uno strumento efficace di coinvolgimento del donatore e per la sua fidelizzazione, oltre che per una puntuale azione di programmazione.

Tabella 2.1 Le donazioni di sangue in Italia*

Donatori totali	1.690.426
Donazioni di sangue intero	2.598.305
Donazioni in aferesi	485.001
Totale donazioni	3.083.306
Indice di donazione individuale di sangue intero**	1,6
Indice donazioni in aferesi	2,2
Emocomponenti prodotti	7.340.410
Emocomponenti trasfusi	3.400.693 (pari a 9317 al giorno)

* Dati al 31/12/2009 (fonte: Centro Nazionale Sangue).
** Numero di donazioni/anno per donatore.

La legge prevede, inoltre, che le associazioni di donatori di sangue possano anche organizzare e gestire, singolarmente o in forma aggregata, unità di raccolta di sangue e/o emocomponenti previa autorizzazione della regione competente formulata in base a specifici requisiti minimi strutturali, tecnologici, organizzativi e in conformità alle esigenze indicate dalla programmazione sanitaria regionale.

Inoltre è peculiare della normativa italiana aver previsto una partecipazione formale e sostanziale nei diversi organismi istituzionali sia nazionali (Centro Nazionale Sangue e Consulta) sia territoriali (Centri Regionali Sangue, Comitati regionali, Commissioni paritetiche, Comitati per il buon uso del sangue).

È opportuno ricordare che in Italia la donazione di sangue ed emocomponenti è totalmente gratuita, mentre le attività delle associazioni di donatori vengono finanziate in parte attraverso iniziative di *fund raising* e tramite rimborsi stabiliti dagli accordi tra lo Stato e le Regioni. Più precisamente, la normativa prevede che le Regioni e le Province autonome stipulino convenzioni con le associazioni e federazioni dei donatori di sangue presenti sul territorio, per regolare la loro partecipazione alle attività trasfusionali. La convenzione indica le tariffe di rimborso e garantisce alle associazioni la più ampia partecipazione alla definizione dell'accordo e alla programmazione regionale e locale delle attività trasfusionali.

Gli operatori del settore

Altro pilastro del sistema trasfusionale sono gli operatori del settore.

In tutta Italia sono presenti oltre 300 Servizi trasfusionali, responsabili del prelievo e del trattamento del sangue donato, organizzati e gestiti da aziende sanitarie pubbliche. In essi lavorano migliaia di operatori sanitari tra medici, infermieri, tecnici di laboratorio biomedico, altri laureati e personale amministrativo. I requisiti per l'accreditamento di queste strutture, comprese le Unità di raccolta a gestione associativa, vengono definiti dalle singole Regioni anche sulla base del recente accordo (16 dicembre 2010) tra lo Stato e le Regioni sui Requisiti strutturali, tecnologici e organizzativi minimi per le attività trasfusionali.

Il Centro Nazionale Sangue

Elemento di novità introdotto dalla legge 219 è stata la costituzione del Centro Nazionale Sangue (CNS), che ha iniziato a operare dal 1° agosto 2007 con il compito di raggiungere:
- i più alti livelli di sicurezza ottenibili nell'ambito del processo finalizzato alla donazione e alla trasfusione del sangue per una più efficace tutela della salute dei cittadini;
- condizioni uniformi del Servizio trasfusionale su tutto il territorio nazionale;

- lo sviluppo della medicina trasfusionale e del buon uso del sangue attraverso programmi di formazione.

Le azioni svolte si concretizzano inoltre con l'emanazione di linee guida relative alla qualità e sicurezza del sangue e dei suoi prodotti, l'effettuazione di studi e ricerche sulla qualità e appropriatezza delle prestazioni trasfusionali, la promozione di programmi di formazione in materia trasfusionale, la promozione e l'organizzazione di controlli di qualità esterna, la preparazione di piani di risposta nazionali per infezioni emergenti (per esempio, virus della malattia di Chikungunya e dell'influenza A/H1N1, West Nile Virus).

Il CNS opera con un Comitato direttivo che svolge attività di indirizzo, coordinamento e promozione delle attività trasfusionali sul territorio nazionale. Sono membri di questo comitato il presidente dell'Istituto Superiore di Sanità, un direttore nominato dal Ministro della Salute, tre responsabili delle strutture di coordinamento intraregionale e inter-regionale e tre rappresentanti delle associazioni e federazioni di donatori volontari di sangue presenti in Italia.

Fondamentale è il supporto che il CNS offre al Ministero della Salute e alle Regioni in materia di programmazione delle attività trasfusionali a livello nazionale. Ogni anno, infatti, viene redatto un programma di autosufficienza sulla base dei consumi storici, del fabbisogno reale, dei dati relativi alle raccolte di unità di sangue e di plasma, osservando anche le modalità di compensazione tra le singole Regioni, per garantire sempre e comunque la disponibilità di tali risorse.

Il Sistema Informativo dei Servizi Trasfusionali

Uno strumento fondamentale per questa attività di pianificazione è il Sistema Informativo dei Servizi Trasfusionali (SISTRA), che permette la condivisione di dati, statistiche e informazioni tra i diversi livelli coinvolti nel sistema trasfusionale italiano (Ministero della Salute, CNS, Regioni e Province Autonome di Trento e di Bolzano). Nel dettaglio, attraverso tale sistema vengono raccolti dati sulle attività trasfusionali delle singole regioni e sulla compensazione di emocomponenti e plasmaderivati che, come già detto, permettono di redigere il programma di autosufficienza nazionale.

Questo servizio consente, inoltre, di raccogliere importanti notifiche relative alla sorveglianza epidemiologica dei donatori, alle reazioni indesiderate gravi e agli errori trasfusionali. Attraverso la registrazione di tali fenomeni è possibile introdurre provvedimenti mirati alla loro prevenzione.

La Consulta tecnica permanente per il sistema trasfusionale

La legge ha previsto anche la costituzione della Consulta tecnica permanente per il sistema trasfusionale, presieduta dal Ministro della Salute o da un suo delegato, che delibera principalmente su attività strategiche e sull'apparato legislativo del sistema sangue. È composta dai responsabili delle strutture di coordinamento intraregionale e inter-regionale, da quattro rappresentanti delle associazioni e federazioni dei donatori volontari di sangue, da due rappresentanti delle associazioni di pazienti emopatici e politrasfusi e da quattro rappresentanti delle società scientifiche del settore.

Conclusioni

L'organizzazione della donazione di sangue e degli emocomponenti in Italia, perfettamente in linea con le direttive europee, è tale da porre il nostro Paese tra quelli con sistemi sanitari avanzati e capace di garantire una terapia trasfusionale adeguata e uniforme ai pazienti che ne presentano la necessità.

Peraltro presenta alcune significative peculiarità: è un sistema esclusivamente pubblico che persegue l'autosufficienza come obiettivo nazionale non frazionabile, ma con forte coinvolgimento territoriale (dal Ministero con il CNS ai Centri regionali sangue, ai Servizi trasfusionali ospedalieri e alle Unità di raccolta associative), la qualità e la sicurezza trasfusionali nelle diverse declinazioni.

Di particolare importanza è il pieno coinvolgimento delle associazioni dei donatori sia nei luoghi istituzionali strategici e decisionali ai fini dell'emanazione di normative e della programmazione, tanto centrali (Centro Nazionale Sangue e Consulta) quanto territoriali (Centri regionali sangue, Dipartimenti, Commissioni paritetiche, Comitati per il buon uso del sangue), sia per le attività di promozione, chiamata dei donatori per la donazione, raccolta di sangue e di emocomponenti delegata su convenzione.

Legislazione

Vincenzo Saturni

La medicina trasfusionale è una scienza che ha avuto notevolissimi sviluppi negli ultimi decenni, passando dalla mera attività di raccolta, lavorazione, conservazione e distribuzione del sangue e dei suoi componenti a una branca medica specialistica di supporto a molte delle attività sanitarie. Basta citare l'evoluzione delle tecniche di aferesi, sia da donatore sia terapeutiche, le consulenze immunoematologiche, la raccolta e conservazione dei progenitori emopoietici circolanti, la produzione di emocomponenti per uso topico (gel di piastrine e colla di fibrina).

La trasfusione, che è un trapianto di tessuto, presenta peraltro possibili implicazioni immunologiche, infettivologiche e identificative che necessitano di procedure ben definite che derivano tanto dalla letteratura quanto da direttive europee e norme italiane già esistenti a partire dalla metà dello scorso secolo.

Dal punto di vista legislativo, il sistema trasfusionale italiano ha come riferimenti principali:
- direttive dell'Unione Europea (Direttive 2002/98/CE, 2005/61/CE);
- normativa nazionale (Legge 219 del 21 ottobre 2005, Decreti legislativi 191/2005, 207/2007, 208/2007 e 261/2007);
- normative regionali e accordi stipulati dalla Conferenza permanente per i rapporti tra lo Stato, le Regioni e le Province autonome (l'ultimo del 16 dicembre 2010 sui Requisiti strutturali, tecnologici e organizzativi minimi per le attività trasfusionali).

Poiché gli obiettivi previsti da tutte le norme sono comuni e indirizzati a garantire adeguate quantità di sangue, emocomponenti e plasmaderivati con la massima efficacia terapeutica, qualità e sicurezza, in esse vengono indicate anche le attività prioritarie da porre in essere da parte dei soggetti riconosciuti, cioè le istituzioni centrali e territoriali, gli operatori sanitari del settore e le associazioni e federazioni dei donatori di sangue.

V. Saturni (✉)
AVIS Nazionale
e-mail: avis.nazionale@avis.it

G. Castelnuovo, R. Menici, M. Fedi, *La donazione in Italia,*
© Springer-Verlag Italia 2011

Tra gli obiettivi, fondamentale è l'autosufficienza di sangue e dei suoi derivati che, si ribadisce, costituisce un interesse nazionale sovraregionale e sovraziendale non frazionabile, per il cui raggiungimento è richiesto il concorso delle regioni e delle aziende sanitarie, in base a principi generali di programmazione sanitaria atti a favorire l'armonizzazione della legislazione in materia di attività trasfusionali.

Nello specifico, la Legge 219/05 "Nuova disciplina delle attività trasfusionali e della produzione nazionale degli emoderivati" rappresenta la normativa di riferimento italiana che verrà descritta per sommi capi.

Le finalità previste sono articolate e riprendono gli obiettivi di ogni sistema trasfusionale moderno:

- raggiungimento dell'autosufficienza regionale e nazionale di sangue, emocomponenti e farmaci emoderivati;
- più efficace tutela della salute dei cittadini attraverso il conseguimento dei più alti livelli di sicurezza raggiungibili nell'ambito di tutto il processo finalizzato alla donazione e alla trasfusione del sangue;
- condizioni uniformi del servizio trasfusionale su tutto il territorio nazionale;
- sviluppo della medicina trasfusionale, del buon uso del sangue e di specifici programmi di diagnosi e cura che si realizzano in particolare nell'ambito dell'assistenza a pazienti ematologici e oncologici, del sistema urgenza-emergenza e dei trapianti.

La legge disciplina inoltre gli aspetti peculiari per il perseguimento delle finalità proprie del sistema trasfusionale, rappresentate da:

- livelli essenziali di assistenza sanitaria del servizio trasfusionale;
- principi generali per l'organizzazione, autorizzazione e accreditamento delle strutture trasfusionali;
- attività delle associazioni e federazioni dei donatori di sangue e di cellule staminali emopoietiche, nonché delle associazioni e federazioni delle donatrici di sangue da cordone ombelicale;
- misure per la programmazione e il coordinamento del settore;
- misure per il raggiungimento dell'autosufficienza;
- norme per la qualità e la sicurezza del sangue e dei suoi prodotti.

Vengono quindi indicati come fondamentali la promozione del dono del sangue, la raccolta di sangue intero, degli emocomponenti e delle cellule staminali emopoietiche autologhe, omologhe e cordonali, il frazionamento con mezzi fisici semplici, la validazione, la conservazione e la distribuzione del sangue umano e dei suoi componenti, nonché le attività di medicina trasfusionale e la produzione di farmaci emoderivati.

Estremamente qualificante è che tutte le attività individuate nella legge sono parte integrante del Servizio Sanitario Nazionale, si fondano sulla donazione volontaria, periodica, responsabile, anonima e gratuita del sangue umano e dei suoi componenti e rientrano nei livelli essenziali di assistenza sanitaria; i relativi costi sono a carico del fondo sanitario nazionale.

Nella parte applicativa le attività vengono regolamentate anche grazie all'individuazione da parte delle Regioni di un coordinamento intraregionale e inter-regionale delle attività trasfusionali, dei flussi di scambio e di compensazione, nonché a un monitoraggio del raggiungimento degli obiettivi in relazione alle finalità.

Alle federazioni e associazioni di donatori di sangue sono dedicati diversi passaggi della normativa vigente.

Da questo punto di vista la legge è sicuramente all'avanguardia, riconoscendo la funzione civica e sociale e i valori umani e solidaristici che si esprimono nella donazione volontaria, periodica, responsabile, anonima e gratuita del sangue e dei suoi componenti (art. 7, comma 1).

La legge in oggetto ribadisce anche, all'articolo 8, che il donatore di sangue non può essere retribuito per il suo atto. Al donatore spetta comunque, per ragioni di salute e per l'impossibilità del sistema trasfusionale di organizzare raccolte con sufficiente flessibilità, l'astensione dal lavoro conservando la normale retribuzione.

Inoltre, alle associazioni di donatori volontari di sangue e alle relative federazioni viene affidato un ruolo significativo in quanto si riconosce che concorrono ai fini istituzionali del Servizio Sanitario Nazionale attraverso la promozione e lo sviluppo della donazione organizzata di sangue e la tutela dei donatori (art. 7, comma 2), l'organizzazione di unità di raccolta e la chiamata alla donazione, tutto regolamentato da uno schema tipo per la stipula di convenzioni con le associazioni e federazioni di donatori di sangue al fine di permettere la più ampia partecipazione delle stesse alla definizione dell'accordo e alla programmazione regionale e locale delle attività trasfusionali.

Le finalità enunciate dal legislatore pongono quindi l'autosufficienza regionale e nazionale come risultato non frazionabile, nell'ottica di un federalismo solidale e responsabile. L'articolo 5, "Livelli essenziali di assistenza sanitaria in materia trasfusionale", ribadisce la necessità di standard minimi da garantire a donatori e riceventi, rispetto ai quali Regioni e Province autonome non possono derogare.

I progressi della scienza e della medicina trasfusionale, unitamente a un ampliamento della sfera del dono e della donazione, portano il legislatore, come già ricordato, a includere nella Legge 219/05 il tema della donazione di cellule staminali emopoietiche (art. 3, comma 2), cordone ombelicale e placenta (art. 3, comma 3).

Per il perseguimento degli obiettivi normativi principali, il sistema trasfusionale italiano si basa sul concorso integrato di istituzioni, sia centrali sia locali, operatori del settore, volontariato organizzato del sangue.

A tal fine la legge prevede organismi di consultazione e di indirizzo all'interno dei quali sono rappresentate le organizzazioni di volontariato del sangue.

Uno degli elementi cardine della nuova normativa è la nascita del Centro Nazionale Sangue (CNS), finalizzato (art. 12, comma 1) "al raggiungimento degli obiettivi di autosufficienza nazionale e al supporto per il coordinamento delle attività trasfusionali sul territorio nazionale".

Il Centro si è ufficialmente insediato il 1° agosto 2007.

Il Comitato direttivo dell'organismo è composto dal Presidente dell'Istituto

Superiore di Sanità, da un direttore di nomina ministeriale, da tre responsabili delle strutture di coordinamento regionale e da tre rappresentanti dei donatori di sangue.

Molteplici (ben 22) sono i compiti che il legislatore assegna al CNS: dal supporto alla programmazione nazionale delle attività trasfusionali, all'emanazione di linee guida relative alla qualità e alla sicurezza del sangue e dei suoi prodotti, ma anche in merito al modello organizzativo e all'accreditamento delle strutture trasfusionali. Inoltre, provvede al coordinamento dei flussi informativi, all'effettuazione di studi e ricerche sulla qualità e sull'appropriatezza delle prestazioni trasfusionali, all'attività di formazione, all'emovigilanza, alla cura del registro sangue, alle ispezioni e ai controlli sulle aziende produttrici di emoderivati, all'effettuazione di studi e ricerche sui diversi aspetti della medicina trasfusionale e al controllo di qualità.

Accanto al CNS e tra gli organismi previsti per l'attuazione della legge e per fornire un supporto specifico al Ministero è stata istituita anche la Consulta tecnica permanente per il sistema trasfusionale, composta dai responsabili delle strutture di coordinamento intraregionale ed inter-regionale, da quattro rappresentanti delle associazioni e federazioni dei donatori volontari di sangue, da due rappresentanti delle associazioni di pazienti emopatici e politrasfusi e da quattro rappresentanti delle società scientifiche del settore.

Infine, la legge prevede ulteriori punti salienti:
• predisposizione di un Programma annuale per l'autosufficienza nazionale per garantire a tutti i cittadini uguali condizioni di qualità e sicurezza della terapia trasfusionale;
• predisposizione di uno schema tipo di convenzione per le aziende per la lavorazione del plasma raccolto in Italia, che garantisca che gli emoderivati prodotti, autorizzati alla commercializzazione e destinati al soddisfacimento del fabbisogno nazionale, derivino da plasma raccolto esclusivamente sul territorio italiano, sia come materia prima sia come semilavorati intermedi, e che venga assicurata la conservazione della specifica documentazione atta a risalire dal prodotto finito alle singole donazioni;
• istituzione e funzionamento dei comitati ospedalieri per il buon uso del sangue;
• istituzione del Sistema Informativo dei Servizi Trasfusionali (SISTRA), che consente di ottenere una notevole mole di informazioni su tutta l'attività trasfusionale italiana;
• definizione dei requisiti minimi organizzativi, strutturali e tecnologici delle strutture trasfusionali, anche in ottemperanza alle direttive europee;
• emanazione di disposizioni relative alla qualità e sicurezza del sangue e dei suoi prodotti, compresa la tracciabilità e l'emovigilanza, anche in questi casi in ottemperanza a direttive europee.

Considerate le specificità tecniche della materia trattata, i criteri per la selezione del donatore di sangue e di emocomponenti, ossia i requisiti per poter donare, e le modalità per la raccolta, lavorazione e conservazione del sangue e degli emocomponenti sono sanciti dai Decreti del Ministero della

Sanità del 3 marzo 2005. I decreti sono attualmente in fase di revisione e hanno previsto negli anni alcuni aggiornamenti.

Normative regionali

In accordo con i principi della Legge 219/05 e all'interno di un maggior coordinamento nazionale, le Regioni e le Province autonome adottano piani sangue e plasma basati sulla maggiore integrazione e il massimo coinvolgimento possibili tra Centri Regionali Sangue, Aziende sanitarie, associazioni dei donatori di sangue, medici e operatori dei Servizi trasfusionali aziendali.

Alla Conferenza permanente per i rapporti tra Stato, le Regioni e le Province Autonome spetta invece il compito di definire lo schema tipo per la stipula di convenzioni tra le Regioni, le Province autonome e le associazioni e le federazioni di donatori di sangue. L'ultimo accordo per lo schema tipo è stato siglato il 20 marzo 2008.

Direttive europee

Le direttive dell'Unione europea in ambito trasfusionale discendono dalla direttiva 2002/98/CE del Parlamento europeo e del Consiglio, che stabilisce norme di qualità e di sicurezza per la raccolta, il controllo, la lavorazione, la conservazione e la distribuzione del sangue umano e dei suoi componenti e sono state recepite dall'Italia con il Decreto legislativo 191 del 19 agosto 2005, aggiornato con i Decreti 261 del 20 dicembre 2007 e 207 e 208 del 9 novembre 2007.

Emerge chiara la volontà del legislatore di approvare direttive che garantiscano il rispetto di standard qualitativi elevati ai sistemi trasfusionali europei, evitando raccolte di sangue in locali promiscui e con materiale non sterile.

Di sicuro riferimento anche per i successivi dispositivi che verranno descritti più avanti è il Decreto legislativo 261 del 20 dicembre 2007 "Revisione del Decreto legislativo 19 agosto 2005, n. 191, recante attuazione della direttiva 2002/98/CE che stabilisce norme di qualità e di sicurezza per la raccolta, il controllo, la lavorazione, la conservazione e la distribuzione del sangue umano e dei suoi componenti".

Il decreto si applica alla raccolta e al controllo del sangue umano e dei suoi componenti, alla loro lavorazione, conservazione, distribuzione e assegnazione, qualora siano destinati alla trasfusione, che possono essere effettuate unicamente dalle strutture trasfusionali che abbiano ottenuto l'autorizzazione e l'accreditamento.

Tra le misure previste vi sono anche verifiche ispettive da effettuarsi a intervalli regolari.

Poiché l'impostazione che ne ha guidato la stesura è indirizzata alla massima qualità e sicurezza trasfusionale, vengono dedicati diversi articoli all'individuazione delle caratteristiche della "persona responsabile" e alla sottolineatura della formazione adeguata del personale, anche in funzione dell'implementazione di un preciso sistema di qualità che prevede la tenuta della documentazione e dei registri, anche ai fini della tracciabilità.

Nel novero delle indicazioni finalizzate alla sicurezza vengono previste la notifica di incidenti e di reazioni indesiderate gravi, le informazioni da fornire e quelle richieste ai candidati donatori, la loro idoneità e selezione.

L'articolato prevede inoltre una serie di passaggi relativi alla produzione e distribuzione dei plasmaderivati.

In linea con il Decreto legislativo 261 di cui sopra, il Decreto legislativo 207 attua le direttive comunitarie in tema di rintracciabilità delle unità di sangue e notifica degli effetti indesiderati delle trasfusioni.

La normativa fornisce una definizione molto precisa del concetto di "rintracciabilità". Si tratta infatti (art.1, comma 1) della possibilità di ricostruire il percorso di ciascuna unità di sangue o emocomponente dal donatore alla sua destinazione finale, che si tratti di un ricevente o di un produttore di medicinali.

L'articolo 2 illustra le implicazioni concrete del principio di rintracciabilità. I servizi trasfusionali e le unità di raccolta sono quindi tenute ad accurate procedure di identificazione, alla redazione e conservazione di registri e a un adeguato sistema di etichettatura conformemente alla normativa vigente.

Le strutture devono essere in grado di identificare il donatore e l'unità raccolta e di stabilire dove e in che fase della lavorazione si trovano sangue ed emocomponenti. Analoghi compiti sono affidati alle strutture che ricevono il sangue.

L'altro cardine del Decreto legislativo 207 è l'immediata notifica di effetti indesiderati o incidenti gravi derivanti dalle trasfusioni.

Le strutture che ricevono il sangue sono obbligate a notificare tempestivamente alle strutture trasfusionali e all'autorità regionale competente gli eventuali effetti negativi verificatisi durante o dopo le trasfusioni, ma anche le reazioni nel corso delle donazioni e i provvedimenti adottati.

Il Decreto legislativo 207 tutela ulteriormente i pazienti che necessitano di trasfusioni con una severa regolamentazione del sangue o degli emocomponenti d'importazione. In caso di importazione da Paesi stranieri, i Servizi trasfusionali non possono derogare al principio di rintracciabilità e al sistema di notifica previsto dal decreto per il sangue raccolto direttamente in Italia.

Il Decreto legislativo 208 precisa che la direzione di ogni Servizio trasfusionale garantisce un approccio sistematico incentrato sulla qualità e l'attuazione e il mantenimento di un sistema di qualità.

Il punto 2 dell'allegato 1 (che costituisce parte integrante del decreto) è meticoloso nella definizione di ciò che deve comprendere il sistema di qualità: "La gestione, la garanzia e il miglioramento costante della qualità, il personale, i locali e l'attrezzatura, la documentazione, la raccolta, il controllo e la lavorazione, la conservazione, la distribuzione, il controllo della qualità, il ritiro degli emocomponenti, gli audit interni ed esterni, la gestione dei contratti, la non conformità e l'autocontrollo".

Il punto 2 è altrettanto chiaro nel definire compiti e requisiti del personale dei servizi trasfusionali e delle unità di raccolta.

Il Decreto legislativo 208 illustra poi le caratteristiche generali dei locali adibiti alla donazione.

Parimenti rilevante è il punto 6, che si sofferma su rigide procedure per l'identificazione sicura dei donatori attraverso colloqui di accertamento e verifiche dell'ammissibilità alla donazione.

Il punto 6.2 afferma in modo inequivocabile che "la procedura di raccolta del sangue deve garantire che l'idoneità del donatore sia verificata e correttamente registrata e che il legame esistente tra donatore, da un lato, e sangue, emocomponenti e campioni, dall'altro, sia stabilito chiaramente.

Il punto 6.2.2 definisce anche le caratteristiche delle sacche utilizzate per la raccolta: sterili, con il marchio CE e con il numero di lotto tracciabile.

La validazione e l'uso clinico del sangue sono normati dal punto 6.6. I sistemi di sicurezza di ogni Servizio trasfusionale devono impedire che sangue ed emocomponenti possano essere utilizzati prima che siano stati soddisfatti tutti i requisiti stabiliti dalla normativa.

La positività ai test di screening anche di un solo emocomponente porta a un immediato controllo degli altri componenti provenienti dalla stessa donazione.

Il punto 7 stabilisce la necessità di procedure conformi alla normativa in tema di conservazione, distribuzione e assegnazione degli emocomponenti.

Altre norme per le associazioni di volontariato

Nella loro attività sociale e di volontariato, le associazioni e federazioni di donatori di sangue sono tenute al rispetto delle norme fondamentali del terzo settore italiano: la Legge 266/91 e il Decreto legislativo 460/97.

Anche in questo ambito le Regioni si sono dotate di strumenti normativi puntuali e in grado di rispondere alle esigenze territoriali in materia.

Per quanto tali norme non abbiano risvolti tecnici inerenti le attività trasfusionali, esse richiamano le associazioni di donatori di sangue al rispetto di principi di solidarietà, democraticità e assenza di lucro nello svolgimento della loro *mission*. In particolare, l'assenza di lucro si collega ai dettami della Legge 219/05, laddove si ribadisce che il sangue non può essere fonte di alcun profitto.

Conclusioni

Pertanto, dalla lettura attenta delle normative sopra illustrate emerge chiaramente la volontà comunitaria, e quindi anche italiana, di perseguire l'obiettivo strategico di garantire adeguate e uniformi disponibilità di sangue e dei suoi derivati, della massima qualità e con la massima sicurezza possibili, a tutti i pazienti che presentano necessità trasfusionali.

Appare anche evidente come sia necessaria una specifica regolamentazione che indichi tutto il percorso necessario per il perseguimento di quegli obiettivi, comprensiva delle note tecniche e dei riferimenti a personale, formazione, tracciabilità e buon uso del sangue, per citare i principali.

In particolare, è estremamente moderna la legislazione italiana laddove individua in modo peculiare la partecipazione ai diversi processi trasfusionali (programmazione, promozione, chiamata, raccolta) delle associazioni dei donatori volontari di sangue.

Prospettive future della donazione di sangue in Italia

Paoletto Paoletti, Silvana Aristodemo

Obiettivo primario del Sistema trasfusionale nazionale – sia per l'oggi sia per il futuro – è la completa disponibilità di sangue nei suoi componenti labili (emocomponenti) e stabili (emoderivati), affinché a tutti i cittadini, in assenza di alternative terapeutiche valide, sia sempre garantita la corretta terapia trasfusionale con "uniformi condizioni di qualità e sicurezza su tutto il territorio nazionale". Il Programma d'autosufficienza nazionale, presentato annualmente dal Ministero della Salute sulla base delle indicazioni tecniche formulate dal Centro Nazionale Sangue, ha la finalità di individuare strategie e strumenti idonei al raggiungimento di questo obiettivo e al mantenimento di adeguate scorte per il supporto trasfusionale in situazioni di emergenza determinate da calamità naturali o disastri civili, terroristici e militari. Il Programma di autosufficienza si basa pertanto, oltre che sulla conoscenza dei consumi storici, sulla previsione dei fabbisogni futuri, che da alcuni anni mostrano un trend in costante crescita, finora compensato dal corrispondente aumento delle donazioni. Dal monitoraggio delle donazioni si riconfermano però alcune criticità nella distribuzione dei diversi presidi trasfusionali, da collegare alle variabilità infra-annuali, alle epidemie influenzali o ad alcune festività.

La disponibilità di componenti labili e farmaci plasmaderivati in Italia è sostenuta dalla donazione volontaria, non remunerata, anonima, responsabile e periodica, e testimonia come nella nostra società persistano quei valori sociali, etici e civili che costituiscono per molti le motivazioni profonde verso la donazione di sangue. Attualmente in Italia vi sono circa 1.600.000 donatori, pari al 2,9% della popolazione totale e al 4,5% della popolazione di età compresa tra i 18 e i 65 anni, L'indice di donazione individuale (numero di donazioni/anno) risulta pari a 1,6 ed è inferiore alla media europea, mentre l'indice nazionale di produzione di globuli rossi, che è di 41,5 unità ogni 1000 abi-

P. Paoletti, S. Aristodemo (✉)
Consociazione Nazionale dei Gruppi Donatori di Sangue Fratres
e-mail: info@fratres.org

tanti per anno, è in linea con gli indici di produzione degli altri Paesi europei di pari livello socio-economico. La compensazione inter-regionale ha garantito l'autosufficienza nazionale dei componenti labili anche in presenza di livelli diversi di autosufficienza tra le regioni, che evidenziano una condizione di autosufficienza/eccedenza prevalentemente nelle regioni del Centro-Nord e situazioni di carenze più o meno rilevanti al Sud e nelle isole. Non è stata invece ancora conseguita l'autosufficienza dei componenti stabili, a eccezione del fattore IX e del complesso protrombinico; la disponibilità degli altri prodotti (albumina, immunoglobuline aspecifiche endovena, antitrombina e fattore VIII antiemofilico) mostra una situazione di dipendenza dell'approvvigionamento dall'estero (in media di circa il 44 % per anno).

Sebbene i progressi nella ricerca dei marcatori di infezione virali abbiano significativamente portato, grazie alle tecniche di amplificazione genomica, a uno straordinario contenimento del rischio infettivo da virus noti collegato alla trasfusione del sangue, nell'utilizzo della terapia trasfusionale permangono vari altri rischi a breve e a lungo termine e diverse problematiche, quali il reclutamento di nuovi donatori e l'idoneità alla donazione, l'incremento della richiesta, le carenze stagionali, l'inadeguatezza delle scorte in presenza di gravi disastri, la non immediata disponibilità in sedi extra-ospedaliere, i tempi limitati di conservazione del sangue e degli emocomponenti, il rifiuto della trasfusione per convinzioni di ordine religioso, sociale, filosofico o personale, la possibilità di comparsa di nuovi patogeni o di virus emergenti e riemergenti.

Tuttavia, ancora oggi non esistono prodotti che possano offrire una valida alternativa alla trasfusione degli emocomponenti e degli emoderivati e per il momento la produzione del " sangue artificiale", ossia di un prodotto che possa "in tutto e per tutto" sostituire la molteplicità delle funzioni del sangue, è ancora un miraggio. Il sangue infatti, anche se ha l'aspetto di un liquido, è in realtà un tessuto costituito da cellule diverse per tipo e funzioni , immerse nel plasma. Non è quindi possibile pensare di poter sostituire il sangue nella sua complessità e in tutte le sue funzioni. È solo possibile tentare di vicariarne alcune, quali il trasporto dell'ossigeno (O_2) affidato ai globuli rossi, la pressione colloido-osmotica esercitata dall'albumina, o il sostegno ad alcuni dei complessi processi dell'emostasi mediante i concentrati dei fattori della coagulazione, le piastrine artificiali e il plasma. Dalla metà del secolo scorso molte ricerche si sono concentrate sui "trasportatori dell'ossigeno" (soluzioni di emoglobina modificata, trasportatori di O_2 sintetici quali i neoemociti e le emulsioni di perfluorocarburi), giungendo a definire, grazie a studi sperimentali su animali di laboratorio e a *trial* clinici, le caratteristiche ideali di tali sostituti. Lo studio della maggior parte di questi prodotti è stato però interrotto in *trial* clinici di fase 2 e 3 per la comparsa di effetti collaterali tali da determinarne l'immediata sospensione. Le ricerche non sono comunque cessate, ma continuano su vari filoni progressivamente più complessi e volti a produrre trasportatori di O_2 con attività antiossidante oppure sostituti completi dei globuli rossi o neoemociti, ossia vescicole lipidiche che custodiscono al loro interno, come i globuli rossi, la molecola di emoglobina. L'interesse per questi prodotti non solo è sostenuto dalla complessità e dalle già citate problematiche connesse alla terapia trasfusionale, ma deriva anche dai possibili vantaggi che potrebbero essere offerti da un sostituto ideale: disponibilità pressoché illimitata, compatibilità universale senza necessità di tipizzazione o di prove di compatibilità prima dell'utilizzo, costi contenuti, facile e prolungata conservazione, facile ed efficace somministrabilità in ogni condizione ambientale. Gli studi continuano, ma al momento l'unica fonte di approvvigionamento dei componenti labili rimane sempre e soltanto l'uomo.

L'incremento della richiesta trasfusionale evidenziato in Italia e presente diffusamente a livello mondiale pone quindi in maniera forte la questione di assicurare nell'immediato e in futuro una sicura e sufficiente disponibilità di prodotti ematici, tanto più che l'andamento della richiesta inizia a essere maggiore dell'incremento delle donazioni, che finora avevano mostrato una crescita parallela. Il reclutamento di nuovi donatori e il mantenimento dei donatori periodici interessa e impegna non solo le associazioni dei donatori di sangue, ma gli stessi Servizi trasfusionali che vengono, di fatto e non solo per disposizioni di legge, coinvolti nella promozione del dono del sangue e nella massima preservazione possibile del patrimonio dei donatori periodici. Questi, infatti, oltre ad assicurare una disponibilità di base, garantiscono una maggiore sicurezza e qualità del dono, non solo per la periodicità delle indagini diagnostiche con le quali viene attentamente sorvegliato il loro stato di salute, ma anche per la maggiore consapevolezza delle responsabilità nei confronti del ricevente, acquisita grazie alle informazioni ricevute in fase di verifica di idoneità alla donazione, in particolare rispetto a comportamenti e stili di vita che riducono l'esposizione alle malattie infettive trasmissibili con il sangue. Nasce da qui l'impegno a consolidare e a far crescere il numero dei donatori periodici e l'attuale indice di donazione, che come detto è attualmente di 1,6. L'incremento di quest'ultimo avrebbe una forte validità, perché consentirebbe non solo di aumentare il numero delle donazioni, ma anche di migliorare qualità e sicurezza del dono, in quanto ottenuto da donatori periodici.

È doveroso inoltre registrare come negli ultimi 20 anni si sia realizzata una significativa crescita dell'aferesi produttiva, favorita dallo sviluppo delle nuove tecnologie che hanno consentito anche di realizzare, oltre alla raccolta del singolo componente labile, la raccolta contemporanea di più componenti (donazione *multicomponent*). Il reclutamento dei donatori è l'aspetto di maggiore difficoltà per il buon successo di un programma di aferesi, in quanto i tempi più lunghi della procedura rispetto alla donazione di sangue intero costituiscono per alcuni un deterrente. Aspetti demografici del donatore di aferesi sono stati confrontati con quelli dei donatori di sangue intero per capire che cosa motiva il donatore di aferesi e quale sia il suo modello di frequenza alle donazioni. È ipotizzabile che in futuro una più ampia diffusione delle tecnologie aferetiche produttive si accompagnerà a una significativa riduzione del frazionamento del sangue e che la tipologia di raccolta potrà essere modulata dal gruppo sanguigno del donatore oltre che dal tipo di richieste pervenute al Servizio trasfusionale.

Vari ricercatori hanno cercato di approfondire e comprendere le motivazioni che possono influenzare la volontà di donare il proprio sangue. In particolare, alcuni autori hanno condotto approfonditi studi sui motivi che inducono a donare sangue e su quelli che influenzano l'evoluzione verso la periodicità del dono. Le ricerche condotte mettono in evidenza come motivazioni di tipo diverso (socio-demografiche, fisiologiche e psicologiche) possano avvicinare o allontanare dalla donazione e come un cambiamento delle motivazioni e l'acquisizione di un'auto-identificazione come donatore di sangue siano spesso fondamentali per il passaggio da donatore alla prima donazione a donatore periodico. Altri autori hanno focalizzato l'attenzione sul mondo giovanile per comprendere quali fossero l'interesse, la conoscenza, la sensibilità e il grado di disponibilità verso il dono del sangue delle nuove generazioni. Inoltre, da circa vent'anni il tema della donazione da parte di immigrati provenienti da Paesi europei (comunitari ed extracomunitari) o extraeuropei ha richiamato l'attenzione dei trasfusionisti italiani, non solo per i suoi aspetti clinici ed epidemiologici, ma anche per quelli preventivi e medico-legali, oltre che culturali ed etico-sociali.

Da tutte queste problematiche, pur sommariamente descritte, che investono il mondo della donazione e della trasfusione di sangue in Italia, oltre che dai successi registrati, il futuro della donazione nel nostro Paese si presenta in prospettiva quasi come una triplice sfida – impegnativa ma anche entusiasmante – per il legislatore, il trasfusionista e il mondo del volontariato del sangue:

- *sfida culturale*: finalizzata a ridurre il *gap* fra progresso scientifico-tecnologico da una parte e la crescita-maturazione della cultura media italiana dall'altra;
- *sfida del "passaggio del testimone"*: finalizzata allo studio dei problemi dell'approccio con il mutato mondo giovanile e della "trasfusione" in esso dei valori e delle motivazioni profonde legati alla donazione;
- *sfida della globalizzazione*: finalizzata a una matura presa d'atto del carattere ormai multietnico e multiculturale della società italiana, guardando a esso non solo come a un problema, ma anche come a una nuova possibile risorsa.

Sfida culturale

È stato scritto che molti dei problemi, e anche dei drammi, della nostra epoca sono dovuti al *gap* esistente fra il progresso scientifico e tecnologico – che tra l'altro cammina a passi da gigante – e il grado di maturazione della cultura media, che procede invece lentamente e faticosamente. Per l'Italia, in particolare, fa riflettere l'amara constatazione di M. Mirri[1]: "L'Italia è uno dei Paesi

---

[1] Citato da G. Cosmacini in *Storia della Medicina e della Sanità in Italia*, 2005, Laterza, Roma.

dove meno è avvertibile la presenza nella cultura media dei risultati delle scienze naturali e biologiche". Anche se oggi il panorama italiano non è poi così scuro, resta tuttavia l'impegno per tutte le componenti del Sistema trasfusionale italiano di lavorare continuamente per far calare e quindi mantenere nella cultura popolare media due concetti base da considerare veri e propri valori etici fondanti e irrinunciabili: quello della donazione di sangue come l'"espressione più pura di un altruismo primario" (Titmuss) e quello della "sicurezza" del sangue che si dona. Da questo punto di vista si può tuttavia affermare che la donazione di sangue in Italia – pur nei suoi limiti quantitativi – è oggi in gran parte modernamente intesa e praticata. Infatti non si fonda più (o quasi) su legami familiari – intesi come riguardanti non solo la famiglia, ma anche il paese, la città, il gruppo o il popolo di appartenenza per lingua, cultura o fede religiosa – né tanto meno è praticata in vista di una corresponsione in beni o in sensi di gratitudine. È dunque universalmente accettato che si dona per estranei, e di tristi fenomeni di egoismo o di scorciatoie morali quali la donazione per denaro, la "donazione mirata" e una malintesa "autodonazione" non se ne sente quasi più parlare... Gran parte del merito di questo sviluppo culturale deve essere riconosciuta alle associazioni di volontariato del sangue, per la loro capacità di arrivare fino alle estreme periferie del nostro Paese ed in ogni punto di aggregazione della nostra gente. Tuttavia c'è ancora da lavorare per introdurre nella cultura media italiana un concetto di "donazione del sangue" che abbia tutti quei crismi che ne fanno un gesto puro di altruismo e quasi un paradigma per ogni tipo di dono. Infatti il concetto di "donazione per gli altri" è corredato da tutta una serie di elementi che caratterizzano la sua unicità (Titmuss):

- *impersonalità* delle sedi e delle circostanze in cui in cui viene effettuato il dono (per esempio, l'ospedale, tra persone sconosciute);
- *violazione dell'integrità fisica* del donatore di sangue attraverso la venopuntura;
- *volontarietà*: non c'è obbligo di dono, ma neppure pena o sanzione per il non-dono;
- *anonimato*: donatore e ricevente in genere non si conoscono;
- *gratuità*: un aspetto degno di approfondimento in Italia, dove al donatore lavoratore dipendente si corrisponde l'importo di un'intera giornata lavorativa. Per questo il nostro Paese non è annoverato dalla Comunità Europea tra i Paesi dove la donazione è completamente gratuita;
- *responsabilità*, poiché dipende dall'onestà e dalla veridicità del donatore se il dono sarà di sicuro beneficio o se risulterà a danno dello sconosciuto ricevente;
- *periodicità* del dono, come ripetuta occasione di conferma di certi requisiti ottimali del sangue donato e quindi come *garanzia* di sicurezza dello stesso;
- *necessità di affidarsi*, in un rapporto di reciproca stima e comprensione, *a soggetti esterni* che devono provvedere alla selezione del candidato-donatore, al suo salasso, all'esame e alla lavorazione del sangue donato e, infi-

ne, alla sua destinazione finale: si tratta appunto dei medici trasfusionisti e del personale impegnato nel Servizio trasfusionale.

A fronte di questo impegno – morale e fisico – del donatore sarà bene far presente alla sua attenzione e sottolineare come il suo dono venga velocemente ripristinato dal suo organismo, senza perdite permanenti, e come invece per il ricevente questo dono possa significare tutto, inclusa la vita stessa.

In conclusione, se per "cultura" si intende "quanto concorre alla formazione dell'individuo sul piano intellettuale e morale e all'acquisizione della consapevolezza del ruolo che gli compete nella società", è lì che la sfida troverà il suo campo d'azione, contribuendo con tenacia e continuità a instaurare una "cultura della solidarietà" di cui farà parte essenziale la "cultura del dono di sangue".

Sfida del "passaggio del testimone"

Nelle piste di atletica è segnata su ogni corsia una zona ben precisa dove uno staffettista deve passare il "testimone" allo staffettista successivo: è un momento delicato nella gara, ben delimitato nello spazio e nel tempo, dove i due staffettisti devono da una parte saper tenere con sicurezza il testimone, e dall'altra, per il suo passaggio dall'uno al successivo, devono armonizzare movimenti e velocità con lo sguardo fisso sul prezioso bastoncino, perché non cada a terra. Si può immaginare così il complesso problema del rapporto con il mondo dei giovani e della trasmissione a esso del "testimone" ideale della donazione di sangue e dei suoi valori più profondi.

Da alcune indagini conoscitive condotte in massima parte con l'ausilio di questionari, emerge come le informazioni e l'educazione alla donazione del sangue siano fornite ai giovani prevalentemente dai progetti educativi svolti in ambito scolastico. Gli incontri organizzati con la partecipazione di medici trasfusionisti, volontari delle associazioni, donatori di sangue e docenti, riescono a interessare i giovani molto più di quanto non facciano altri strumenti di comunicazione quali televisione, pieghevoli, cartelloni pubblicitari ecc. Altrettanto rilevanti sono la sensibilizzazione e le conoscenze che su questo tema maturano in maniera spontanea in quegli ambiti familiari nei quali genitori, parenti o amici partecipino attivamente a programmi di donazione. Ne deriva che una stabile cultura e propensione al dono del sangue matura anzitutto in quegli stessi contesti ai quali in prima istanza sono affidati l'educazione e la formazione dei giovani: la scuola e la famiglia. È un dato quest'ultimo che deve contribuire a indirizzare i progetti di promozione della donazione del sangue. Per contro, grande attenzione merita anche la rilevazione di quanto tra i giovani appaiano poco diffuse o scarsamente tenute in considerazione le informazioni sui comportamenti che espongono al rischio di contrarre malattie infettive trasmissibili con il sangue. Sulla conoscenza del rischio, laddove esiste, sembra inoltre prevalere il desiderio di conformarsi a mode o a modelli fisici e comportamentali più attraenti e immediatamente perseguibili (tatuaggi, *piercing*, uso di droghe leggere). Poco conosciute risultano comunque le informazioni relative all'uso del sangue, alla sua lavorazione, agli sforzi affrontati e ai risultati conseguiti per migliorare qualità e sicurezza dei prodotti ematici e alla molteplicità delle necessità trasfusionali nella clinica, essendo in massima parte noto solo l'utilizzo del sangue nelle emergenze/urgenze della traumatologia. La continuità delle campagne educative e dei messaggi promozionali, la forte visibilità del sistema che sostiene e assicura la terapia trasfusionale a tutti coloro che ne hanno bisogno e l'alta diffusione delle informazioni sulla donazione del sangue (finalità, necessità in diverse aree della medicina, idoneità alla donazione, diritto del donatore alla privacy e alla riservatezza, modalità di dono, sospensione dalle donazioni) sono considerate fondamentali per sostenere l'attenzione e l'attiva partecipazione dei giovani alla donazione del sangue. È necessario riflettere e approfondire gli aspetti emersi in questi e in altri studi a livello internazionale, così come l'utilizzo di metodologie, mezzi, immagini e strumenti che dovranno essere innovativi e più in sintonia con il mondo giovanile, affinché il naturale avvicendamento generazionale possa essere assicurato anche in campo trasfusionale, senza che per il futuro debba profilarsi il timore che i risultati finora raggiunti possano non essere più sostenibili per una carenza di adesioni, tenendo per di più conto di come l'autosufficienza di emocomponenti ed emoderivati sia un concetto dinamico: non la si raggiunge infatti una volta per tutte, ma varia di anno in anno – se non di mese in mese – e risente di tutta una serie di circostanze che però devono essere previste, controllate e positivamente affrontate e superate.

Sfida della globalizzazione

È ormai comune esperienza che oggi la Terra, l'"aiola che ci fa tanto feroci" per dirla con Dante, è diventata un "villaggio globale", dove rotte di mare, d'aria e di terra permettono lo spostamento pressoché continuo di uomini, di animali, di cose di ogni specie da un punto all'altro del globo. Senza guardare ad altri aspetti – positivi e negativi – della globalizzazione, ai fini della donazione-trasfusione di sangue interessa soprattutto il movimento di uomini per ragioni di lavoro, di turismo o di fuga da guerre e miseria, il loro approdo in Italia da ogni Paese del mondo, il loro inserimento nel Sistema trasfusionale nazionale sia come indubbia voce di richiesta, sia – auspicabilmente – come voce di offerta e di nuova preziosa risorsa.

Non è pertanto possibile non tenere presente che, come avviene ormai da diversi anni e come avverrà sempre di più nel futuro, il medico trasfusionista dovrà esprimere il giudizio di idoneità alla donazione di sangue e di emocomponenti per tutti coloro che, essendo già donatori o volendo diventarlo, abbiano compiuto viaggi o soggiornato per lunghi periodi in zone endemiche per malattie infettive trasmissibili con il sangue. Nello stesso tempo egli dovrà saper accogliere, comprendere e valutare coloro che in questi Paesi sono nati e desiderano avvicinarsi alla donazione, forse individuando in questo gesto un ulteriore momento di integrazione nella società che li accoglie. Il crescente numero di soggetti che sono in tale situazione pone con forza il dovere di definire per gli uni e per gli altri criteri di selezione mirati. Norme nazionali e internazionali e linee guida pubblicate da istituzioni e società scientifiche sono di ausilio al medico che dovrà esprimesi in merito all'idoneità alla donazione di sangue e/o di emocomponenti del viaggiatore e del cittadino proveniente da Paesi dove malattie infettive trasmissibili con il sangue sono endemiche. La questione che si pone non può essere solo circoscritta alla conoscenza della diffusione nel Paese di origine delle malattie infettive trasmissibili con il sangue, ma dovrà necessariamente prendere in considerazione anche le difficoltà linguistiche di coloro che non hanno ancora una piena padronanza della nostra lingua; inoltre, altri aspetti propri delle singole culture possono creare difficoltà relativamente alla piena comprensione delle informazioni che i candidati donatori devono ricevere e fornire nel percorso predonazione. Tuttavia, questi aspetti non devono in alcun modo costituire barriere invalicabili: per superarle un valido contributo potrà essere offerto da un ampio e attento utilizzo degli strumenti di intermediazione culturale già esistenti. È infatti fondamentale che le procedure previste per la valutazione di idoneità alla donazione possano essere sempre svolte con la massima consapevolezza da parte sia del donatore sia del medico e che venga assicurata la completa adesione ai criteri previsti, prevenendo il crearsi di condizioni che potrebbero ridurre i livelli di sicurezza fin qui conseguiti. Vari studi condotti in Paesi con popolazione multietnica, come gli Stati Uniti, hanno messo in evidenza una differente partecipazione ai programmi di donazione tra le varie etnie, solo in parte riconducibile a una diversa prevalenza di patologie che pregiudicano l'idoneità alla donazione. È stato ipotizzato che la sensibilizzazione, la promozione e le informazioni relative alla donazione di sangue debbano essere più attente alle diversità culturali e utilizzare, come per i giovani, modalità e strumenti adeguati di comunicazione che, rispettosi delle diverse sensibilità, siano più idonei a far crescere conoscenza, motivazione e partecipazione. Poiché è stato anche detto che " la donazione degli immigrati è ormai necessaria, non rinviabile".

FAQ

Paoletto Paoletti

Perché donare sangue?

Perché il sangue umano è risorsa indispensabile e insostituibile nella terapia di molti stati morbosi. Il progresso scientifico e tecnologico ha portato in alcuni campi a una certa diminuzione della richiesta di sangue per l'affinarsi delle tecniche mediche e chirurgiche, ma in senso globale ha accresciuto la necessità di sangue, proprio per aver aperto panorami insperati all'uomo di oggi (per esempio, la grande chirurgia cardiovascolare, i trapianti d'organi e di tessuti, la terapia oncologica, la grande traumatologia, la rianimazione, la cura di difetti genetici quali le emofilie e le talassemie e, voce non ultima, l'allungamento della vita media che comporta l'aumento delle esigenze dei reparti di geriatria medica e chirurgica). Per questo ogni anno la richiesta di sangue aumenta del 4-5% e l'unica risposta possibile e doverosa per tenere il passo è accrescere il numero dei donatori italiani oltre il 2,9% attuale, e la frequenza delle donazioni per anno oltre l'attuale indice di 1,6.

Donare sangue è un grande atto di solidarietà e di altruismo, ma è anche un grande atto di giustizia teso a meglio ridistribuire quel grande tesoro non monetizzabile che è la salute. Se ogni persona sana lo donasse anche una sola volta all'anno, tutti i problemi trasfusionali italiani sarebbero risolti.

Ma non sarà il "sangue artificiale" a rispondere alle necessità trasfusionali?

Il "sangue artificiale" è ancora un miraggio, se non un mito, perché anche le raffinate tecniche odierne non riescono a ottenere – ma lo potranno mai? – un prodotto che possa sostituire in tutto e per tutto le molteplici funzioni del sangue nel suo complesso di cellule e proteine plasmatiche. Finora è stato possibile ottenere soltanto dei "sostituti" di qualche sua funzione, ma soltanto attraverso la concentrazione di sostanze già presenti nel plasma (per esempio, l'albumina, diversi fattori della coagulazione, le immunoglobuline ecc.).

P. Paoletti (✉)
Consociazione Nazionale dei Gruppi Donatori di Sangue, Fratres
e-mail: info@fratres.org

G. Castelnuovo, R. Menici, M. Fedi, *La donazione in Italia,*
© Springer-Verlag Italia 2011

Attualmente si tenta soprattutto di vicariare la funzione di trasporto dell'ossigeno propria dei globuli rossi con "trasportatori di ossigeno" i più vari (soluzioni di emoglobina modificata, emulsioni di perfluorocarburi, neoemociti ecc.), ma al momento l'unica fonte dei componenti labili e stabili del sangue rimane sempre e soltanto l'uomo.

Ci sono rischi nella donazione di sangue?

Donare sangue intero – oppure plasma e/o piastrine per aferesi – non comporta alcun rischio per la salute del donatore, poiché la quantità di globuli rossi, piastrine e plasma di cui il donatore si priva con la donazione è minima rispetto alla quantità totale del sangue circolante e viene presto ricostituita da un organismo sano. Talora può accadere che nella sede della venopuntura si formi un piccolo ematoma, ma questo può avvenire anche per un normale prelievo di sangue per esami. Raramente si può avere una lipotimia (o svenimento), legata in genere più all'emotività del soggetto che alla donazione di per sé. Il donatore deve sapere che è comunque sempre tutelato da precise disposizioni di legge riguardo a ogni tipo di donazione e che il personale delle strutture trasfusionali in cui esegue la donazione è specificatamente formato per intervenire e risolvere ogni eventuale disturbo; inoltre egli ha, tra l'altro, il diritto di richiedere la sospensione della procedura quando lo desideri.

Ci sono vantaggi nel donare sangue?

Oggi, un cittadino ben motivato e consapevole non dovrebbe mai accedere alla donazione di sangue per avere qualcosa in cambio; tanto meno denaro. Consideri come suo "premio" l'intima gioia di aver compiuto un atto concreto di altruismo, di solidarietà, di giustizia, e la gratificazione che ne consegue. Tuttavia torna a suo vantaggio il fatto che a ogni donazione il suo sangue viene obbligatoriamente sottoposto a esami che hanno anche il fine di controllare il suo stato di salute: per questo, donare può significare anche compiere un periodico piccolo atto di "medicina preventiva"; la nostra legge, inoltre, assicura al lavoratore dipendente una giornata di riposo normalmente retribuita. Credenza molto diffusa, ma errata, è che la donazione possa essere un atto di terapia per l'ipertensione: la pressione arteriosa si abbassa sempre, leggermente e per breve tempo, dopo la donazione, ma ritorna rapidamente ai valori di partenza.

Esiste "commercio" nella filiera donazione-trasfusione?

Il Servizio trasfusionale nazionale è un'istituzione pubblica senza scopo di lucro, per cui in nessuna tappa della filiera che va dal donatore al ricevente si realizza un qualche guadagno da parte di chicchessia. Il sangue donato – volontariamente, gratuitamente e in modo anonimo – diventa da subito un bene pubblico, non più privato, da gestire con responsabilità e profondo rispetto; per tale motivo tutta l'attività del mondo trasfusionale è basata su severi principi etici, ai quali tuttavia si aggiunge anche il principio economico della copertura dei costi (personale, materiale d'uso, locali, attrezzature, laboratori, trasporto, ricerca e sviluppo ecc.). Ciò significa che solo le spese effettive legate alla preparazione dei presidi trasfusionali vengono addebitate agli Enti ospedalieri richiedenti: a ben guardare, però, si tratta solo di uno "storno di fondi" fra Enti pubblici...

I rapporti con l'industria per la preparazione di emoderivati "salvavita" a partire dal plasma donato sono regolati da oculati contratti fra Regioni e industrie specializzate.

Dove rivolgersi per diventare donatore?

Presso i principali ospedali della propria città o di città vicine esistono strutture trasfusionali che possono essere – a seconda del numero e del tipo delle funzioni – Servizi trasfusionali, Centri trasfusionali o semplici Unità di raccolta. Qui ciascuno può recarsi per richiedere le informazioni basilari per diventare donatore e anche, se si verificano tutte le necessarie condizioni, accedere subito alla prima donazione.

Il candidato donatore può rivolgersi anche alle sedi locali, periferiche, delle associazioni di donatori di sangue (AVIS, FIDAS, FRATRES, CRI) e alle Unità di raccolta fisse o mobili (autoemoteche) da esse gestite secondo un calendario programmato.

Chi può donare sangue?

I requisiti fisici per l'accettazione del candidato donatore sono: età tra i 18 e i 65 anni (60 per la prima donazione), peso superiore ai 50 kg, buona salute generale, pressione arteriosa non inferiore a 110/60 e non superiore a 180/100, emoglobina di almeno 13,5 g/dl per gli uomini e 12,5 g/dl per le donne (valori che per la plasmaferesi scendono rispettivamente a 12,5 e 11,5 g/dl), frequenza e ritmo cardiaci normali. A questi requisiti devono essere aggiunti quelli morali e civici, come la responsabilità, la gratuità, la volontarietà, l'anonimato, la volontà di donare periodicamente. I cittadini che possiedono questi requisiti dovrebbero tutti – e non solo potrebbero – donare sangue.

Chi non può donare sangue?

Va anzitutto precisato che l'impossibilità e la non opportunità – quindi l'esclusione – a donare sangue può essere permanente o temporanea, sempre allo scopo di proteggere la salute del donatore e/o del ricevente. Il Decreto ministeriale del 3 marzo 2005, aggiornato nel 2009, riporta un elenco dettagliato di tutte le cause di esclusione che in questa sede, ovviamente, possono essere solo accennate per sommi capi:

- *esclusione permanente*: si tratta in genere di gravi malattie a carico dei vari organi e apparati (cardiovascolare, respiratorio, digerente, renale, nervoso), malattie genetiche, infettive (virali, batteriche e parassitarie), malattie metaboliche, autoimmuni, tumorali; si tratta anche di stili di vita non idonei (alcolismo, comportamenti sessuali a rischio, assunzione di stupefacenti – specialmente per via endovenosa o intramuscolare – e di medicamenti non prescritti dal medico come terapia);

• *esclusione temporanea*: cause fisiologiche di esclusione temporanea riguardano in genere la donna e sono il periodo mestruale, la gravidanza, il puerperio (1 anno; 6 mesi dopo un aborto spontaneo o provocato). Tra le cause patologiche sono annoverate le più diverse malattie virali, batteriche e parassitarie, dalla banale influenza alla malaria, e vengono indicati gli intervalli in giorni, mesi o anni dall'avvenuta guarigione clinica alla possibile donazione; lo stesso vale per interventi chirurgici di maggiore o minore entità, vaccinazioni, terapie mediche od odontoiatriche, allergie, viaggi in zone endemiche per malattie tropicali o in Paesi sede attuale di epidemie ecc.

A questo riguardo le domande più frequenti (sono affetto dalla tale malattia; posso donare? Prendo la tale medicina; posso donare?) non vengono riportate, con relative risposte, in questa sede, tanto possono essere numerose. È al medico trasfusionista responsabile della selezione dei candidati-donatori che spetta il giudizio – caso per caso, situazione per situazione, talora con l'ausilio di ulteriori esami o di colleghi specialisti – di escludere o di ammettere alla donazione o di indicare la durata dell'intervallo di sospensione dalla stessa.

Chi pratica sport o fa culturismo può donare sangue?

In linea di massima è opportuno rinunciare ad attività sportive ad alto livello o a fini agonistici per qualche giorno dopo la donazione, così come conviene concedere all'organismo qualche giorno di riposo anche prima della donazione. Per ogni altra attività sportiva non agonistica basta adattarne la durata e l'intensità, dopo la donazione, in base alle proprie capacità fisiche, che possono risultare leggermente ridotte per breve tempo. Anche chi pratica culturismo fisico può donare sangue, purché – come espressamente recita la legge – non faccia uso non prescritto di steroidi od ormoni, o altri medicamenti, al solo scopo di aumentare la massa muscolare o di accrescere la capacità di assorbire ossigeno: perciò, anche il fenomeno del *doping* sportivo esclude dalla donazione.

Quali sono le malattie trasmissibili con il sangue?

Con la trasfusione di sangue, di emocomponenti e di emoderivati si possono trasmettere malattie anche molto gravi, mediante passaggio al ricevente di microrganismi quali virus, batteri e protozoi. Tra le malattie più importanti sono da segnalare le epatiti B e C, l'epatite da citomegalovirus, l'AIDS, la sifilide, la malaria e altre malattie tropicali ed esantematiche. Nonostante l'alta sensibilità e specificità degli esami a cui viene sottoposto il sangue donato, non si è ancora giunti al "rischio zero", poiché esiste sempre un piccolo intervallo di tempo, dopo il momento infettante, in cui il virus non è rilevabile dai test di laboratorio: è il cosiddetto *periodo di finestra diagnostica*.

Qual è il percorso pre-donazione?

L'iter che condurrà il candidato donatore alla donazione consta di varie tappe:
• *registrazione* dei propri dati anagrafici, che è protetta da severe norme sulla riservatezza e consentirà la stampa di una scheda di donazione;

- compilazione, dopo attenta lettura, di un *questionario* che verrà valutato in seguito con il medico: è un atto che deve essere compiuto con profondo senso di responsabilità e con assoluta veridicità;
- *determinazione dell'emoglobina*, in genere per puntura del polpastrello, per verificare che la sua concentrazione sia nell'ambito di normalità;
- *colloquio-visita medica* allo scopo di accertare il possesso dei requisiti fisici per accedere alla donazione;
- firma del modulo per il *consenso informato* alla donazione e al trattamento dei dati personali: è la dichiarazione della libera volontà del candidato di effettuare la donazione, una volta entrato in possesso di tutte le informazioni necessarie. Prima di firmare il suo consenso, il candidato può anche– in base alle informazioni ricevute (specialmente nel colloquio riservato con il medico) – scegliere la propria "autoesclusione".

Quali procedure e tipi di donazione si possono fare?

Va anzitutto detto che, quale che sia il tipo di donazione da effettuare, vengono sempre impiegati materiali in plastica, sterili e monouso (compresi gli aghi), oltre che sistemi automatici per controllare la quantità del prodotto donato e la durata del procedimento. Inoltre, tutte le procedure di prelievo si svolgono sotto la continua sorveglianza e la responsabilità di personale sanitario specificamente formato e competente.

Fondamentalmente le donazioni sono di due tipi (con qualche sottotipo):
- *donazione di sangue intero* (quantità: 450 ml ± 10%; durata 5-10 min): si dona il sangue così come circola nelle vene; in seguito, per centrifugazione, viene di solito separato nei tre emocomponenti principali: globuli rossi (concentrati), piastrine (concentrate), plasma;
- *donazione di emocomponenti per aferesi* (durata 50-60 min): *aferesi* vuol dire separazione, asportazione di questo o di quell'emocomponente dal sangue del donatore con contemporanea restituzione degli altri emocomponenti al donatore stesso; la donazione per aferesi viene effettuata mediante l'uso di sofisticati apparecchi detti appunto "separatori cellulari", capaci di separare dal sangue del donatore, che scorre nel sistema, l'emocomponente desiderato in quantità terapeuticamente più efficaci. Le aferesi più comuni sono quelle di plasma in quantità di 500-600 ml (e si parla allora di *plasmaferesi*) o di piastrine in quantità di 150-200 ml (*piastrinoaferesi*). Esistono inoltre altri tipi di aferesi: *plasmapiastrinaferesi* (plasma + piastrine); *leucaferesi* (globuli bianchi); *eritroaferesi* (globuli rossi); *eritropiastrinaferesi* (globuli rossi + piastrine); *eritroplasmaferesi* (globuli rossi + plasma), *eritroplasmapiastrinoaferesi* (globuli rossi + plasma + piastrine), *staminoaferesi* (cellule staminali) ecc.

Si sente dare diverse qualifiche alla donazione di sangue: che cosa significano?

Le qualifiche essenziali per una donazione modernamente intesa sono quelle specificate dalla vigente Legge trasfusionale (n. 219/2005): *volontaria, anonima, gratuita, responsabile, periodica*. Il loro significato è ben comprensibile a tutti. Va solo spiegato che per *donazione periodica* si intende quella effettuata *almeno* ogni 2 anni, ma *preferibilmente* più di una volta all'anno (al massimo 4 volte per gli uomini e 2 per le donne in età fertile): è la donazione che offre la maggiore garanzia di sicurezza per i ripetuti controlli medici e laboratoristici del donatore; a essa si contrappone la *donazione occasionale*, che è quella eseguita *una tantum*, non iscritta in un responsabile programma donazionale. La *donazione autologa* è una donazione fatta per se stessi, ma non deve essere intesa in senso grettamente egoistico. Infatti, per determinati interventi programmati, se le condizioni dell'operando lo permettono, si possono porre in "predeposito" fino a 4 unità di sangue prelevate al paziente nei giorni prima dell'intervento, che vengono poi usate durante lo stesso: è un metodo che consente un risparmio di sangue da donatore e la massima sicurezza. Qualche Servizio trasfusionale adotta a scopo di reclutamento di nuovi donatori e, ancora, per motivi di sicurezza la *donazione differita*, cioè una donazione che viene effettuata dopo il risultato favorevole di tutta una serie di esami laboratoristici eseguiti in precedenza. *Donazione multipla* (o *multicomponent*) è la donazione per aferesi in cui si donano emocomponenti come il plasma e/o le piastrine in aggiunta ai globuli rossi e in varia associazione tra loro. *Donazione doppia* è l'ottenimento dal donatore di due concentrati di globuli rossi durante la stessa seduta: viene eseguita eccezionalmente e seguendo precauzioni aggiuntive a protezione del donatore. La *donazione dedicata* è quella fatta, per motivi invero non sempre nobili, soltanto per un determinato malato, mai per altri (almeno nella volontà del donatore): è un tipo di donazione fortunatamente caduto in disuso.

C'è anche un percorso post-donazione da seguire?

No, se si esclude il piccolo ristoro che la struttura trasfusionale deve offrire al donatore, il quale – è bene ricordarlo – si è presentato digiuno per fare il suo dono. Ci sono piuttosto consigli da seguire e precauzioni generiche da prendere, quali concedersi un piccolo intervallo di relax specialmente prima di mettersi al volante di un'auto o di uno scooter, non intraprendere lunghi viaggi alla guida, non fumare per un po' di tempo, bere abbondantemente (ma non alcolici), evitare attività fisiche intense come allenamenti o esercizi in palestra, oppure lavori particolarmente impegnativi.

Qual è il destino del sangue e/o plasma donato?

Il sangue/plasma donato viene subito immagazzinato e conservato a opportune temperature. Dopo 24-48 ore – una volta eseguiti gli esami di legge atti a garantirne la sicurezza – è pronto per essere trasfuso. Dal sangue intero, per separazione mediante centrifugazione, si possono ottenere tre emocomponenti: concentrato di globuli rossi, concentrato di piastrine e plasma. I vari emocomponenti vengono conservati a diverse temperature e per diversi intervalli di tempo massimi: il sangue intero e/o i concentrati di globuli rossi in frigoemoteca a 4 °C per un massimo di 42 giorni; il plasma (da sangue intero o da aferesi) in congelatori a – 80 o a – 30 °C per un massimo di 12 mesi; i concen-

trati di piastrine (da sangue intero o aferesi) a temperatura ambiente in continuo movimento su piatti oscillanti o su griglie ruotanti per soli 5 giorni.

Quanto al destino finale del dono, che è la trasfusione a scopo terapeutico,
tenuto presente che la trasfusione è essenzialmente una terapia sostitutiva –
tendente cioè a sostituire nell'organismo ciò che è venuto a mancare con danno
più o meno grave della salute – le indicazioni alla trasfusione del san-
gue/plasma donato sono, per sommi capi, le seguenti:

sangue intero: mancano indicazioni vere e proprie all'uso di sangue intero
– che infatti viene separato in alta percentuale – a meno che non si tratti di sangue autologo per autotrasfusione;

concentrati di globuli rossi: vengono impiegati in tutte le forme di anemia
congenita (per esempio, talassemie) o acquisita (quasi tutte le malattie del sangue o emopatie). Nelle emorragie massive vengono trasfusi insieme a plasma
e concentrati di piastrine;

concentrati di piastrine: vengono impiegati per ridurre le emorragie in soggetti affetti da gravi forme di piastrinopenia (mancanza di piastrine), come
quelle che si verificano nei pazienti con emopatie o che vengono sottoposti a
cicli di chemioterapia;

plasma: le unità di plasma da separazione del sangue intero, o anche da aferesi, vengono utilizzate in caso di shock emorragico (per ricostituire la massa
circolante), di carenze di proteine o di deficit di fattori della coagulazione.
Tuttavia, l'impiego più utile del plasma è quello di essere avviato all'industria
per la preparazione di emoderivati, cioè concentrati di proteine plasmatiche
quali l'albumina, le gamma-globuline e alcuni fattori della coagulazione (VIII,
IX, complesso protrombinico ecc.). I prodotti finali – per la loro grande importanza terapeutica – sono anche detti "farmaci salvavita".

Il donatore viene informato dell'esito degli esami eseguiti sul suo dono?

Certamente. Tutti gli esami di laboratorio e/o strumentali (come l'elettrocar-
diogramma, la radiografia del torace ecc.) effettuati in occasione della donazione vengono valutati dal medico della struttura trasfusionale e il loro esito
viene comunicato al donatore. Nel caso in cui gli esami risultino positivi per
una malattia infettiva trasmissibile con il sangue (epatite B o C, AIDS ecc.), il
donatore viene richiamato per accertamenti e nuovi esami di conferma. Il
destino del dono dipenderà dal risultato finale di tutti questi esami: avvio all'u-
so clinico o eliminazione.

È importante rimarcare che tutti i dati dei test eseguiti sono trattati con la
massima riservatezza e che il donatore risultato positivo viene indirizzato ai
reparti specialistici più idonei al suo caso.

C'è movimento di sangue da e per l'estero?

Sì, c'è un importante movimento di sangue (specialmente concentrati di globuli rossi e plasma) e di emoderivati (albumina, gamma-globuline e fattori
della coagulazione) fra i diversi Paesi. In caso di necessità (calamità naturali,
guerre ecc.), unità di sangue presenti in eccedenza possono essere inviate al di

fuori dell'Italia. Viceversa, il nostro Paese dipende fortemente dall'estero per quanto riguarda gli emoderivati.

A ben guardare, si può affermare che, oltre ai medici, anche i donatori sono oggi "senza frontiere" poiché, senza spostarsi fisicamente, rendono disponibile il loro dono anche per i Paesi più lontani.

Ci sono differenze nel sangue di persone di razze diverse?

È doveroso affermare che anche in biologia e medicina esiste una sola razza: quella umana. Le differenze fra le varie "stirpi" umane sono semmai di ordine culturale, linguistico, religioso e mai riguardano il sangue. Possono esservi solo variazioni nella percentuale dei diversi fenotipi (cioè gruppi) nell'ambito dei sistemi AB0, Rh, Kell, Duffy ecc., ma sono differenze che si notano anche nei diversi gruppi etnici della stessa popolazione (caucasica, africana, asiatica, indoamericana ecc.).

Perciò l'unica vera e importante differenza di cui dobbiamo sempre tenere conto è quella tra sangue sano, sicuro, e sangue cosiddetto "infetto", cioè apportatore di malattie.

Possono donare sangue gli immigrati venuti in Italia da tanti diversi Paesi?

Già da diversi anni questo problema viene dibattuto e coinvolge tutto il Sistema trasfusionale nazionale, le associazioni di donatori e la SIMTI (Società Italiana di Medicina Trasfusionale e Immunoematologia). È un problema complesso che interessa in primo luogo sociologi, linguisti, operatori e mediatori culturali, perché con gli immigrati che si candidano alla donazione occorrerebbe anzitutto discutere su concetti importanti non sempre propri della loro cultura oppure del tutto ignoti: concetti quali il dono modernamente inteso (per estranei, anonimo, gratuito, volontario, responsabile), il rischio nei rapporti sessuali, il "periodo finestra", la riservatezza dei dati, le motivazioni profonde ecc.

Per l'accesso degli immigrati alla donazione non vi sono precise disposizioni di legge, se non quella, assai generica, che riguarda i viaggiatori internazionali, per i quali è prevista una sospensione di tre mesi dal rientro da zone endemiche per malattie tropicali, senza fare distinzione – come sarebbe doveroso – fra viaggiatori per turismo, o anche per lavoro, che soggiornano in alberghi e villaggi turistici all'"occidentale", e persone come missionari, volontari e operatori di organizzazioni non governative (ONG) che vivono nelle stesse condizioni dei nativi.

Per gli immigrati candidati donatori, cioè per la valutazione della loro idoneità al dono di sangue, la SIMTI ha proposto alcuni pre-requisiti generali:
- regolare residenza in Italia da almeno 2 anni;
- regolare iscrizione al Servizio Sanitario Nazionale e possesso del codice fiscale;
- padronanza della lingua italiana;
- accurata anamnesi familiare (tipo di convivenza, ereditarietà ecc.);
- conoscenza del Paese di provenienza e di eventuali rientri periodici in patria.

La stessa SIMTI ha inoltre preparato dei sussidi a uso dei medici per la selezione sia di viaggiatori internazionali sia di immigrati:

- appositi questionari;
- tabella dei Paesi del mondo, classificati in tropicali, non tropicali o subtropicali;
- schede delle malattie infettive tropicali e non tropicali per una corretta diagnosi;
- carte geografiche per un'immediata identificazione visiva delle zone con una determinata endemia, specie malarica. La SIMTI raccomanda anche, sempre ai fini di un'accurata selezione, il ricorso alla collaborazione di medici infettivologi e neurologi, oltre che a esami supplementari laboratoristici e strumentali.

Da quanto detto si evince la grande complessità del problema e la necessità di disporre quanto prima di norme precise e scientificamente corrette per tutto il territorio nazionale, oltre che di un particolare impegno delle associazioni di donatori, più direttamente impegnate sul territorio.

Che cos'è la Fratres?

La "Fratres Donatori di Sangue" è un'associazione nata nel 1950 in Toscana dall'antichissimo ceppo della Misericordia; in questo lasso di tempo si è notevolmente sviluppata, specialmente nel Centro-Sud e in Sicilia. Suoi membri sono i Gruppi "Fratres" che nascono a gettito pressoché continuo – attualmente sono oltre 650 – presso sedi di Misericordia e/o Parrocchie. Infatti, essa è un'associazione di dichiarata ispirazione cristiana, come anche il suo nome dimostra: *fratres*, fratelli. Questa sua precisa connotazione non è – né può essere – fonte di discriminazione alcuna, poiché un credente vede nel suo prossimo malato, sofferente e comunque bisognoso – chiunque sia – il Cristo medesimo che egli segue e adora. Attualmente nei suoi Gruppi la "Fratres" inizia a registrare la presenza e la fedele partecipazione di donatori centro- e sudamericani, albanesi ed europei dell'est, africani, mediorientali, asiatici.

In fondo, la donazione-trasfusione di sangue non è forse la forma più concreta e reale di... integrazione?

Parte II

La donazione di midollo osseo

La situazione attuale della donazione di midollo osseo

Paola De Angelis, Loredana Ranni

Introduzione

In tutte le malattie del midollo osseo, che siano di natura neoplastica (come leucemie acute e croniche, mieloma, mielodisplasie), non neoplastica (aplasia midollare) o congenita (talassemia, drepanocitosi, anemia di Fanconi), il difetto di base colpisce sempre la cellula staminale emopoietica. Come è noto, le proprietà fondamentali di tale cellula sono da un lato maturare nel microambiente midollare e dare origine alle tre linee cellulari normali (globuli rossi, globuli bianchi, piastrine), e dall'altro rigenerare se stessa mantenendo così il sistema sempre attivo. Altra importantissima funzione della cellula staminale emopoietica (che riveste un ruolo fondamentale nel trapianto di midollo osseo) è "commissionare" il sistema immunitario dell'individuo. Come per ogni altro tipo di trapianto, quello di midollo osseo ha l'obiettivo di sostituire un organo malato, anche se – in questo caso – non si tratta di un organo ma di un tessuto con la caratteristica di essere distribuito in tutte le ossa sedi di midollo emopoietico; il trapianto ha dunque l'obiettivo di sostituire la cellula staminale malata del paziente.

Il trapianto allogenico

Nel trapianto allogenico sono utilizzate cellule staminali di un donatore sano (consanguineo o non consanguineo) per sostituire quelle malate del paziente. Nel trapianto singenico, invece, il donatore è un gemello monozigote del paziente e nel trapianto autologo, infine, sono le cellule staminali stesse del paziente – precedentemente raccolte, selezionate e criopreservate – a essergli reinfuse.

P. De Angelis, L. Ranni (✉)
ADMO Federazione Italiana Onlus
e-mail: admo@admo.it

G. Castelnuovo, R. Menici, M. Fedi, *La donazione in Italia,*
© Springer-Verlag Italia 2011

Sebbene i primi tentativi di trapianto risalgano alla fine dell'800, la moderna trapiantologia – per quanto concerne il midollo osseo – ha preso il via e si è rapidamente sviluppata all'inizio degli anni '60 del secolo scorso grazie all'identificazione e alla tipizzazione dei geni HLA (*Human Leukocyte Antigen*), che costituiscono il complesso maggiore di istocompatibilità nell'uomo: sono strettamente riuniti sul cromosoma 6 ed ereditati come aplotipo. Due fratelli hanno pertanto una probabilità su quattro di essere HLA-identici.

Le prime applicazioni cliniche di trapianto allogenico furono avviate a Seattle, negli Stati Uniti, dal professor Edward Donnall Thomas (Premio Nobel per la Medicina nel 1990) e proprio tali esperienze hanno dato un impulso enorme all'ematologia, in generale, nel mondo intero, tanto che oggi il trapianto di midollo osseo è ritenuto parte integrante – e in molti casi insostituibile – della cura di emopatie altrimenti mortali: quanto più la terapia trapiantologica è precoce e le condizioni cliniche del paziente sono buone, tanto più i risultati sono positivi e portano alla guarigione definitiva.

Fattori che influiscono sulla guarigione e sulla sopravvivenza del paziente

I fattori che incidono sulla guarigione e sulla sopravvivenza del paziente sottoposto a trapianto di midollo osseo sono molti. Tra i più importanti vi sono l'età del ricevente e del donatore, il tipo e lo stadio della malattia di base, la sorgente di cellule staminali, la presenza di comorbilità nel ricevente e, fattore fondamentale, il grado di compatibilità: paziente e donatore devono essere geneticamente simili, ossia è necessario che condividano gli antigeni di istocompatibilità HLA. La valutazione del grado di compatibilità è eseguita mediante un esame, chiamato *tipizzazione HLA*, con il quale si studiano le caratteristiche genetiche del donatore e del ricevente. Per la tipizzazione è sufficiente un semplice prelievo di sangue, che mette a disposizione le cellule su cui vengono poi effettuate le analisi di laboratorio volte a identificare i geni HLA.

Statisticamente, su 100 pazienti idonei al trapianto di midollo osseo soltanto 30 dispongono di un donatore familiare compatibile e possono dunque essere sottoposti a trapianto nelle migliori condizioni possibili dal punto di vista immunologico. Sul piano pratico, questo dato si traduce nel fatto che ogni anno, in Italia, circa 1500 pazienti – molti dei quali bambini – hanno necessità di essere sottoposti a trapianto e non dispongono di un donatore geneticamente idoneo.

Proprio tale constatazione ha spinto gli ematologi, negli anni, a cercare il donatore al di fuori dell'ambito familiare: i risultati soddisfacenti, ottenuti con il ricorso a donatori non consanguinei, nonostante l'estrema difficoltà a reperirli, hanno portato al fiorire in tutto il mondo dei Registri nazionali di potenziali donatori di midollo, vere e proprie banche dati che, collegate tra loro in una rete internazionale, rendono accessibile al singolo paziente un *pool* di donatori estremamente ampio.

L'organizzazione della donazione di midollo osseo in Italia

Paola De Angelis, Nicoletta Sacchi

Inquadramento storico

La data ufficiale di nascita del Registro italiano dei donatori di midollo osseo (*Italian Bone Marrow Donor Registry*, IBMDR) risale al luglio del 1989, quando l'Ente ospedaliero Galliera di Genova delibera l'istituzione di un Registro dietro specifica richiesta del primario del servizio trasfusionale, il professor Giorgio Reali. All'epoca, il dottor Mario Barbanti, che dirige il laboratorio di istocompatibilità annesso al servizio trasfusionale, è impegnato nello studio e nella messa a punto di un programma informatico per raccogliere le caratteristiche genetiche HLA (*Human Leukocyte Antigen*) di soggetti tipizzati a favore di consanguinei. A Genova, infatti, presso la divisione di ematologia del Policlinico San Martino – diretta dal professor Alberto Marmont Du Haut Champ – intorno alla fine degli anni '70, per la prima volta in Italia – erano stati eseguiti trapianti di midollo osseo tra fratelli e il laboratorio di istocompatibilità del Galliera conduceva sui pazienti e sui loro familiari le tipizzazioni HLA (allora con metodiche basate su reazioni sierologiche antigene-anticorpo, poiché era totalmente sconosciuto il mondo della biologia molecolare). Presso quel laboratorio, dunque, vi era un discreto numero di tipizzazioni HLA di persone sane (i consanguinei dei pazienti) che erano state registrate in un archivio informatico. Nel 1988 il gruppo del professor Marmont, alla guida del dottor Andrea Bacigalupo, aveva eseguito il primo trapianto in Italia da donatore non consanguineo su una ragazzina di 14 anni affetta da leucemia, utilizzando le cellule midollari di una donatrice inglese iscritta presso il Registro Nolan di Londra che, in pratica, all'epoca rappresentava l'unico

P. De Angelis (✉)
ADMO Federazione Italiana Onlus
e-mail: admo@admo.it

N. Sacchi
IBMDR, Registro Italiano Donatori Midollo Osseo

G. Castelnuovo, R. Menici, M. Fedi, *La donazione in Italia,*
© Springer-Verlag Italia 2011

Registro del mondo. Proprio perché spinti dal senso di frustrazione per non poter eseguire il trapianto nella maggior parte dei pazienti, che nonostante l'estrema necessità non aveva un familiare compatibile, gli ematologi italiani sollecitarono il dottor Barbanti affinché ottenesse, dai soggetti registrati nel suo archivio dati, il consenso a essere disponibili per qualsiasi malato in attesa di trapianto, anche non familiare. E quelle 2.321 persone, che nel 1989 risposero positivamente, costituiscono il primo embrione dell'IBMDR.

La nascita dell'ADMO

Tale è lo scenario quando a Milano nasce l'Associazione Donatori Midollo Osseo (ADMO), una delle più avvincenti imprese degli italiani del recente fine secolo scorso. Viene infatti costituita nel 1990 per volontà di un gruppo di persone fortemente motivate ad avere, anche in Italia, una valida banca dati di donatori volontari, informando la popolazione sulla possibilità di combattere le leucemie e altre malattie del sangue attraverso la donazione e il trapianto di midollo osseo. Tra quelle persone vi sono soprattutto genitori che hanno perso i loro bambini e ragazzi per mancanza di un donatore compatibile. La grande collaborazione fra la componente medica e la componente "laica", oltre al grande rispetto dei ruoli, rappresenta la chiave di volta dell'organizzazione dell'ADMO, che oggi, con vent'anni di vita e di vite donate, a ragione può essere definita un successo. Le ragioni? Innanzitutto la semplicità degli obiettivi posti e la perseveranza nel perseguirli: all'avvio, ciò che risultava estremamente chiaro era che ogni istante perso rappresentava una vita preziosa che se ne andava, per cui l'obiettivo primario non poteva che essere il raggiungimento di un grande numero di potenziali donatori iscritti al Registro. Da subito, quindi, l'ADMO riveste un ruolo fondamentale di stimolo e coordinamento: fornisce agli interessati tutte le informazioni sulla donazione del midollo osseo e invia i potenziali donatori ai Centri trasfusionali del Servizio Sanitario Nazionale, presso i quali vengono sottoposti alla tipizzazione HLA, per poter poi inoltrare i dati ottenuti all'IBMDR.

Intanto, attraverso la Società Italiana di Medicina Trasfusionale e Immunoematologia (SIMTI) e l'Associazione di Immunogenetica e di Biologia dei Trapianti (AIBT), i responsabili dell'IBMDR pensano di condividere l'idea e distribuire ad altri laboratori di tipizzazione italiani il programma informatico per la gestione dei candidati donatori, con l'obiettivo di costituire un archivio nazionale. Per cui alla fine del 1990 sono diciassette i laboratori di tipizzazione (in genere associati a un servizio trasfusionale, con il compito di verificare l'idoneità del candidato donatore) che fungono da Centri donatori. Nel frattempo gli stessi responsabili pensano a trovare per il Registro una sede consona (sino ad allora rappresentata da una scrivania e un computer in un angolo del laboratorio di istocompatibilità) e a dotarla di personale attraverso supporti economici privati, elargiti da Fondazioni e, dal 1993 in poi, dalla Fondazione IBMDR composta dall'ADMO, dalla Nazionale Italiana Cantanti e dall'Ente ospedaliero Galliera. Ed è proprio tale Fondazione che permette al Registro di funzionare e svilupparsi, sino al riconoscimento ufficiale (e al conseguente finanziamento), arrivato solo parecchi anni dopo, con la Legge n. 52 del 6 marzo 2001.

Nel 1991 i pazienti in ricerca sono circa un centinaio, ascrivibili a una decina di Centri trapianti che decidono di interessarsi al trapianto da non consanguineo. E il piccolo Registro italiano (che chiude l'anno con oltre 10.000 iscritti, numero che allora pareva eccezionale) compie un altro passo fondamentale della sua storia: tra gli otto trapianti eseguiti, due donatori provengono dall'IBMDR. In quegli anni la probabilità di un soggetto di reperire in tempo utile un possibile donatore compatibile era inferiore al 7%, poiché i soggetti iscritti (in Italia e nel resto del mondo, dove iniziavano a sorgere altre organizzazioni simili all'IBMDR) erano comunque troppo pochi in relazione all'estrema variabilità del sistema HLA.

Comincia così la rincorsa verso un obiettivo che a quel tempo, in Italia, sembrava estremamente ambizioso: iscrivere 100.000 donatori. Il traguardo viene raggiunto nel corso del 1995, anno in cui giungono più di 50.000 potenziali donatori, soprattutto grazie alla capillare azione informativa dell'ADMO. L'Associazione, infatti, nel tempo è arrivata a coprire l'intero territorio nazionale, inizialmente grazie alla costituzione di ADMO regionali – associazioni autonome ma con uguale statuto e operanti sotto lo stesso marchio d'immagine, punto di riferimento per i Registri regionali, i Centri di prelievo e i Centri trapianti – in un secondo tempo riunitesi nella Federazione Italiana, coadiuvate da sezioni e gruppi locali.

Dopo soli due anni, alla fine del 1997, vengono raggiunti i 200.000 iscritti, ma poi i nuovi inserimenti diminuiscono progressivamente: bisogna aspettare il 2002, infatti, per superare la quota dei 300.000 potenziali donatori (Figg. 7.1 e 7.2).

Nel frattempo l'avvento della biologia molecolare nello studio dell'HLA e l'applicazione di protocolli trapiantologici sempre più evoluti (con criteri di compatibilità molto restrittivi per alcuni tipi di malattia), da un lato permettono di ottenere successi insperati nel trapianto da non consanguineo, dall'altro "raffinano" – e di conseguenza complicano – la ricerca del donatore compatibile.

La situazione attuale

Benché oggi sia possibile contare su oltre 330.000 donatori in Italia e su più di 12 milioni nel mondo, viene sottoposto a trapianto soltanto il 50-60% dei pazienti in attesa. Sono sempre di più, infatti, i pazienti che necessitano di un trapianto e i motivi di questo spaventoso incremento sono molteplici: in vent'anni sono aumentati i Centri trapianti italiani che applicano questo tipo di trattamento, così come risultano essere più numerose le patologie che possono beneficiare del trapianto (Fig. 7.3), per cui sono stati ampliati i criteri di idoneità per i pazienti. Negli anni '90 la ricerca poteva essere attivata solo per

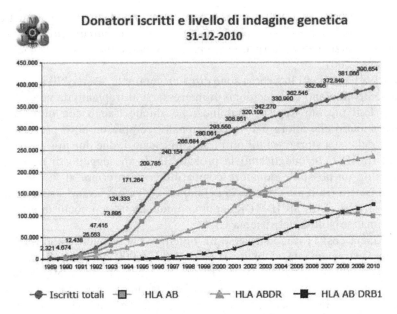

Fig. 7.1 Donatori iscritti nel Registro italiano dei donatori di midollo osseo (IBMDR) e livello di indagine genetica. Fonte: IBMDR, report di attività anno 2010

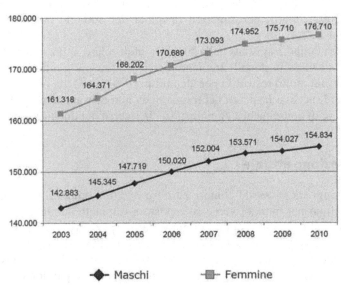

Fig. 7.2 Genere dei donatori. Fonte: IBMDR, report di attività anno 2010

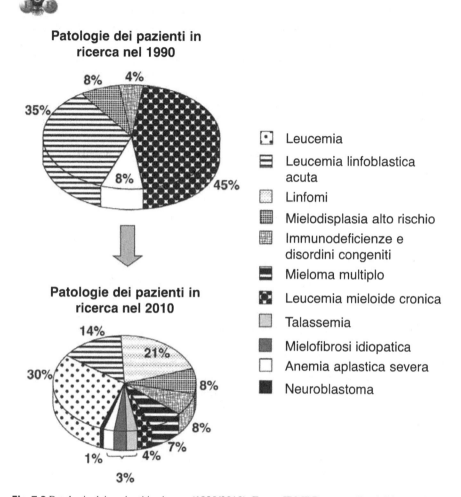

Patologie dei pazienti in ricerca nel 1990

Patologie dei pazienti in ricerca nel 2010

Leucemia

Leucemia linfoblastica acuta

Linfomi

Mielodisplasia alto rischio

Immunodeficienze e disordini congeniti

Mieloma multiplo

Leucemia mieloide cronica

Talassemia

Mielofibrosi idiopatica

Anemia aplastica severa

Neuroblastoma

Fig. 7.3 Patologie dei pazienti in ricerca (1990/2010). Fonte: IBMDR, report di attività anno 2010

pazienti al di sotto dei 40 anni di età e affetti da leucemia mieloide cronica, leucemia linfoblastica acuta o immunodeficienze. Oggi l'elenco delle patologie per cui il trattamento trova indicazione si è enormemente ampliato e il limite di età per i riceventi è stato portato a 70 anni: un'evoluzione possibile anche grazie all'applicazione di protocolli di trapianto meno aggressivi che, di contro, richiedono l'infusione di elevate dosi cellulari del donatore. Per questa ragione nel 2005 viene introdotta, anche in Italia, la raccolta di cellule staminali emopoietiche da sangue periferico, in aferesi dopo stimolazione con fattori di crescita, dopo aver valutato con la Commissione SIMTI l'assenza di rischi legati a questo tipo di donazione.

Nel 2007 ha luogo un altro evento fondamentale per tutta l'organizzazione che lavora al programma di trapianto di cellule staminali emopoietiche da non consanguineo: grazie all'accordo Stato-Regioni, l'IBMDR viene identificato come sportello unico, in Italia, per la ricerca di cellule da midollo, sangue periferico e cordone ombelicale. Si tratta di un intervento normativo che da un lato consente agli ematologi di avviare un'unica ricerca per identificare la fonte di cellule staminali più opportuna e idonea al trattamento del paziente, e dall'altro lato permette di regolamentare tutto il complesso meccanismo economico che sottende la ricerca di un donatore non consanguineo.

Il Registro, dunque, svolge il ruolo di vero e proprio *centro di coordinamento nazionale*, che ha le seguenti funzioni:
- cura e raccolta dei dati anagrafici e immunogenetici dei potenziali donatori di midollo osseo sul territorio nazionale;
- attuazione delle strategie finalizzate a tutelare l'anonimato e l'assoluta confidenzialità dei dati;
- distribuzione di strumenti informatici e telematici per la ricerca in tempo reale alle strutture sanitarie che collaborano al programma;
- mantenimento dei contatti con i Registri internazionali per rendere disponibile il maggior numero di donatori;
- collaborazione con organizzazioni quali l'*European Donor Secretariat* (EDS), l'*European Marrow Donor Information System* (EMDIS), l'*Europdonor*, la *World Marrow Donor Association* (WMDA) e il *National Marrow Donor Program* (NMDP) per raggiungere e uniformare i propri standard operativi a quelli mondiali;
- raccolta dei risultati dei trapianti allogenici eseguiti in Italia (di tutti i trapianti che coinvolgono pazienti o donatori italiani).

Inoltre, il Registro, per raggiungere gli scopi istituzionali:
- propone i protocolli operativi per tutte le fasi della ricerca;
- vaglia la completezza e la congruità agli standard stabiliti dalla Commissione consultiva delle richieste di ricerca;
- coordina e analizza rapidamente le richieste di ricerca;
- tiene informato il Centro trapianti o il Registro internazionale che ha attivato la ricerca sullo stato della stessa;
- richiede ed eventualmente sollecita le informazioni necessarie al proseguimento o alla sospensione della ricerca;
- funge da tramite per i pagamenti delle eventuali spese da sostenere o da esigere nei riguardi dei Registri internazionali.

ADMO Federazione Italiana, dal canto suo, è un'organizzazione senza scopo di lucro con personalità giuridica, che si occupa del coordinamento e dello scambio di informazioni fra le ADMO regionali e dei rapporti con gli organi centrali (assessorati, ministeri, Centro nazionale trapianti) e con l'estero (per esempio, attraverso l'Organizzazione Mondiale per l'Informazione sulla Donazione di Organi e Tessuti [OMIDOT], affiliata all'Organizzazione Mondiale della Sanità).

Prospettive future nella donazione di midollo osseo in Italia

8

Paola De Angelis, Nicoletta Sacchi

Il Registro italiano dei donatori di midollo osseo

Il Registro italiano dei donatori di midollo osseo è il terzo Registro in Europa in quanto a numero di volontari disponibili a donare le loro cellule staminali emopoietiche. Per molti pazienti la generosità dei donatori italiani ha rappresentato la guarigione da una malattia spesso mortale, con la possibilità di ricostruirsi una vita: ecco perché è fondamentale sensibilizzare tutti, ma soprattutto i giovani, alla cultura della donazione, promuovendo l'iscrizione al Registro per mantenere e ampliare il numero dei potenziali donatori italiani. Purtroppo, però, da qualche anno si registra un costante decremento nel numero di nuovi iscritti, che a malapena riescono a compensare il numero dei dimessi. Circa il 75-80% dei soggetti in uscita dal Registro risulta non più idoneo alla donazione per raggiunti limiti di età (55 anni) e i nuovi inserimenti non riescono a reintegrare le dimissioni, determinando quindi un bilancio in passivo.

La ricerca di nuovi volontari

Per questa ragione l'Associazione Donatori Midollo Osseo (ADMO), l'*Italian Bone Marrow Donor Registry* (IBMDR) e i Registri regionali sono estremamente attenti al problema della scarsità di adesioni e cercano di identificare efficaci strategie per trovare sempre nuovi volontari da iscrivere al Registro italiano. Proprio recentemente la collaborazione fra l'Associazione e il Registro italiano ha attivato il progetto "Cerca il tuo sostituto": a ogni dona-

P. De Angelis (✉)
ADMO Federazione Italiana Onlus
e-mail: admo@admo.it

N. Sacchi
IBMDR, Registro Italiano Donatori Midollo Osseo

G. Castelnuovo, R. Menici, M. Fedi, *La donazione in Italia,*
© Springer-Verlag Italia 2011

tore dimesso per raggiunti limiti di età viene chiesto di presentare un nuovo potenziale donatore e di promuovere il programma di donazione del midollo osseo con altre persone.

Praticamente, a ogni donatore che compie 55 anni di età vengono inviati una lettera e un dépliant informativo sulla donazione e il trapianto di midollo osseo, con l'indicazione di tutte le sedi regionali ADMO di riferimento. Nella lettera viene espresso il ringraziamento per la disponibilità mostrata negli anni trascorsi da donatore attivo e si invita la persona sensibilizzare qualcun altro (figli, parenti, amici, colleghi) affinché prenda il suo posto nel Registro. Il donatore dimesso, pur non potendo più essere un potenziale donatore di cellule staminali emopoietiche, può continuare così a essere donatore di sensibilità e umanità, rendendosi disponibile a condividere la cultura della donazione e sacrificando un po' del proprio tempo per informare altri su che cosa sia il dono di una parte di sé.

La speranza è di riuscire ad arginare, almeno in parte, la perdita di volontari iscritti e a mantenere le attuali potenzialità del Registro italiano.

FAQ

9

a cura di ADMO Federazione Italiana Onlus

Il midollo osseo e le cellule staminali emopoietiche

Perché sono importanti le cellule staminali emopoietiche del midollo osseo?

Perché producono tutte le cellule del sangue e molte altre cellule accessorie o di sostegno; ripristinano la produzione del sangue in caso di insufficienza midollare (aplasia); sostituiscono il midollo in caso di leucemia, linfoma, mieloma, talassemia; possono produrre enzimi carenti in caso di malattie genetiche; consentono l'impiego di dosi elevate di chemio-radioterapia nella terapia dei tumori in genere, trattamenti che hanno come effetto collaterale, tra l'altro, la distruzione delle cellule midollari.

Le cellule staminali del midollo osseo rivestono inoltre un ruolo chiave non soltanto nell'emopoiesi, ma anche nella rigenerazione di altri organi e tessuti, rendendo possibile un'alternativa all'utilizzo delle cellule staminali embrionali nella ricerca di una terapia per tutte quelle malattie che danneggiano organi e tessuti, come il diabete e la fibrosi cistica.

Che cosa sono le cellule staminali emopoietiche?

La cellula staminale emopoietica è una cellula non ancora differenziata, pluripotente, capostipite di tutti gli elementi fondamentali del sangue: globuli rossi, globuli bianchi e piastrine. Si tratta di un tipo di cellula in grado di proliferare mantenendo intatta la potenzialità di replicarsi. In altri termini, è capace di riprodurre se stessa e, contemporaneamente, produrre cellule figlie che, attraverso successivi processi di differenziazione e maturazione, daranno origine agli elementi maturi. Proprio per questa caratteristica le cellule staminali emopoietiche o CSE esplicano e mantengono la loro funzione per tutta la vita.

ADMO Federazione Italiana Onlus (✉)
e-mail: admo@admo.it

G. Castelnuovo, R. Menici, M. Fedi, *La donazione in Italia,*
© Springer-Verlag Italia 2011

Riflettendo sul fatto che il fabbisogno giornaliero di "cellule figlie" è di 10^{11}-10^{12} cellule (100.000.000.000-1.000.000.000.000), è facile comprendere il potenziale proliferativo delle CSE.

Che cos'è il midollo osseo utilizzato per il trapianto?

Innanzitutto il midollo osseo non è il midollo spinale. Il midollo osseo utilizzato per il trapianto (tecnicamente definito midollo emopoietico) si presenta alla vista come sangue. Il midollo osseo ha il compito di formare nuove cellule sanguigne (globuli rossi, globuli bianchi, piastrine) in sostituzione di quelle che muoiono naturalmente e terminano la loro funzione (emopoiesi). Un globulo rosso ha una vita media di 120 giorni.

L'emopoiesi si realizza a partire da un unico tipo di cellula (cellula staminale emopoietica) all'interno del midollo osseo, che è presente in vari segmenti scheletrici: coste, sterno, ossa del bacino, scapole, cranio ed estremità prossimali dell'omero e del femore.

Nelle malattie del sangue, come in alcune forme di leucemia, il midollo osseo perde questa funzione emopoietica.

Il trapianto

A che cosa serve il trapianto di cellule staminali emopoietiche?

Per "trapianto di cellule staminali emopoietiche" si intende una procedura complessa impiegata prevalentemente - ma non solo - per curare leucemie e linfomi. Le cellule staminali si possono ottenere dal midollo e anche dal sangue periferico, dopo un'opportuna preparazione, o dal sangue di cordone ombelicale.

Le indicazioni al trapianto di CSE comprendono le leucemie acute, le leucemie croniche, le forme di insufficienza midollare, le talassemie, i linfomi di Hodgkin, i linfomi non Hodgkin, il mieloma, altre malattie mieloproliferative croniche, alcuni tumori solidi (in particolare il tumore della mammella), numerose malattie genetiche e, di recente indicazione, anche alcune malattie autoimmuni.

In che cosa consiste l'operazione di trapianto?

Per la maggior parte delle persone il termine "trapianto" evoca l'immagine di lettini operatori e ferri chirurgici. In realtà, per il paziente la procedura si svolge in due fasi distinte:

• trattamento chemioterapico e/o radioterapico, con lo scopo di distruggere tutte le cellule midollari del paziente stesso (in primo luogo, ovviamente, anche quelle malate);

• somministrazione, mediante trasfusione, del midollo osseo prelevato dal donatore (trapianto allogenico) o dal paziente stesso (trapianto autologo).

Le CSE presenti nel midollo osseo donato riescono a trovare da sole la strada per raggiungere la collocazione che compete loro per "iniziare a lavorare".

Recentissima è l'applicazione di un nuovo protocollo trapiantologico in cui le CSE del donatore (spesso da sangue cordonale, quindi in quantità ridotta) sono immesse direttamente nella loro sede naturale, cioè iniettate all'interno dell'osso. In un periodo variabile tra 1 e 2 settimane dopo il trapianto si iniziano a vedere i primi risultati con la comparsa, nella circolazione sanguigna, prima di alcuni globuli bianchi con le caratteristiche nuove del donatore e, successivamente, delle altre cellule del sangue (globuli rossi e piastrine).

Il trapianto di cellule staminali emopoietiche può essere allogenico o autologo. Quali sono le differenze?

Il trapianto può essere eseguito con cellule staminali prelevate da un familiare (trapianto allogenico da familiare), da un non consanguineo (trapianto allogenico da volontario non apparentato) o dal paziente stesso (trapianto autologo). Il trapianto autologo, detto anche autotrapianto, è ormai entrato nella pratica clinica corrente per il trattamento di molte malattie, sia ematologiche sia non ematologiche: consiste nella reinfusione al paziente del proprio midollo prelevato in un momento favorevole della malattia (per esempio, dopo una remissione clinica in corso di leucemia) e conservato congelato, in genere in azoto liquido (a −196 °C).

Chiaramente, nel trapianto autologo non esistono problemi immunologici, quindi non interviene né il pericolo di rigetto o di non attecchimento (peraltro assai raro anche nel trapianto allogenico se si rispettano i criteri di compatibilità), né la temibile "malattia del trapianto contro l'ospite" o GvHD (*graft-versus-host disease*), molto più comune. Di contro, però, è più frequente la ricaduta della malattia.

Il donatore

Come si fa a diventare donatori di midollo osseo?

Per diventare donatori di midollo osseo è necessario presentarsi, senza impegnativa medica, presso un Centro donatori che aderisce al progetto, per sottoporsi al prelievo di un campione di sangue (come per una normale analisi). Il Centro donatori fa firmare al volontario l'adesione al Registro italiano donatori di midollo osseo (*Italian Bone Marrow Donor Registry*, IBMDR). I risultati delle analisi sono poi inseriti in un archivio elettronico gestito a livello regionale e a livello nazionale. In seguito al riscontro di una prima compatibilità con un paziente, il donatore viene chiamato per ulteriori prelievi, sempre di sangue, per definire ancora meglio il livello di compatibilità.

A questo punto entra anche in gioco la serietà del donatore: l'adesione iniziale firmata in corrispondenza del primo prelievo ha solo valore morale e, fino all'ultimo, il potenziale donatore può ritirarsi (con quali conseguenze, per tutti coloro che si sono impegnati sul programma e per le speranze del paziente e dei suoi familiari, è facile da immaginare...).

Tutto ciò rende chiaro che il donatore di midollo osseo è un donatore atipico, che offre la propria disponibilità, nel caso raro di compatibilità con un paziente, a sottoporsi nel più vicino centro autorizzato al prelievo, che seppur fastidioso non comporta alcuna conseguenza per la salute. La sua disponibilità, gratuita e anonima, non ha limiti geografici: viene infatti a far parte dell'insieme dei donatori di tutto il mondo.

Va sottolineato anche che, il più delle volte, il donatore selezionato è l'unico al mondo a essere compatibile con quel malato.

Chi può candidarsi come donatore di midollo osseo?
Qualunque individuo di età compresa tra i 18 anni (per motivi legali) e, preferibilmente, i 35 anni che abbia un peso corporeo superiore ai 50 kg può essere un donatore di CSE purché, ovviamente, non sia affetto da malattie del sangue, da malattie croniche gravi o da altri gravi forme infettive (AIDS, epatite ecc.). La disponibilità del donatore resta valida fino al raggiungimento dei 55 anni, per motivi clinici.

Il donatore di CSE è uno dei pochi donatori che, una volta chiamato a rispondere della propria disponibilità, ha la consapevolezza di poter contribuire al tentativo di salvare la vita di un individuo ben preciso, spesso di un bambino.

I criteri che escludono dalla donazione di midollo osseo sono gli stessi applicati per la donazione di sangue, enunciati dalla Legge trasfusionale italiana n. 219 del 21 ottobre 2005 e dai relativi decreti attuativi e di aggiornamento.

Dal Decreto riguardante i protocolli per l'accertamento dell'idoneità del donatore di sangue e di emocomponenti emanato dal Ministero della Sanità il 3 marzo 2005: "... non devono donare sangue coloro che così facendo metterebbero a rischio la salute dei riceventi la donazione, come è il caso di coloro che hanno comportamenti sessuali ad alto rischio di trasmissione di malattie infettive o sono affetti da infezioni da virus HIV/AIDS e/o da epatite o sono tossicodipendenti o fanno uso di sostanze stupefacenti" .

La donazione di midollo è riconosciuta dal Servizio Sanitario Nazionale?
I diritti del donatore sono oggi riconosciuti in modo specifico dalla Legge n. 52 del 6 marzo 2001, la cui entrata in vigore dopo anni di iter parlamentare si deve all'impegno e agli sforzi di tutta l'organizzazione ADMO in Italia.

Il donatore di midollo osseo è equiparato agli altri donatori (assenza retribuita dal posto di lavoro per il tempo occorrente a effettuare la tipizzazione HLA, gli esami necessari a verificare l'eventuale compatibilità con un paziente e la donazione effettiva a carico del servizio sanitario, così come l'assicurazione infortuni ecc.) e finalmente il Registro italiano può operare con la sicurezza e l'autorità conferitagli dalle Istituzioni nazionali, al pari di quelli degli altri 43 Paesi collegati.

Il 5 giugno 2002, con Decreto del Ministro della Salute, l'Associazione Donatori Midollo Osseo (ADMO) è stata nominata nella Commissione nazionale per i trapianti allogenici da non consanguineo, prevista dalla legge sopraindicata.

A che cosa è sottoposto il donatore che viene trovato compatibile con un paziente?

Il prelievo delle cellule staminali emopoietiche può avvenire secondo due diverse modalità. La scelta dipende dalle indicazioni del trapiantologo, in base alle necessità del paziente, e dalla disponibilità del donatore alla tipologia richiesta.

La prima modalità di donazione consiste nel prelievo di midollo osseo (CSE midollari) dalle creste iliache posteriori e richiede il ricovero del volontario: il prelievo avviene nel più vicino centro autorizzato, in anestesia generale o epidurale, con un intervento della durata media di circa 45 minuti. La procedura prevede rischi minimi, legati all'anestesia e alla modalità di raccolta. La quantità di sangue midollare che viene prelevata mediante punture alle ossa del bacino (0,7-1l) varia in funzione del peso del donatore e della quota ideale richiesta per il ricevente. Dopo il prelievo il donatore è tenuto normalmente sotto controllo per 48 ore, prima di essere dimesso, e si consiglia comunque un periodo di riposo precauzionale di 4-5 giorni. Il midollo osseo prelevato si ricostituisce spontaneamente in 7-10 giorni. Il donatore generalmente avverte solo un lieve dolore nella zona del prelievo, destinato a sparire in pochi giorni, ma viene comunque ricontattato, sino a un anno dalla donazione, per verificare il suo stato di salute.

La seconda modalità è la donazione di CSE con prelievo da sangue periferico, dopo stimolazione con fattori di crescita ematopoietici. Negli ultimi anni vi è stato un incremento della richiesta di tale donazione, che in Italia è proponibile, anche in prima donazione, dal gennaio del 2005. La donazione, in questo caso, prevede la somministrazione di un farmaco nei 3-4 giorni precedenti il prelievo: il farmaco è un fattore di crescita che ha la proprietà di rendere più rapida la crescita delle cellule staminali e di facilitarne il passaggio dalle ossa al sangue periferico; viene somministrato mediante iniezioni sottocutanee. Il prelievo di CSE avviene in aferesi, impiegando separatori cellulari: il sangue, prelevato da un braccio, attraverso un circuito sterile entra in una centrifuga dove la componente cellulare utile al trapianto viene isolata e raccolta in una sacca, mentre il resto del sangue è reinfuso dal braccio opposto. Per tale motivo, restando valide tutte le controindicazioni alla donazione già previste per la donazione di CSE midollari, non sono considerati idonei per questa modalità anche coloro che hanno un accesso venoso difficoltoso.

Quali disturbi possono presentarsi dopo la donazione?

I disturbi che più comunemente si possono avvertire sono febbricola, cefalea, dolori ossei causati dalla stimolazione dell'attività del midollo osseo, senso di affaticamento. Essendo legati alla somministrazione del farmaco, scompaiono rapidamente alla sospensione del trattamento farmacologico. Nel mondo, già diverse migliaia di donatori hanno donato CSE sottoponendosi a tale procedura e non sono state registrate problematiche legate all'assunzione del farmaco che non abbiano avuto soluzione. Il donatore è seguito con esami di controllo nei 30 giorni successivi alla donazione stessa, per evitare qualunque possibile

– e al momento ignota – conseguenza. Viene inoltre ricontattato, sino a 10 anni dalla donazione, per raccogliere eventuali segnalazioni.

Con entrambe le modalità di raccolta delle cellule staminali emopoietiche il donatore non subisce, quindi, alcuna menomazione.

È possibile candidarsi per una seconda donazione?

L'organismo è in grado di sopportare più di una donazione di midollo osseo, ma l'IBMDR, in collaborazione con il Gruppo Italiano Trapianti Midollo Osseo (GITMO), ha stabilito che i donatori volontari non vengano più inseriti nel Registro dopo avere effettuato una donazione, a tutela dei donatori stessi. L'unica possibile eccezione, in caso di fallimento del primo trapianto, è un'ulteriore donazione a favore dello stesso paziente. Questa seconda donazione può riguardare:

- nuovamente le cellule staminali emopoietiche, in caso di mancato attecchimento del midollo donato;
- cellule nucleate periferiche (e si parla allora di *Donor Lymphocyte Infusion* o DLI, ovvero infusione di linfociti del donatore) in caso di ricomparsa della malattia.

L'ulteriore raccolta di cellule staminali può avvenire attraverso un nuovo prelievo di sangue midollare, oppure dal sangue periferico (quindi dal sangue circolante). Per quest'ultima procedura è prevista la somministrazione al donatore di particolari farmaci noti come fattori di crescita, in grado di mobilizzare (cioè di far accorrere) nel sangue periferico un gran numero di cellule staminali, che di solito risiedono nel midollo osseo.

A spiegazione di tale fenomeno va ricordato che, a partire dal 2002, sono stati introdotti nuovi protocolli di trapianto che prevedono per il paziente una preparazione meno aggressiva (e meno rischiosa), con un'irradiazione corporea a dosi ridotte. La maggiore probabilità di ricaduta che questo comporta viene bilanciata dalla somministrazione di linfociti prelevati dal donatore di midollo, per ottenere la completa eliminazione delle cellule malate del paziente. Non solamente trapianto di midollo, quindi, ma anche infusione di linfociti, possibili entrambi grazie a uno stesso donatore.

Come avviene il prelievo delle cellule nucleate periferiche?

La donazione di linfociti comporta un prelievo in aferesi, una procedura normalmente eseguita nei Servizi trasfusionali: nel corso della stessa sessione di prelievo, il sangue viene fatto passare attraverso un particolare strumento (un separatore cellulare) e reinfuso al donatore dopo essere stato alleggerito delle cellule necessarie alla donazione.

Questa procedura è priva di pericoli e non richiede alcun tipo di anestesia, né trattamenti farmacologici preliminari, ma rappresenta comunque un ulteriore impegno (di tempo, se non altro) per il donatore che ha già ampiamente risposto alle aspettative del paziente sottoponendosi al primo prelievo di midollo osseo.

Poiché le richieste di cellule nucleate periferiche sono aumentate moltissimo dal 2001 a oggi, è parso opportuno rivedere e aggiornare le informazioni fornite all'iscritto IBMDR al momento del colloquio che precede la prima donazione, che devono essere ovviamente ribadite anche dopo la stessa.

Quanti donatori, già sottoposti a prelievo, confermano la disponibilità per una seconda donazione?

L'IBMDR richiede l'eventuale disponibilità del volontario a essere ricontattato in caso di necessità di una nuova donazione attraverso un questionario, proposto prima a 1 giorno e poi a 30 giorni dalla donazione.

A dimostrazione della grande generosità dei donatori, va sottolineato che ben l'80% dei volontari già sottoposti a prelievo ha confermato la propria disponibilità a una seconda donazione a favore dello stesso ricevente.

Parte III
La donazione di organi, tessuti e cellule

Trapianti d'organo: la situazione italiana

10

Vincenzo Passarelli

L'organizzazione

Il 1° aprile 1999, in seguito alla promulgazione della Legge n. 91, nasce il Centro Nazionale Trapianti (CNT), con lo specifico mandato di coordinare a livello nazionale l'attività di donazione, prelievo e trapianto di organi, tessuti e cellule. Pur non modificando la rete operativa preesistente, esso ha costituito una delle novità più rilevanti per quanto riguarda la riorganizzazione del sistema trapianti in Italia. Il lavoro e l'impegno di tutta la rete nei dieci anni di vita del centro hanno portato il sistema a grandi modifiche strutturali, organizzative e gestionali, collocando l'Italia ai primi posti nel panorama europeo non solo per i livelli di donazione, ma anche per la qualità degli interventi eseguiti e per le misure di sicurezza e trasparenza che rappresentano punti fermi in ambito internazionale.

In questi dieci anni il settore delle attività di trapianto ha evidenziato, a livello nazionale, notevoli progressi: l'attività di donazione ha avuto un incremento di oltre il 40%, con un aumento pari a quasi il 20% per quanto riguarda l'attività dei trapianti. Risultati eccezionali se si considera il costante invecchiamento della popolazione italiana.

Durante questi anni di lavoro si è cercato di non perdere mai di vista quello che è l'obiettivo finale, ovvero il miglioramento dell'efficienza e dell'efficacia globale di tutte le strutture sanitarie che partecipano all'erogazione di prestazioni assistenziali di grande rilevanza sociale come quelle dei trapianti d'organo e tessuti, in cui la domanda di salute continua a crescere in maniera costante e per le quali è indispensabile adeguare la quantità e la qualità delle prestazioni. Esempi di questa specifica attenzione sono stati gli *audit* ai Centri trapianto e ai Centri di coordinamento, nonché la certificazione nazionale dei

V. Passarelli (✉)
AIDO Sede Nazionale, Roma
e-mail: aidonazionale@aido.it

Coordinatori locali secondo quanto raccomandato dal Consiglio d'Europa.

Con cadenza annuale, il CNT pubblica sul sito del Ministero del Lavoro, della Salute e delle Politiche Sociali (http://www.trapianti.ministerosalute.it/) le valutazioni degli esiti del programma di trapianto di rene, fegato, cuore, polmone e intestino, mettendo a disposizione del cittadino un utile strumento di confronto delle attività dei diversi Centri italiani in termini di "qualità" e "quantità" del servizio erogato.

L'aumento di attività non è stato l'unico obiettivo raggiunto dalla rete trapiantologica. L'Italia ha guadagnato una posizione di *leadership* a livello internazionale per quanto riguarda la sicurezza delle prestazioni. Un chiaro esempio è rappresentato dal programma di trapianto su pazienti sieropositivi, che in termini numerici rappresenta oggi il secondo programma al mondo: dal 2001 a oggi, attraverso programmi di trapianto di pancreas, fegato, rene-pancreas e rene, sono state sottoposte a trapianto oltre 80 persone. A questo si affianca il progetto per il Registro europeo dei trapianti in soggetti sieropositivi, che sarà presentato nell'ambito del VII Programma Quadro, con la *leadership* della Spagna e la *co-leadership* dell'Italia.

Il CNT si occupa, inoltre, delle attività previste dalla Legge n. 91 del 1999 e dalla Direttiva europea 23/2004 per il settore dei tessuti, assumendo compiti di *governance* e coordinamento dell'attività di *banking* e distribuzione di tessuti e cellule in Italia (banche dei tessuti).

Il recepimento delle Direttive europee sulla tracciabilità del processo di donazione di tessuti ha portato l'Italia a essere il primo Paese in Europa in grado di assegnare, tramite il proprio sistema informativo, un *codice unico della donazione* (CUD), secondo la codifica condivisa a livello europeo.

Va però rilevata, accanto agli importanti risultati ottenuti, la permanenza di alcune criticità, prima fra tutte l'incapacità del sistema italiano di far fronte al costante aumento delle richieste assistenziali, per cui il numero di pazienti in lista d'attesa di trapianto di organo (circa 9000) resta triplo rispetto a quello dei trapianti effettuati in un anno (circa 3000).

Le cause principali di tale carenza possono essere ricondotte a una serie di motivi:

• aumento dell'età media dei donatori e diminuzione del numero di decessi in seguito a lesioni cerebrali;
• mancanza di un'informazione permanente, corretta e coordinata, che aiuti a fare una scelta consapevole e che migliori la percezione sociale della donazione;
• mancata identificazione di tutti i potenziali donatori;
• sfiducia nel sistema sanitario;
• approccio non coinvolgente del coordinatore della donazione con la famiglia che sta vivendo un lutto improvviso;
• diversità di attenzione e di impegno da parte delle Regioni, delle ASL e degli operatori sanitari;
• carenza di politiche di prevenzione per le patologie che possono richiedere come terapia il trapianto d'organo.

Il consenso

Attualmente a tutti i cittadini viene data la possibilità, *non l'obbligo*, di esprimere la loro volontà sulla donazione dei propri organi e tessuti a scopo di trapianto dopo la morte. Il sistema ha scelto in via transitoria *non il silenzio-assenso, ma il consenso o il dissenso esplicito* (Legge n. 91 del 1 aprile del 1999, art. 23). Se un cittadino non si esprime, è prevista dalla legge la possibilità per i familiari (coniuge, convivente more-uxorio, figli, genitori) di opporsi al prelievo. In ogni caso, il prelievo non ha luogo se viene presentata una dichiarazione del donatore, contraria circa la donazione, successiva alla precedente dichiarazione positiva.

Quando la legge andrà a regime, la procedura prevede che l'Azienda Sanitaria Locale notifichi a ogni cittadino suo iscritto l'invito a manifestare la propria volontà in ordine alla donazione di organi e tessuti e successivamente accerti che la richiesta sia effettivamente pervenuta all'interessato. L'ASL deve poi sollecitare periodicamente chi non ha espresso la propria volontà in ordine alla donazione e organizzarsi per conservare l'aggiornamento in tempo reale dei dati relativi ai donatori, ai non donatori e ai soggetti che non hanno espresso alcuna volontà circa la donazione d'organi.

Attualmente il Sistema Informativo Trapianti (SIT) dispone delle dichiarazioni di volontà (più di 100.000) che i cittadini hanno rilasciato presso gli sportelli delle Aziende Sanitarie Locali e, dal 6 maggio 2010, delle dichiarazioni di volontà raccolte dall'Associazione Italiana per la Donazione di Organi, Tessuti e Cellule (AIDO). Risale al 2008, infatti, la consegna di un "assegno" da un milione di firme da registrare nel Sistema SIT da parte dell'AIDO. Le firme in questione sono quelle di tutti gli iscritti all'Associazione, un milione di donatori che negli anni hanno espresso la dichiarazione di volontà alla donazione degli organi presso l'AIDO. I volontari delle 102 sezioni provinciali dell'AIDO hanno informatizzato tutti gli atti olografi raccolti sul territorio in un sistema informativo (SIA) che è connesso a quello del CNT. È quindi possibile consultare sul sito del CNT, alla voce SIT, non solo il totale aggiornato delle dichiarazioni di volontà raccolte dall'AIDO, ma anche la loro suddivisione per regioni e province.

Si tratta di un servizio che conferma ancora una volta come il sistema sia improntato alla trasparenza nel rendere pubblici i dati relativi ai trapianti effettuati e alle dichiarazioni di volontà registrate.

Il trapianto da vivente

In Italia i trapianti da vivente sono regolati da due Leggi dello Stato (n. 458 del 1967 [rene] e n. 483 [parziale di fegato] del 1999) e dal decreto del Ministero della Salute (n. 116 del 16 aprile 2010) che regolamenta le attività di trapianto di organi da donatore vivente.

In questi anni la donazione e il trapianto sono stati utilizzati solo nell'ambito della famiglia.

Di recente due notizie hanno suscitato clamore, ma anche una rinnovata attenzione sulla donazione da vivente:

La prima è stata la realizzazione del trapianto di rene in modalità *cross over*. È quello che può essere attuato quando vi sono almeno due coppie, ciascuna delle quali è composta da un paziente in attesa di trapianto di rene e da una persona a lui consanguinea o affettivamente vicina disposta alla donazione, ma biologicamente incompatibile. Se si constata che vi è compatibilità biologica tra il donatore della prima coppia e il ricevente della seconda e viceversa, e se vi è il consenso dei quattro soggetti, è possibile effettuare una donazione "crociata" tra le coppie.

La seconda notizia riguarda tre cittadini che hanno offerto un rene in modo altruistico, senza la richiesta di remunerazione: la cosiddetta "donazione samaritana".

Su queste problematiche hanno espresso il parere positivo sia il Comitato Nazionale di Bioetica sia il Consiglio Superiore di Sanità. È in corso un dibattito tra la popolazione, gli operatori e le associazioni del settore circa la possibilità che queste alternative contribuiscano a coprire il fabbisogno, oppure attivino nuovi rischi: commercializzazione, ricatti psicologici, problemi etici.

Consenso alla donazione d'organi e tessuti: uno sguardo alla normativa nazionale

Riccardo Menici

Introduzione

Il DPR n. 409 del 16 giugno 1977 (ormai abrogato), al titolo III affermava: "Il sanitario predetto, o personalmente, o a mezzo d'altro componente del gruppo preposto al prelievo è tenuto a informare senza indugio gli interessati sulla necessità e utilità del prelievo, avvertendo che la mancata opposizione scritta nei termini fissati dalla legge consente al prelievo stesso".

Nella prassi italiana si è sempre proceduto a richiedere ai familiari del potenziale donatore il consenso alla donazione d'organi, anche se la Legge n. 644 del 2 dicembre 1975 richiedeva non la raccolta del consenso, quanto l'obbligo di rispettare un dissenso esplicito alla donazione.

Perciò, in assenza del parere contrario, si sarebbe potuto procedere al prelievo. Nei passati anni si è ritenuto fondamentale valorizzare alcuni principi quali quelli della tutela della vita del donatore, del rispetto della sua autonomia e del rispetto della volontà dei familiari che dovrebbero essere i migliori referenti della volontà del loro congiunto.

Con la Legge n. 578 del 29 dicembre 1993 si scorpora il tema dell'accertamento della morte dalla disciplina dei trapianti, dando per la prima volta una precisa *definizione di morte*, che "si identifica con la cessazione irreversibile di tutte le funzioni dell'encefalo" (art. 1), definendo così che l'encefalo è considerato la vera sede delle funzioni principali che consentono di definire un individuo "vivo".

Possiamo quindi affermare che un individuo che va incontro a un arresto cardio-respiratorio subisce un protratto insulto ischemico anossico irreversibile dell'encefalo, tale da provocarne la necrosi (art. 2).

R. Menici (✉)
Azienda USL 3 di Pistoia, Pistoia,
Facoltà di Medicina e Chirurgia
Università degli Studi di Firenze, Firenze
e-mail: riccardo.mn@alice.it

G. Castelnuovo, R. Menici, M. Fedi, *La donazione in Italia*,
© Springer-Verlag Italia 2011

Per rendere più sicura e precisa la valutazione del decesso da parte del personale sanitario, il Ministero della Sanità, con il decreto n. 582 del 22 agosto 1994 (poi modificato dal decreto dell'11 aprile 2008) ha emanato il regolamento recante le modalità per l'accertamento e la certificazione della morte, sia che si tratti di accertamento della morte per arresto cardiaco (art. 1), sia per quanto concerne l'accertamento della morte nei soggetti affetti da lesioni encefaliche e sottoposti a misure rianimatorie (art. 3), definendo anche le condizioni che inducono all'accertamento della morte (art. 2) e il periodo d'osservazione del soggetto (art. 4).

La vera e propria rivoluzione nel campo dei trapianti si è avuta con la Legge n. 91 del 1 aprile 1999 riguardante le "Disposizioni in materia di trapianti di organi e tessuti".

Questa legge (abrogando la precedente Legge n. 644 del 2 dicembre 1975 e il DPR n. 409 del 16 giugno 1977) ridisciplina la materia dei prelievi e dei trapianti d'organo e tessuti, con l'intento di promuovere e aumentare la donazione di organi e tessuti nel nostro Paese.

Nella nuova legge si affrontano i seguenti temi:
• promozione dell'informazione per sensibilizzare la popolazione alla cultura della donazione di organi e tessuti;
• disciplina della donazione secondo lo schema del silenzio-assenso informato;
• organizzazione a livello nazionale dei prelievi e dei trapianti.

Promozione dell'informazione

La promozione dell'informazione, secondo l'articolo 2 della Legge n. 91 del 1 aprile 1999, deve essere effettuata per:
• promuovere la conoscenza delle disposizioni della presente legge;
• promuovere stili di vita utili a prevenire l'insorgenza di patologie che possano richiedere come terapia anche il trapianto d'organo;
• mettere a conoscenza delle possibilità terapeutiche e delle problematiche scientifiche collegate al trapianto di organi e tessuti;
• diffondere tra i cittadini una corretta informazione sui trapianti di organi e tessuti;
• promuovere sul territorio l'educazione sanitaria e la crescita culturale in materia di prevenzione primaria, di terapie tradizionali e alternative ai trapianti.

La promozione dell'informazione deve essere condotta di concerto da vari enti e organismi, tra cui il Ministero della Sanità, il Centro Nazionale Trapianti, scuole, associazioni di volontariato, aziende sanitarie e così via. Questo porta all'auspicio che i cittadini, opportunamente informati sulle possibili conseguenze di stili di vita sbagliati, possano essere partecipi nella prevenzione di malattie più o meno gravi, tali da richiedere un trapianto.

Il lavoro, oltre che da enti e associazioni, dovrà essere svolto in gran parte da medici e infermieri, che hanno il compito di comunicare sia con i cittadini che dovranno essere istruiti, sia con le famiglie dei donatori.

Dichiarazione della volontà al prelievo di organi e tessuti

Gli articoli 3, 4 e 5 della Legge n. 91 del 1 aprile 1999 sono legati al tema della *dichiarazione della volontà al prelievo di organi e tessuti* e introducono il concetto del cosiddetto "silenzio-assenso informato" in merito al quale ogni cittadino è tenuto a manifestare in vita la propria volontà in relazione al prelievo di organi e tessuti dopo la morte.

Nell'articolo 4 (comma 1) si afferma che "...i cittadini sono tenuti a dichiarare la propria volontà in ordine alla donazione di organi e tessuti del proprio corpo successivamente alla morte e sono informati che la mancata dichiarazione di volontà è considerata quale *assenso* alla donazione...". Questo articolo mette in luce l'importanza del fatto che il silenzio (situazione di per sé molto vaga ed equivoca) acquista in questo caso un valore di assenso alla donazione di organi.

Quindi ogni cittadino, secondo la presente legge, è tenuto entro un certo periodo dall'entrata in vigore della stessa legge a dichiarare la propria volontà di donare gli organi e tessuti oppure di non donarli dopo la morte. Qualora non vi sia alcuna dichiarazione, il cittadino sarà considerato donatore (in ciò consiste il principio del silenzio-assenso).

Sempre secondo l'articolo 4 (comma 2), "... i soggetti a cui non sia stata notificata la richiesta di manifestazione della propria volontà (...) sono considerati non donatori...". Notificare una richiesta significa far pervenire al soggetto un procedimento giudiziario con cui è portato a conoscenza di un atto, redatto per iscritto, di cui è consegnata copia conforme all'originale.

Ogni cittadino è tenuto a rispondere al procedimento nel caso non voglia manifestare opinione favorevole all'atto della donazione.

Al comma 3 lo stesso articolo afferma che per i minorenni la dichiarazione deve essere rilasciata da entrambi i genitori esercenti la potestà, manifestazione che peraltro deve essere concorde perché in caso di disaccordo non è possibile procedere al prelievo. La legge vieta altresì di esprimere la manifestazione di consenso alla donazione per i nascituri, per i soggetti non aventi la capacità di intendere e volere, nonché per minori affidati e ricoverati presso istituti di assistenza pubblica o privata.

Nel comma 4 e nel comma 5 del medesimo articolo si legge che, in definitiva, il prelievo di organi e tessuti è consentito:
- nel caso che il soggetto abbia espresso in vita la dichiarazione di volontà favorevole al prelievo;
- nel caso che il soggetto sia stato informato e non abbia espresso alcuna volontà, salvo che venga presentata una dichiarazione autografa di volontà del soggetto contraria al prelievo entro il termine corrispondente al periodo di osservazione ai fini dell'accertamento della morte.

Il regime del consenso al prelievo di organi e tessuti sopra delineato non è ancora entrato in vigore. Occorrerà, infatti, attendere l'attivazione del sistema informativo dei trapianti.

Lo schema utilizzato finora (art. 23 della Legge n. 91 del 1 aprile 1999) è quello della Legge n. 644 del 2 dicembre 1975 (abrogata), secondo la quale si rafforza la volontà positiva espressa in vita. Si utilizza ancora lo schema del *consenso presunto*, secondo cui "si può procedere al prelievo (...) salvo che il soggetto abbia esplicitamente negato il proprio assenso".

La legge ha previsto la possibilità di opposizione da parte dei familiari, ma tale opposizione non è valida se il defunto ha presentato in vita una documentazione secondo cui risulta favorevole alla donazione. Tale volontà favorevole può risultare da documenti personali, da dichiarazioni depositate presso l'Azienda Sanitaria Locale ecc.

I parenti possono far valere l'opposizione solo nel caso in cui presentino una documentazione di volontà del defunto contraria al prelievo in data posteriore alla dichiarazione favorevole.

Organizzazione dei prelievi e dei trapianti di organi e tessuti

Infine, gli articoli da 7 a 18 della Legge n. 91 del 1 aprile 1999 riguardano l'organizzazione dei prelievi e dei trapianti di organi e tessuti, definendo i principi organizzativi, gli enti e le strutture comprese nel processo di donazione-trapianto e le competenze regionali e locali.

All'interno della legge non rientra la normativa che regola il prelievo di tessuto sclero-corneale, regolamentato dalla Legge n. 301 del 12 agosto 1993, che all'articolo 1 recita: "La donazione delle cornee è gratuita. È consentito il prelievo delle cornee da cadavere quando si sia ottenuto l'assenso del coniuge non legalmente separato o, in mancanza, dei figli se di età non inferiore a 18 anni o, in mancanza di questi ultimi, dei genitori, salvo che il soggetto deceduto non abbia in vita manifestato per iscritto il rifiuto alla donazione".

La modalità per l'ottenimento del consenso rispecchia sostanzialmente quella sancita dalla Legge n. 91 del 1 aprile 1999, in cui potrebbe semplicemente essere stata inserita.

La Legge n. 301 del 12 agosto 1993, oltre a informare sulle modalità per l'ottenimento del consenso, affronta i temi dell'accertamento di morte mediante mezzi strumentali e dell'istituzione dei centri di riferimento per gli innesti corneali.

Un importante capitolo del tema della donazione riguarda la donazione di *cellule staminali da cordone ombelicale*, disciplinato dall'ordinanza del Ministero della Salute del 4 maggio 2007, in cui si conferma che l'attività di conservazione del cordone ombelicale è effettuata esclusivamente dalle banche di strutture pubbliche e assimilate e che la conservazione del cordone in seguito a donazioni, senza oneri a carico delle donatrici, è prevista nei seguenti casi:
• per uso allogenico, a scopo solidaristico;

- per uso dedicato, al proprio neonato o a consanguineo affetto da patologia in atto al momento della raccolta del cordone, per la quale può essere utile un eventuale trapianto di cellule cordonali;
- per uso dedicato, nel caso di famiglie ad alto rischio di avere figli affetti da malattie geneticamente determinate per le quali risulti appropriato il trapianto.

L'organizzazione della donazione di organi e tessuti in Italia

Eufrasio Girardi, Riccardo Menici

Introduzione

L'Italia, a metà degli anni '90, era una delle nazioni europee con il minor numero di donazioni per milione d'abitanti. Adesso, invece, si colloca a ottimi livelli, davanti a Paesi che per anni hanno costituito un punto di riferimento per il settore della donazione di organi e tessuti.

L'inversione di questa tendenza è senz'altro da attribuirsi all'entrata in vigore della Legge n. 91 del 1° aprile 1999, che ha radicalmente cambiato l'organizzazione, definendo così una struttura a "cascata" costituita da quattro livelli fondamentali: *nazionale*, *interregionale*, *regionale* e *locale*.

Centro Nazionale Trapianti

Il livello più alto del sistema organizzativo è quello costituito dal Centro Nazionale Trapianti (CNT), che si rapporta con il Ministero della Salute e il Consiglio Superiore di Sanità e ha sede a Roma, presso l'Istituto Superiore di Sanità (luogo istituzionale delle attività tecniche gestito dal Ministero della Salute). Il CNT è presieduto dal Presidente dell'Istituto Superiore di Sanità ed è composto dal Direttore generale e dai rappresentanti dei tre centri interregionali nominati dalla Conferenza Stato-Regioni. Completa la struttura organiz-

R. Menici (✉)
Azienda USL 3 di Pistoia, Pistoia,
Facoltà di Medicina e Chirurgia
Università degli Studi di Firenze, Firenze
e-mail: riccardo.mn@alice.it

E. Girardi
Azienda USL 3 di Pistoia, Pistoia

G. Castelnuovo, R. Menici, M. Fedi, *La donazione in Italia*,
© Springer-Verlag Italia 2011

zativa la Consulta tecnica permanente per i trapianti, costituita dai coordinatori dei centri regionali, dai presidenti dei Centri interregionali, da tre clinici esperti in materia e da tre rappresentanti delle associazioni di volontariato che operano nel campo.

Sistema Informativo Trapianti

Il CNT monitorizza attraverso il Sistema Informativo Trapianti (SIT) le segnalazioni dei potenziali donatori, i prelievi e i trapianti eseguiti sul territorio nazionale, le liste d'attesa e le manifestazioni di volontà dei cittadini; individua i parametri per la verifica dei risultati di qualità; fissa i criteri e le procedure per l'assegnazione degli organi; elabora le linee guida per i Centri regionali e per i programmi di trapianto; sviluppa le strategie per la corretta applicazione delle norme e il raggiungimento degli obiettivi legislativi. Le funzioni brevemente riportate sopra sono esposte più dettagliatamente nell'articolo 8 della Legge n. 91 del 1 aprile 1999.

Per lo svolgimento delle sue funzioni, il CNT si avvale del seguente personale: un professionista esperto nel settore del coordinamento interregionale, con esperienza nella gestione delle procedure operative; un professionista che possa valutare gli indicatori necessari alla verifica di qualità nell'attività di donazione, prelievo e trapianto di organi; un esperto in comunicazione per le relazioni esterne; uno o più operatori con funzioni di segreteria; collaboratori appartenenti al laboratorio di ingegneria biomedica e immunologia dell'Istituto Superiore di Sanità.

Il CNT, ha predisposto, inoltre, la cosiddetta "Rete della sicurezza": un gruppo di esperti disponibili ventiquattro ore al giorno per consulenze riguardo a problemi di ordine infettivologico, oncologico, medico-legale e di mantenimento del donatore che si dovessero presentare nel processo donazione-trapianto.

Centri Interregionali Trapianti

Il secondo livello organizzativo è costituito dai tre Centri Interregionali Trapianti.

La conferenza Stato-Regioni ha stabilito che le Regioni devono raggrupparsi nelle tre organizzazioni esistenti, che sono (Fig. 12.1):
• Nord Italia Transplant (NITp): Lombardia, Veneto, Friuli Venezia-Giulia, Liguria;
• Area Interregionale Trapianti (AIRT): Valle d'Aosta, Piemonte, Emilia Romagna, Toscana, Puglia;
• Organizzazione Centro-Sud Trapianti (OCST): Umbria, Lazio, Abruzzo, Molise, Campania, Basilicata, Calabria, Sicilia, Sardegna.

Le tre organizzazioni interregionali, nate prima della Legge n. 91 del 1 aprile 1999 con caratteristiche costitutive diverse l'una dall'altra, avevano l'obiettivo comune di fornire una risposta adeguata alle necessità dei pazienti in

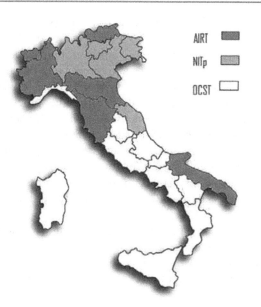

AIRT ⬛
NITp ▨
OCST ▢

Fig. 12.1 I Centri Interregionali Trapianti

lista d'attesa in termini di quantità e qualità delle prestazioni. L'obiettivo attuale del CNT è quello di non entrare in contrasto o competizione con i centri interregionali, ma di integrarsi con essi favorendo così la costruzione e il consolidamento di una rete informatica di collegamento con queste tre organizzazioni preesistenti. Tale modalità operativa permette di avere trasparenza e scambio di informazioni tra i centri di coordinamento e trapianto, e contestualmente garanzia d'accesso alle prestazioni per i pazienti.

All'interno della propria area, il livello di coordinamento interregionale gestisce i rapporti con i centri regionali per la segnalazione dei donatori e l'allocazione degli organi eccedenti, nonché le urgenze, i rapporti con gli altri Centri interregionali, i rapporti con il CNT, i registri dei prelievi e dei trapianti effettuati sul territorio, gli scambi con le altre associazioni interregionali e il follow-up dei pazienti sottoposti a trapianto.

Coordinamento regionale

Il livello di coordinamento regionale si avvale di *23 Centri regionali per i trapianti* che gestiscono, all'interno della propria Regione, le liste d'attesa, l'esecuzione di test immunologici, i rapporti con i reparti di terapia intensiva del territorio, i prelievi, i trapianti e i rapporti con i Centri trapianto, nonché il trasporto di organi, campioni ed équipe chirurgiche per i programmi di trapianto attivi nella Regione. Inoltre, mantengono rapporti con il centro interregionale a cui appartengono, con il CNT e con le associazioni di volontariato, raccolgono dati statistici relativi all'attività di prelievo e trapianto nella regione e promuovono sia la formazione del personale coinvolto nel processo di donazione-trapianto sia l'educazione sanitaria in materia.

Coordinamento locale alla donazione di organi e tessuti

Il livello di coordinamento più vicino ai cittadini è quello rappresentato dal coordinamento locale alla donazione di organi e tessuti, presente in ogni ospedale sede di prelievo. Il coordinamento locale si avvale di sanitari (nominati direttamente dalla direzione generale di ogni ospedale) esperti nel processo di identificazione e mantenimento del potenziale donatore, formati adeguatamente per seguire le fasi del processo donazione-trapianto, tenere rapporti con i familiari del potenziale donatore, organizzare campagne di informazione di concerto con il Centro regionale. Inoltre, i coordinatori locali alla donazione di organi e tessuti hanno il compito di espletare le procedure connesse al prelievo e trasmettere i dati del potenziale donatore al Centro di coordinamento regionale di appartenenza.

Risulta così facile comprendere come un'organizzazione così ben strutturata in ogni dettaglio, dal livello più globale fino al livello locale, permetta di ottenere ottimi risultati in termini sia di riduzione delle liste d'attesa sia di prelievo e trapianto in ogni area del Paese. Inoltre, il CNT ha raggiunto altri importanti obiettivi, come per esempio:

- assegnazione di *borse di formazione professionale*, che hanno permesso ai professionisti sanitari italiani di poter frequentare un corso di aggiornamento e formazione della durata di 3 mesi a spese del Ministero presso l'Università di Barcellona;
- realizzazione di *campagne informative* tramite i mezzi di comunicazione di massa, con l'obiettivo di trasmettere a tutti i cittadini messaggi chiari sull'importanza sociale e assistenziale della donazione di organi e tessuti;
- istituzione di *gruppi di lavoro* sulle tematiche delle liste d'attesa e delle donazioni nel Sud del Paese, sui decreti attuativi e sulle campagne informative per i cittadini.

Ovviamente, quando si affrontano argomenti così importanti come la costituzione delle liste d'attesa, è inevitabile addentrarsi nell'aspetto etico di questa materia. L'invito rivolto ai cittadini dalla Legge n. 91 del 1° aprile 1999 è quello di *esprimersi in vita sulla possibilità della donazione dei propri organi dopo la morte* in seguito a un ragionamento personale, sereno e privo di condizionamenti, sapendo che non vi è alcun obbligo e che i familiari di coloro che non si sono espressi in vita hanno la facoltà di opporsi.

Questa linea di condotta (e la sua messa in pratica da parte della cittadinanza) è fondamentale per il mantenimento dei livelli di efficienza raggiunti dal sistema trapiantologico italiano.

Considerazioni culturali, sociali e religiose sulla donazione di organi: perché vi è ancora rifiuto?

13

Riccardo Menici, Marcello Fedi, Gianluca Castelnuovo

Considerazioni culturali e sociali sulla donazione d'organi

I familiari di un potenziale donatore, pur ricevendo tutte le informazioni necessarie e un aiuto psicologico adeguato, hanno comunque il diritto di opporsi alla donazione degli organi del proprio congiunto.

Opposizione del deceduto in vita

Quando i familiari comunicano che il loro congiunto aveva espresso in vita il desiderio di non donare i propri organi dopo la morte.

In questo caso non esiste strategia di conversione, ma permane la necessità di continuare la relazione d'aiuto fino a che occorre. Il coordinatore alla donazione di organi e tessuti indaga sulla veridicità delle affermazioni dei familiari riguardo al desiderio del donatore.

Opposizione dei familiari

Quando sono i familiari che non vogliono dare il consenso alla donazione, anche senza un motivo ben preciso. Il fatto è che l'idea del trapianto si connette, nell'immaginario di una famiglia colpita da un lutto improvviso, con diver-

R. Menici (✉)
Azienda USL 3 di Pistoia, Pistoia,
Facoltà di Medicina e Chirurgia
Università degli Studi di Firenze, Firenze
e-mail: riccardo.mn@alice.it

M. Fedi
Facoltà di Medicina e Chirurgia, Università degli Studi di Firenze, Firenze

G. Castelnuovo
Servizio di Psicologia Clinica, IRCCS Istituto Auxologico Italiano,
Laboratorio di Psicologia Clinica, Università Cattolica del Sacro Cuore, Milano,
ALDE Associazione Lariana Donatori di Sangue, Emocomponenti e Midollo Osseo, Lecco

G. Castelnuovo, R. Menici, M. Fedi, *La donazione in Italia*,
© Springer-Verlag Italia 2011

se tematiche di fondo, che si influenzano e si intrecciano profondamente le une alle altre e che possono portare al rifiuto della donazione (l'idea della mutilazione, della compravendita di organi ecc.).

Problemi con il sistema ospedaliero

Questo è un caso abbastanza frequente, in cui i familiari si "difendono" colpevolizzando il sistema sanitario o l'équipe di cura che si è occupata del proprio caro. Le figure sanitarie che operano durante il processo di donazione-trapianto, pur diverse e non legate da interessi comuni, vengono percepite come dei persecutori responsabili della mancata salvezza del donatore, o addirittura di aver consapevolmente trascurato il paziente allo scopo di procurarsi un organo da trapiantare. È anche ovvio che la scarsa chiarezza delle notizie fornite dai media tendono a presentare il momento del trapianto come un momento eroico della prassi della medicina, un momento in cui il protagonista è il chirurgo trapiantatore.

Inoltre, le notizie di commercio di organi e di grandi interessi di potere e finanziari attorno ai trapianti hanno contribuito ad alterare il rapporto di chiarezza tra sanitari e familiari.

Il coordinatore alla donazione di organi e tessuti, per ovviare al problema del rifiuto causato da questi motivi, dovrà scindere l'équipe di cura dall'équipe che richiede la donazione. Dovrà affermare saldamente che l'équipe che chiede la donazione non lo fa per il sistema sanitario ma per persone che hanno bisogno di un organo per vivere, e che riguardo al decesso del loro familiare non ha alcuna colpa.

Il coordinatore affermerà che eventuali errori nella cura del loro familiare non sono stati compiuti dalle persone che stanno aspettando un organo e che il gesto del dono avrà lo stesso valore per la persona che lo riceve.

Incomprensione della morte

Questa possibilità è abbastanza frequente: circa il 15,6% dei familiari non comprende il concetto di morte encefalica a causa del proprio livello culturale, ma soprattutto in conseguenza della situazione di crisi che sta vivendo.

I familiari spesso si creano un'immagine mentale fantastica sulla reversibilità delle condizioni cliniche del loro congiunto e sul trapianto, in base alle modeste e incomplete informazioni in loro possesso. Il processo conoscitivo che i familiari operano di solito poggia solamente sulle informazioni pubblicate da giornali e riviste, oppure diffuse dai media televisivi, che non vengono presentate in maniera adeguata e corretta. La scarsa accuratezza con cui le informazioni vengono divulgate ha creato e crea tutt'oggi non poca confusione tra gli stati di coma, la morte cerebrale e altre situazioni patologiche come il coma vegetativo, così che la paura di consentire il prelievo quando ancora non tutte le speranze di sopravvivenza sono perse è molto frequente.

Compito del coordinatore alla donazione di organi e tessuti sarà quello di adattarsi ai tempi di assimilazione dei concetti che vengono forniti ai familiari.

Dovrà spiegare e far comprendere il concetto di morte encefalica senza l'utilizzo di termini tecnici, ma ricorrendo a similitudini biologiche e meccaniche.

Per far comprendere il concetto di morte encefalica è utile far avvicinare i familiari al letto del congiunto e spiegare quali sistemi aiutano a "mantenerlo" e il loro funzionamento, illustrando quali sarebbero i risultati se si interrompesse uno o più di questi sistemi: "Se interrompo il collegamento con il respiratore, il torace non si riempie più di aria e smette di sollevarsi, indice del fatto che la persona non respira autonomamente", "Se potessi interrompere l'infusione di alcuni farmaci (amine) avrei una riduzione della pressione arteriosa e un arresto cardiaco, indice del fatto che il cuore batte grazie a questi farmaci" ecc.

Problematiche legate all'immagine e all'integrità del corpo
Si hanno quando i familiari credono che il cadavere subisca notevoli mutilazioni per l'asportazione degli organi. L'utilizzare parti di cadavere per restituire la qualità di vita ad altre persone prevede naturalmente la manomissione della salma, e questo può alterare il ricordo che i familiari hanno del loro congiunto.

La sacralità del corpo, e quindi la sua inviolabilità, è una delle consegne della cultura cristiana, radicata nella vicende e negli insegnamenti di Cristo.

Il coordinatore alla donazione di organi e tessuti dovrà spiegare accuratamente che il cadavere non subirà mutilazioni visibili all'esterno e che l'immagine del defunto non si discosterà da quella che i familiari hanno in mente.

Non conoscenza della volontà del potenziale donatore
In questo caso i familiari non conoscono l'opinione della persona deceduta perché non avevano mai parlato di questo argomento quando era in vita.

Problemi sociali e culturali
Solitamente questi problemi sono correlati all'assenza di un familiare su cui i congiunti si appoggiano. Sono anche problemi collegati ad aspetti sociali, economici o esistenziali molto chiusi, caratteristici di particolari ghetti popolari o di determinati contesti sociali.

Da una prospettiva socio-economica emerge che persone con elevato livello socio-culturale sarebbero generalmente più disposte ad accettare la donazione, anche se un livello socio-economico più basso sarebbe correlato a una maggiore frequenza del consenso al prelievo nei casi di morte accidentale.

Compito del coordinatore alla donazione di organi e tessuti è quello di aiutare a risolvere questi problemi e, comunque, non creare mai motivi di contrasto all'interno della famiglia stessa.

Rifiuto della donazione per partito preso
Generalmente questo rifiuto è espresso da persone di elevato livello socio-economico e culturale e solitamente è manifestato educatamente e senza alterazioni psicologiche troppo marcate.

Compito del coordinatore alla donazione di organi e tessuti sarà quello di mantenere una buona considerazione dei familiari, così da conservare immutata la relazione d'aiuto.

Rifiuto per il desiderio di portare a casa la salma

Generalmente è espresso da famiglie con livello socio-culturale mediamente basso; principalmente è un dovere percepito dalle madri verso i figli. La volontà di ottemperare ai riti e alle formalità funebri è un fattore determinante in molti casi di rifiuto (circa il 15,6%).

Nel mondo vi sono ben poche culture come la nostra, in cui si crede che un essere umano sia totalmente vivo o totalmente morto.

Basti pensare alle differenze dei rituali funebri nelle varie parti del mondo, associati alle varie dottrine, che prevedono di mostrare l'importanza del cadavere (Egizi) o la distruzione del cadavere stesso (gli Indiani d'America, per esempio, bruciano i cadaveri su cataste di legna).

Compito del coordinatore alla donazione di organi e tessuti è quello appoggiare le decisioni dei familiari con rispetto e coscienziosità riguardo ai tempi di attesa. Dovrà spiegare ai familiari che i tempi per i normali riti funebri non subiranno variazioni e che una volta prelevati gli organi donati potranno espletare tutte le formalità religiose o culturali locali.

Problematiche religiose

I problemi religiosi, insieme alla sfera dei problemi socio-culturali, costituiscono circa il 47,6% delle cause di opposizione familiare.

Infatti, una delle domande più frequenti tra i familiari dei deceduti è: "La mia religione l'approva?".

Di seguito vengono illustrati i punti di vista delle principali religioni sull'argomento.

Considerazioni religiose sulla donazione di organi

Amish

Approva se vi è una chiara indicazione che la salute del trapiantato sarà migliorata, ma è riluttante se il risultato è incerto.

Avventista del settimo giorno

L'individuo e la famiglia hanno il diritto di ricevere e donare gli organi e i tessuti.

Battista

Il trapianto è approvato solo se offre la possibilità di miglioramento fisico e prolungamento della vita.

Buddista

Il corpo per i buddisti non ha alcun valore sacro: è quindi lecito, per salvare la vita altrui, asportare gli organi da un cadavere per donarli a un uomo in pericolo. Secondo la tradizione buddista, il Buddha stesso avrebbe fatto dono dei suoi organi nelle sue vite precedenti. La decisione è comunque affidata alla coscienza individuale.

Cattolica

I trapianti sono accettati dalla Chiesa cattolica e la donazione è incoraggiata in quanto atto di carità. Qualche anno fa Giovanni Paolo II ha parlato di un senso di "umana solidarietà scaturita dall'amore" che possa spingere uomini e donne a sacrificarsi per servire il prossimo e ha affermato anche: "Tutti coloro che credono nel Signore Gesù, che ha dato la vita per la salvezza, dovrebbero intravedere nell'urgente necessità di reperire organi a scopo di trapianto una possibilità per esprimere la loro generosità e il loro amore fraterno".

Ebraica

Gli ebrei ritengono che se è possibile donare un organo per salvare la vita, è obbligatorio farlo. Poiché ridonare la vista è considerato salvare la vita, è inclusa anche la donazione di cornea. Secondo gli ebrei si possono prelevare da cadavere fegato e reni, ma non il cuore; in quanto nodo delle funzioni vitali, infatti, questo non deve assolutamente essere asportato.

Greco-ortodossa

Non pone obiezioni alle procedure che contribuiscono a migliorare lo stato di salute, ma la donazione dell'intero corpo per la sperimentazione o la ricerca non ne segue la tradizione.

Induista

I pareri degli induisti sui trapianti di organi sono diversi a causa dell'assenza di un magistero in proposito. Secondo alcune dottrine, solo un corpo intatto può offrirsi alle divinità dopo la morte, ed essere quindi giudicato. Da molte tradizioni religiose induiste le donazioni non sono quindi accettate. Altre invece si dimostrano favorevoli nel caso risultino indispensabili per salvare la vita. La donazione degli organi è quindi una decisione individuale.

Islamica

I musulmani approvano la donazione da parte delle persone che abbiano fornito in anticipo il loro consenso. Il Corano, in uno dei suoi articoli, recita: "Chiunque salva la vita di un uomo, sarà come se avesse salvato l'umanità intera". Quindi, tutto ciò che viene fatto per salvare una vita non solo è accettato, ma anche raccomandabile. In linea generale si possono prelevare da cadavere soltanto quegli organi che non siano portatori di caratteristiche esclusive del donatore (come cervello e testicoli).

Luterana

Approva la donazione di organi umani per i trapianti perché contribuisce allo star bene dell'umanità e può essere un'espressione di sacrificio amorevole per un vicino bisognoso.

Mormoni

Per i mormoni la donazione degli organi a scopo di trapianto è una questione personale.

Presbiteriana
Incoraggia e appoggia la donazione di organi e tessuti. Rispetta la coscienza individuale e il diritto di una persona di decidere per quanto riguarda il suo corpo.

Protestante
Incoraggia e sostiene la donazione degli organi.

Quacchera
La donazione degli organi è una questione personale.

Scienza cristiana
Non prende posizione, lasciando la decisione all'individuo.

Testimoni di Geova
Per i testimoni di Geova la donazione è una questione personale, fatto salvo che tutti gli organi e tessuti devono essere completamente privi di sangue.

Da quanto detto risulta quindi evidente che nessuna religione è sfavorevole alla donazione di organi e tessuti a scopo di trapianto e che nessuna religione si opporrebbe mai a questa pratica per la salvezza della vita altrui. Basterà qui ricordare il caso del piccolo Alì, bambino arabo di 5 anni ucciso durante l'Intifada. I genitori hanno acconsentito alla donazione degli organi e quando hanno chiesto loro se avevano preferenze hanno risposto: "Solo che siano bambini, non importa se ebrei, musulmani o cristiani". Naturalmente i genitori di Alì non hanno avuto alcun compenso economico, ma il padre ugualmente afferma: "Sono ricompensato dal fatto che adesso mi chiamano al telefono tre bambini chiamandomi *Abba*, padre".

Il compito del coordinatore sarà pertanto quello di ricordare ai familiari che tutte le religioni non sono contrarie alla donazione di organi e che tutti i ministri di culto e documenti sacri non si oppongono a questa pratica. Se necessario, è opportuno interpellare anche un sacerdote o un rappresentante religioso del culto professato dai familiari del potenziale donatore.

Il modello organizzativo toscano della donazione di organi e tessuti

Eufrasio Girardi, Marcello Fedi, Riccardo Menici

La nascita del modello organizzativo toscano

La Spagna ha sempre dimostrato negli anni un livello superiore agli altri Paesi, europei e non, per ciò che riguarda la donazione d'organi e tessuti.

La superiorità spagnola riguardo a questa tematica è dovuta principalmente al fatto che la Spagna si è basata su un modello di gestione fondato su tre pilastri principali, che hanno previsto:
1. una visione della donazione come asse del modello;
2. la visione complessiva del processo di donazione;
3. il coordinamento locale della donazione.

Questo modello negli anni '90 ha attirato l'attenzione della Regione Toscana, che ha cercato di conoscerlo meglio ed ha provato ad adattarlo alla propria realtà territoriale e culturale.

Alla fine degli anni '90 il modello spagnolo della donazione di organi è stato sperimentato in un'USL toscana: Lucca.

Nell'ospedale di Lucca due medici, formati nei corsi tenuti in Spagna, hanno elaborato un modello di organizzazione ospedaliera della donazione di organi e tessuti e lo hanno applicato alla donazione di cornee. I risultati ottenuti nell'ospedale di Lucca, riguardo alla donazione di cornee, furono tali che i due medici vennero chiamati come consulenti per il governo regionale ed elaborarono gli

R. Menici (✉)
Azienda USL 3 di Pistoia, Pistoia,
Facoltà di Medicina e Chirurgia, Università degli Studi di Firenze, Firenze
e-mail: riccardo.mn@alice.it

E. Girardi
Azienda USL 3 di Pistoia, Pistoia

M. Fedi
Facoltà di Medicina e Chirurgia, Università degli Studi di Firenze, Firenze

atti deliberativi che diedero poi inizio al modello organizzativo toscano. La creazione e lo sviluppo del modello organizzativo toscano hanno avuto luogo tra la metà del 1997 e la metà del 2001. In questo periodo di tempo una commissione di tre medici (Commissione tecnica della donazione), che includeva i due medici dell'ospedale di Lucca che per primi avevano "importato" il modello spagnolo in Toscana, fu incaricata di far crescere la donazione.

Le funzioni principali della Commissione tecnica erano:
- consulenza ai direttori generali per la scelta dei coordinatori locali;
- formazione dei coordinatori e del personale sanitario coinvolto;
- pianificazione dei programmi regionali di donazione (quando, in passato, non era mai esistita una pianificazione riguardante la donazione di organi);
- consulenza ai coordinatori locali per lo sviluppo dei protocolli di donazione. Nei primi anni di attività la commissione ha visitato più volte gli ospedali per lavorare a fianco dei coordinatori locali e assisterli nel processo di donazione-trapianto;
- valutazione dell'attività dei coordinatori locali;
- pianificazione della politica informativa regionale sulla donazione.

La presenza della Commissione tecnica per la donazione di organi ha permesso di avere una formazione più mirata e completa per gli operatori. Oltre tutto, con la commissione tecnica per la donazione di organi è migliorata l'organizzazione a livello centrale di tutte le attività, in particolare quelle informative, tecnico-operative, gestionali e formative.

Il modello organizzativo toscano rispecchia quello spagnolo per determinate caratteristiche. Innanzi tutto, si è cercato di formare adeguatamente i coordinatori che esistevano già da tempo nel panorama sanitario nazionale. I coordinatori, prima dell'applicazione di questo modello, erano solitamente dei chirurghi nominati coordinatori dal direttore sanitario semplicemente perché si erano impegnati attivamente nel campo dei trapianti.

Il nuovo modello organizzativo ha definito che i coordinatori locali alla donazione di organi e tessuti possono essere sanitari provenienti da diverse branche, ma comunque impegnati a tempo pieno nel campo delle donazioni. Questa norma vale anche per le realtà più piccole, in cui esiste un medico o un infermiere incaricato della gestione di un settore così delicato.

Così facendo si è ottenuto un controllo anche su quelle realtà territoriali notevolmente decentrate, in cui fino a poco tempo prima era impensabile riuscire a effettuare una donazione di organi per la mancanza di una serie di ausili tecnici e di personale qualificato.

Secondo questo modello, i coordinatori devono seguire un programma di formazione pluriennale (teorico/pratico) che prevede vari incontri tenuti dai docenti più illustri nel campo della donazione di organi, evitando così di effettuare corsi scarsamente significativi.

Nei corsi vengono affrontate varie tematiche, di natura tecnica, sociale, sanitaria e psicologica, utili nelle varie fasi del processo donazione-trapianto.

Lo scopo principale è quello di fornire al discente un quadro dell'importante ruolo della famiglia nella donazione di organi e tessuti.

L'aiuto alla famiglia è la priorità per il coordinatore alla donazione di organi e tessuti. La possibilità di donare è offerta alla famiglia nella convinzione dell'utilità della donazione per altri, ma anche per il beneficio, dimostrato da molti studi, sull'evoluzione del lutto nella famiglia del defunto.

Altro elemento importante che contraddistingue i coordinatori toscani è la possibilità di effettuare informazione di massa. Sono infatti loro, i coordinatori, le persone autorizzate a parlare di donazione-trapianto di organi attraverso i mass-media. Questo permette di controllare gli interventi in pubblico e di sfatare molti miti e leggende che i media mettono in risalto solo per fare *audience* e che possono provocare molto danno a livello culturale e sanitario.

Il coordinatore alla donazione di organi e tessuti si è altresì rivelato di grande ausilio per i rianimatori, che prima del suo avvento erano costretti a caricarsi di responsabilità e di impegno a partire dall'organizzazione del processo fino al momento del colloquio con i familiari e alla richiesta di donazione.

L'arrivo del coordinatore ha fatto sì che il rianimatore sia impegnato soltanto nella constatazione di decesso e nella comunicazione della morte, compito peraltro già difficile, e che ogni altra attività (anche il sostegno psicologico ai familiari) sia effettuata dal coordinatore, sanitario appositamente formato per tale compito.

Così facendo si dimostra ai familiari del deceduto che il medico rianimatore non ha alcuna implicazione nelle donazione degli organi, evidenziando il fatto che chi ha curato la persona deceduta non ha alcun interesse ai suoi organi. In questo modo i familiari hanno la certezza che l'assistenza da parte dei medici e degli infermieri della rianimazione sia espressa al massimo delle loro possibilità.

Anche i rapporti con i familiari hanno subìto notevoli modifiche. Prima dell'avvento del modello toscano, e quindi della nascita del coordinatore locale alla donazione, il rianimatore comunicava la morte e il fine principale era quello del consenso al prelievo degli organi. Successivamente all'adozione del modello toscano, l'attenzione si è spostata sull'aiuto psicologico ai familiari del deceduto (attraverso la relazione d'aiuto) e la donazione degli organi è proposta solo come atto di solidarietà verso altre persone.

Grazie a questo modello organizzativo di donazione, nel 1999 la Toscana è diventata la prima regione d'Italia per tasso di donazione di organi e, ancora oggi, è tra le prime regioni italiane.

Il coordinamento della donazione nell'Azienda USL 3 di Pistoia: riflessioni su un modello da condividere

Premessa

L'USL 3 di Pistoia gestisce due presidi ospedalieri: l'Ospedale di Pistoia con lo Stabilimento di San Marcello e l'Ospedale di Pescia.

Il numero dei posti letto si aggira intorno alle 600 unità, escluse le culle e i letti di *day hospital*.

Il numero dei decessi nelle unità operative si aggira intorno alle 1100 unità e i decessi del territorio sono all'incirca 100.

Il coordinamento locale fa parte delle strutture organizzative dello staff della direzione sanitaria. Ha il compito di organizzare e gestire le diverse fasi del processo e di definire e attuare tutte le iniziative finalizzate alla promozione, nella popolazione e nel personale sanitario, della cultura della donazione.

Recepisce dal direttore sanitario gli indirizzi e gli obiettivi aziendali. Ha la responsabilità del processo di donazione e del reperimento di organi, tessuti e cellule.

Il coordinatore, nello svolgimento della sua attività, ha come punto di riferimento i principi guida dell'Organizzazione Toscana Trapianti (OTT) che, in base alla Delibera della Giunta Regionale Toscana n. 294 del 29 marzo 2004, ha posto come punti fondamentali:
- centralità del paziente;
- trasparenza nelle procedure;
- qualità delle prestazioni.

Politica della qualità

La donazione, essendo un processo articolato che coinvolge un numero elevato di operatori sanitari e richiedendo una precisa conoscenza di tutte le procedure, ha nel coordinatore della donazione l'unico punto di riferimento nel contesto aziendale dell'USL 3. In questo contesto si è sempre impegnato a perseguire una politica che pone al centro dell'attività sia il "cliente" interno (medici, infermieri, tecnici ecc.), sia il "cliente" esterno (familiari, utenti ecc.).

In particolare, la soddisfazione del cliente interno viene perseguita attraverso momenti di verifica e di aggiornamento sui temi correlati all'attività svolta (nella nostra realtà aziendale, tramite *audit* che vedono coinvolti il personale sanitario che ha partecipato al processo di donazione).

Lo scopo è far emergere le eventuali criticità e individuare le soluzioni appropriate.

La soddisfazione del cliente esterno, più difficile da monitorare, viene perseguita offrendo e migliorando l'accoglienza dei familiari in situazioni di crisi dovute alla perdita di una persona cara, coinvolgendoli a posteriori attraverso colloqui che li vedono suggeritori, con indicazioni finalizzate a migliorare l'accoglienza.

Attività di formazione e informazione

Il coordinatore ha tra i suoi compiti quello di svolgere attività di formazione e informazione nei confronti del personale sanitario, e di informazione e divulgazione rivolta alla popolazione in generale attraverso corsi di formazione e incontri nelle scuole, in collaborazione con i volontari AIDO sempre disponibili.

In tutti questi anni, dalla fine del 2000 a oggi, il coordinatore ha svolto questo tipo di attività rivolta sia al personale sanitario dell'USL sia ai medici di medicina generale e ai farmacisti; ha effettuato lezioni agli studenti del corso di laurea in Scienze Infermieristiche con la convinzione che la conoscenza delle varie fasi del processo e la condivisione degli obiettivi siano il miglior veicolo per creare la cultura del donare.

Organizzazione aziendale

Partendo da un principio fondamentale che si basa sul coinvolgimento diretto o indiretto di un sempre maggior numero di operatori, il coordinatore alla donazione ha creato una rete di referenti che lo sostengono nelle diverse fasi del processo.

Come si dirà successivamente, lo sforzo organizzativo vede il coordinatore impegnato anche in attività, come la donazione di sangue cordonale e placenta, che attualmente sono di competenza di alcuni coordinamenti locali toscani.

L'attività di coordinamento è garantita con reperibilità di 24 ore su 24 365 giorni all'anno.

Tutte le unità operative coinvolte nel processo sono attualmente nella condizione di poter essere attivate in qualsiasi momento, in quanto esiste un piano operativo di attivazione delle figure necessarie a supportare tutte le varie fasi del processo.

Questo ha permesso, e permette, di effettuare tutti i prelievi multiorgano e/o multitessuto entro le ore previste dalle linee guida e, in caso di prelievo multitessuto, di evitare di dilazionarlo fino alle 24 ore, effettuandolo entro le 12 ore, non differendo i tempi di consegna alla famiglia del donatore.

Modalità di attuazione del coordinamento

Le modalità di azione del coordinamento locale della donazione sono descritte in una serie di documenti in cui viene tracciata una mappatura completa e articolata delle principali fasi del processo.

L'analisi del processo è stata realizzata con il coinvolgimento di tutti gli operatori e ogni fase è stata discussa e condivisa.

Per le fasi più critiche sono stati predisposti dal coordinamento protocolli e/o istruzioni operative necessari a garantirne il corretto svolgimento.

La diffusione dei suddetti documenti è di pertinenza del responsabile del sistema di qualità aziendale e i documenti redatti e approvati dallo staff della direzione aziendale sono disponibili sulla rete informatica interna dell'USL, dove possono essere visionati ed eventualmente scaricati da tutti gli operatori.

Mission del coordinamento locale per la donazione

Il coordinatore locale per la donazione e i trapianti aziendale è un medico esperto incaricato di svolgere le funzioni di coordinamento delle attività di donazione e prelievo di organi, tessuti e cellule nell'ambito dell'USL.

È stato nominato dal direttore generale dopo una selezione che si rifà al Decreto legislativo 502/92, art.15 *septies* comma 1, con contratto a termine che prevede l'esclusività del rapporto della durata di 5 anni, eventualmente rinnovabile.

È dunque l'elemento operativo chiave nel processo della donazione e prelievo di organi, tessuti e cellule e dipende nell'ambito delle sue funzioni, dal Direttore sanitario, essendo inserito nello staff della direzione sanitaria.

È al Direttore sanitario o al responsabile dello staff che riferisce i progetti, i risultati conseguiti, le strategie per migliorare il processo di donazione.

Al fine di migliorare il processo, attua strategie di tipo gestionale e organizzativo mirate all'ottimizzazione delle varie fasi, utilizzando al meglio le risorse dei presidi ospedalieri.

Funzioni
Il coordinatore svolge, nell'ambito del processo, le seguenti funzioni:
- è responsabile del processo donazione di organi, tessuti e cellule nell'individuazione e selezione del potenziale donatore;
- organizzazione dell'accertamento di morte;
- valutazione dell'idoneità del donatore;
- valutazione dell'idoneità degli organi e dei tessuti;
- valutazione del potenziale donatore di sangue cordonale e di placenta;
- assicura l'immediata comunicazione dei dati relativi al donatore al Centro Regionale Allocazione Organi e Tessuti (CRAOT);
- coordina gli atti amministrativi relativi agli interventi di prelievo;
- è responsabile del prelievo in sala e ne coordina tutte le fasi;
- ha delega di medico necroscopo;
- esegue prelievi sclero-corneal (anche a domicilio);
- cura i rapporti con le famiglie dei donatori;
- cura i rapporti con l'autorità giudiziaria e chiede il nulla-osta al prelievo nei casi di competenza;
- è referente dell'USL. per le dichiarazione di volontà:
- è responsabile della tutela della *privacy*.

Infermiere di coordinamento

Il 1999 ha segnato una svolta importante per la professione infermieristica.

Il nuovo Codice deontologico dell'infermiere (ai punti 16 e 18 del capitolo 4) affida a questa figura il compito di assistere e sostenere la famiglia in lutto e favorire la donazione di organi, tessuti e cellule attraverso l'informazione e il sostegno alle famiglie dei donatori.

Già dal 1998 la Regione Toscana aveva previsto l'inserimento della figura infermieristica all'interno dei coordinamenti, che ha assunto col tempo un ruolo insostituibile nel contesto del processo di donazione.

Purtroppo questa figura è stata assegnata al coordinamento dell'Azienda USL 3 solamente a partire dalla metà dell'anno 2004.

Pur restando il coordinatore medico il solo responsabile del processo, può avvalersi della collaborazione di un infermiere con esperienza e preparazione adeguata nel campo delle donazioni.

A livello organizzativo, l'infermiere di coordinamento costituisce l'anello di congiunzione tra la figura medica e le figure non mediche: (necrofori, infermieri delle sale operatorie e dei reparti di degenza).

L'infermiere di coordinamento conosce tutte le fasi del processo, è in grado di offrire aiuto ed effettuare la richiesta di donazione, supportando le varie fasi di prelievo.

L'esperienza maturata gli permette di collaborare con il coordinatore medico all'interno del blocco operatorio e di intervenire in supporto del personale di sala operatoria e delle *équipe* chirurgiche.

Referenti delle rianimazioni

Nella realtà dell'Azienda USL 3 di Pistoia operano due unità operative di Rianimazione nei presidi ospedalieri di Pistoia e Pescia.

Sono stati nominati due referenti medici e due infermieristici.

La finalità del loro ruolo è la condivisione delle linee guida e delle procedure aziendali atte a ottimizzare il processo di donazione di organi con il coordinatore.

È da ascrivere ai referenti la valida condivisione da parte di tutti gli operatori sanitari delle linee guida aziendali.

La verifica effettuata dall'OTT, finalizzata all'accreditamento del processo di donazione nelle unità di terapia intensiva, li ha visti partecipi e interessati. Hanno sempre dimostrato una grande padronanza nella gestione delle fasi di loro competenza e nel mantenimento del donatore, nonché una sensibilità particolare verso le famiglie.

Sostituiscono il coordinatore nelle sue funzioni in caso di assenza.

I buoni rapporti interpersonali hanno sicuramente creato un clima favorevole alla collaborazione e alla condivisione degli obiettivi e non si sono mai verificate interferenze tra le diverse professionalità.

Tutti i casi di morte encefalica sono stati segnalati prontamente.

Referenti sangue cordonale e placenta

Nella realtà di altri coordinamenti locali toscani, la competenza riguardo alla donazione di sangue cordonale e di placenta non ha attualmente come punto di riferimento il coordinatore alla donazione.

Nella realtà pistoiese, invece, questo tipo di attività viene supportata già da alcuni anni dal coordinamento.

Nei primi anni la donazione di sangue cordonale era seguita dall'Unità operativa Materno-infantile, ma successivamente, in base a delibere regionali che allocavano questo tipo di donazione tra le competenze dell'OTT, nacque nei responsabili delle unità operative la consapevolezza che, trattandosi di donazione, il coordinamento dovesse in qualche modo interessarsene, anche se in maniera congiunta con l'Unità operativa Materno-infantile e l'Unità operativa di Ostetricia.

Nella rete aziendale di donazione, il coordinatore ha inserito anche i referenti del sangue cordonale, condividendo con loro le linee guida.

Referenti specialisti

L'USL, in base al decreto n. 3820 del 6 luglio 2005, "Istituzione reti aziendali donazione-trapianto", si è dotata di una serie di referenti specialisti che sono il punto di riferimento dei medici di base. Il loro compito è quello di indirizzare ai vari centri trapianto presenti nella regione i pazienti che necessitano di tale terapia, e di seguirli nel periodo post-trapianto su indicazione degli stessi.

Sono stati individuati specialisti che coprono questo servizio con ambulatori nelle due realtà ospedaliere.

Referenti blocco operatorio

Questi referenti sono inseriti nella rete della donazione poiché, pur non avendo mai rilevato criticità particolari in questo settore, il coordinatore ritiene opportuno avere dei riferimenti in grado di rilevare eventuali criticità e condividerne le soluzioni.

Sono già state individuate le figure idonee a tale incarico tra quelle che hanno dimostrato particolare sensibilità e professionalità e che, nella normale attività di sala, sono punto di riferimento degli altri operatori.

Referente obitorio

La necessità di avere punti di riferimento in obitorio è nata sulla scorta di due ordini di motivi: il primo, pratico, è la distanza tra i tre centri ospedalieri; il secondo è costituito dall'importanza di disporre di una figura responsabile dell'invio e del controllo dei dati, e che assicuri che questi siano continui e completi.

Conclusioni

L'OTT ha creato tutti i presupposti affinché l'attività di coordinamento possa assurgere a un sistema che vede il settore donazioni e trapianti toscano in grado di svilupparsi e integrarsi sempre di più, al fine di migliorare i risultati raggiunti negli ultimi anni.

Per quanto riguarda la realtà pistoiese, tanto è stato fatto ma altro lavoro bisogna fare per dare ulteriore impulso a un'attività che, iniziata a fine 2000 come una sfida, col tempo è venuta ad assumere i connotati di un sistema condiviso.

Questo modello organizzativo ha creato tutti i presupposti a cui il coordinatore fa riferimento con la consapevolezza che il sistema organizzativo è preparato sia a far fronte a tutti i tipi di prelievo di organi e/o tessuti sia a supportare psicologicamente le famiglie in lutto dei potenziali donatori.

Grazie, quindi, a tutti gli operatori sanitari coinvolti e ai volontari dell'AIDO, che hanno condiviso e condividono giornalmente con il coordinamento della donazione le criticità e i risultati raggiunti.

Il prelievo degli annessi fetali a scopo di trapianto

Marco Tanini, Alessia Bani, Fedele Mario Nuzzi

Introduzione

Negli ultimi anni la possibilità di utilizzare gli annessi fetali nella pratica clinica ha suscitato un interesse sempre crescente da parte di molti settori della medicina. Infatti, se il sangue cordonale come fonte alternativa di cellule staminali emopoietiche è ormai comunemente utilizzato per il trattamento di varie patologie, recenti sono le evidenze di un possibile uso terapeutico di annessi fetali quali la membrana amniotica, le cellule staminali presenti nel liquido amniotico e le cellule staminali mesenchimali del tessuto cordonale (gelatina di Wharton).

Le due più importanti caratteristiche di questi tessuti, che giustificano il loro utilizzo in ambito trapiantologico, sono rappresentate dalla loro capacità rigenerativa dovuta alla presenza di cellule staminali e dalla possibilità di utilizzare questi annessi come substrato per favorire la crescita di nuovi aggregati cellulari, al fine di riparare tessuti danneggiati, come avviene per gli innesti di membrana amniotica.

Quest'ultima caratteristica è legata alla non "immunogenicità" di alcuni annessi fetali, che non determinano lo scatenarsi di risposte immunitarie da parte dell'ospite nel quale vengono impiantati, superando in questo modo la problematica del rigetto.

M. Tanini (✉), A. Bani, F.M. Nuzzi
U.O. Ostetricia e Ginecologia Ospedale Pistoia,
Azienda USL 3 di Pistoia, Pistoia
e-mail: m.tanini@usl3.toscana.it

G. Castelnuovo, R. Menici, M. Fedi, *La donazione in Italia*,
© Springer-Verlag Italia 2011

Sangue cordonale

L'interesse verso lo studio e l'impiego del sangue cordonale è dovuto all'identificazione nel sangue del cordone stesso di un elevato numero di cellule staminali emopoietiche, ovvero elementi capaci di autoriprodursi e di dare origine a linee cellulari dalle quali, in seguito a un processo maturativo e differenziativo, derivano cellule ematiche dotate di funzioni specializzate.

Il trapianto di progenitori emopoietici viene utilizzato comunemente per il trattamento delle seguenti patologie:
- malattie neoplastiche: leucemia linfoblastica acuta, leucemia mieloide acuta, linfoma di Burkitt, leucemia mieloide cronica, leucemia mieloide cronica giovanile, leucemia mielomonocitica cronica giovanile, liposarcoma, sindromi mielodisplastiche, leucemia mielomonocitica cronica, neuroblastoma, linfoma non Hodgkin, linfoma di Hodgkin;
- malattie da insufficiente funzionalità midollare: anemia aplastica grave, anemia di Blackfan-Diamond, discheratosi congenita, anemia di Fanconi, trombocitopenia amegacariocitica, sindrome di Kostmann;
- emoglobinopatie: anemia falciforme, β-talassemia (morbo di Cooley);
- errori congeniti del metabolismo: adrenoleucodistrofia, malattia di Batten, malattia di Gunther, sindrome di Hunther, sindrome di Hurler, malattia di Krabbe, malattia di Lesch-Nyhan, sindrome di Maroteaux-Lamy;
- immunodeficienze: sindrome di Omenn, immunodeficienza combinata grave, displasia reticolare, displasia timica, sindrome di Wiskott-Aldrich, malattia linfoproliferativa X-*linked*, deficienza di adesione leucocitaria;
- altre malattie: istiocitosi a cellule di Langerhans, sindrome di Evans, linfoistiocitosi emofagocitica familiare, linfoistiocitosi EBV-associata, osteopetrosi.

Il sangue cordonale raccolto subito dopo il parto consente così di impiegare fruttuosamente un elemento biologico considerato "a perdere", eliminando nel contempo ogni problematica relativa al reperimento di un donatore. Le caratteristiche biologiche delle cellule cordonali consentono inoltre di superare le tradizionali barriere di compatibilità, permettendo di effettuare il trapianto anche tra soggetti non perfettamente compatibili, con una riduzione di complicanze come il rigetto e la malattia del trapianto contro l'ospite (*Graft versus Host Disease*, GVHD) acuta e cronica, una frequente complicanza che in alcuni casi può portare al decesso.

Dalla prima esperienza di trapianto con sangue cordonale, realizzato con successo in un paziente affetto da anemia di Fanconi nel 1988 (Gluckman et al., 1989), l'impiego del sangue cordonale quale fonte di cellule staminali emopoietiche ha permesso di rispondere alla crescente domanda trapiantologica (Grewal SS et al., 2003; Rocha et al., 2004) e ha portato a effettuare oltre 20.000 trapianti in tutto il mondo.

Sulla base di questo sempre più diffuso utilizzo delle cellule staminali cordonali, dagli anni '90 sono sorte in tutto il mondo numerose banche dove vengono conservate le unità di sangue cordonale raccolte. È stato calcolato che oltre

450.000 unità di sangue cordonale siano disponibili a scopo trapiantologico.

La raccolta di sangue cordonale viene effettuata dopo avere ottenuto il consenso da parte della coppia donatrice (madre/padre) e dopo la compilazione di un apposito questionario anamnestico inerente la salute e gli stili di vita della coppia.

Esistono condizioni cliniche e comportamenti a rischio che precludono la donazione del sangue cordonale. Alcuni di questi criteri di non idoneità riguardano determinate patologie dei genitori e/o dei familiari; altri criteri di esclusione dalla donazione sono invece di natura ostetrico-neonatale e vengono pertanto valutati dal personale ostetrico durante la gestazione e al momento del parto.

Il prelievo viene effettuato mediante la venipuntura della vena ombelicale; il sangue è raccolto in una sacca contenente un anticoagulante. La raccolta può essere effettuata sia in caso di parto spontaneo che di taglio cesareo, non comporta cambiamenti della pratica assistenziale ed è assolutamente innocua per la madre e per il neonato.

Il timore espresso da taluni che il prelievo di sangue cordonale possa avere ripercussioni negative per il neonato non trova conferma. Questi dubbi sarebbero correlati al clampaggio del cordone ancora pulsante che, secondo alcuni, priverebbe il neonato di elementi utili. Questa ipotesi, come detto, non trova tuttavia alcuna conferma; non vi è, infatti, dimostrazione di qualsivoglia privazione per i neonati sani e non esiste alcuna raccomandazione per i neonati sani nati a termine riguardo al clampaggio del cordone.

È inoltre da sottolineare che numerose linee guida (Prendiville et al., 2003)[1] raccomandano il secondamento attivo e, quindi, il clampaggio precoce del cordone come misura preventiva dell'emorragia post-partum.

Dopo la raccolta, le sacche di sangue cordonale vengono etichettate con codici a barre in modo da garantirne la tracciabilità in tutte le fasi del processo di bancaggio. Il trasporto dal centro di prelievo alla banca viene effettuato in contenitori idonei e validati per tale uso, nel rispetto dei tempi concordati (l'unità di sangue cordonale deve essere criopreservata entro 48 ore dalla raccolta) (Salvaneschi et al., 1999).

Le sacche che rispecchiano i criteri di bancabilità vengono sottoposte a un processo di separazione cellulare che consente di abbattere i volumi delle unità; successivamente vengono congelate in vapori di azoto liquido, mediante un congelatore a discesa controllata della temperatura.

Tutte le unità criopreservate vengono preventivamente tipizzate e i dati vengono inseriti in un registro informatico accessibile a qualsiasi Centro trapianti in ogni parte del mondo. Prima del suo utilizzo, l'unità viene sottoposta a ulteriori controlli, effettuati sia su campioni di sangue materno prelevato al momento della donazione e a distanza dal parto, sia sull'unità stessa.

---

[1] Ministero della Salute. Raccomandazioni per la prevenzione della morte materna correlata al travaglio e/o parto. Raccomandazioni n. 6, Aprile 2008.

Rispetto al midollo osseo, l'utilizzo di questa fonte alternativa di cellule staminali emopoietiche ha indubbi vantaggi di natura pratica e biologica sia per il donatore sia per il ricevente:

• minor rischio di reazione immunitaria, data la relativa immaturità delle cellule linfocitarie contenute nel sangue cordonale, che ne permette l'utilizzo anche in caso di non completa compatibilità HLA;
• minor rischio di gravi reazioni immunologiche post-trapianto, come la GVHD;
• immediata disponibilità della sacca, rispetto ai tempi più lunghi che possono essere necessari per reperire un donatore di midollo.

L'ipotesi di conservare il sangue cordonale del proprio figlio per un ipotetico futuro utilizzo (conservazione autologa) ha trovato, di recente, vastissima eco sui *mass media* e ha determinato la presa di posizione da parte di numerose società scientifiche e comitati etici[2], che hanno sottolineato la non eticità del gesto a scapito della donazione, ma soprattutto la mancanza di oggettive evidenze scientifiche legate all'uso autologo di queste cellule.

In Italia attualmente la conservazione autologa non è permessa. Qualora la madre desideri preservare il sangue cordonale per il proprio figlio, è possibile attivare una procedura che consente tale modalità di conservazione in strutture situate all'estero[3].

Liquido amniotico e placenta

Anche il *liquido amniotico* e la *placenta* rappresentano una fonte importante di differenti popolazioni di cellule staminali nelle loro diverse forme (mesenchimali, emopoietiche, trofoblastiche) e, probabilmente, della maggior parte delle cellule staminali primitive.

Il potenziale delle diverse popolazioni di cellule staminali derivate da queste due fonti, con le relative applicazioni cliniche, ha iniziato a essere descritto, ma rimane ancora molto da studiare. Tuttavia, un fertile lavoro sperimentale di diversi gruppi ha evidenziato nuove applicazioni terapeutiche in ambito trapiantologico e di terapia genica (Perin et al., 2008; Sessarego et al., 2008).

Il prelievo di liquido amniotico viene effettuato, nella maggior parte degli studi, nel corso dell'amniocentesi precoce diagnostica; tuttavia, a parere degli Autori potrebbe essere interessante effettuare il prelievo immediatamente prima dell'amniorexi durante il taglio cesareo programmato, in quanto questo consentirebbe di raccogliere volumi estremamente maggiori di liquido amniotico.

Per ciò che riguarda il prelievo della *membrana amniotica* e delle *cellule staminali mesenchimali da cordone ombelicale*, è possibile effettuare la mede-

---

[2] ACOG committee opinion number 399, February 2008: umbilical cord blood banking.
[3] Ordinanza del Ministero della Salute del 4 maggio 2007 "Misure urgenti in materia di cellule staminali da cordone ombelicale".

sima procedura di prelievo per entrambi gli annessi, utilizzando gli stessi criteri per la selezione delle donatrici (Nuzzi et al., 2008).

Le cellule mesenchimali hanno un'azione immunosoppressiva sulla proliferazione dei linfociti T del sangue del cordone ombelicale, effetto questo che in ambito trapiantologico potrebbe ridurre la capacità di indurre, da parte delle cellule staminali del donatore, reazioni di tipo immunologico come la GVHD post-trapianto (Dai et al., 2007; Huang, 2007).

Per quanto riguarda l'utilizzo terapeutico della membrana amniotica, negli ultimi 10-15 anni la tecnica di ricostruzione oculare tramite l'amnios ha trovato impiego su vasta scala (Tseng, Kim, 1995).

In caso di difetto tissutale, per esempio, la membrana amniotica, rimpiazzando la matrice stromale assente, funziona come membrana basale di supporto in modo tale che il processo di epitelizzazione si possa attuare su questa (Trelford, Trelford-Sauder, 1979). Anche altri settori della medicina stanno sperimentando l'utilizzo di questo annesso fetale.

La membrana amniotica macroscopicamente si presenta come un sottile foglietto trasparente sufficientemente elastico e resistente. È un tessuto non immunogenico, caratteristica che ne consente l'impianto senza rischi di rigetto e senza la necessità di far ricorso a una successiva terapia immunosoppressiva; questo fenomeno può essere spiegato dal fatto che la membrana amniotica esprime antigeni HLA incompleti (Brandt et al., 2001).

Inoltre, le cellule epiteliali dell'amnios coltivate in vitro producono fattori anti-infiammatori (Akle et al., 2003).

In generale si può affermare che la membrana basale della membrana amniotica facilita la migrazione delle cellule epiteliali (Kamiya et al., 2005), rinforza l'adesione delle cellule epiteliali basali (Tseng et al., 1997), promuove la differenziazione epiteliale (Khodadoust et al., 1968; Rennekampff, 1994) e previene l'apoptosi (Kurpakus et al., 1992).

La procedura operativa per il prelievo del cordone e dei frammenti di membrana amniotica prevede che gli annessi vengano ottenuti da donne che abbiano raggiunto almeno la 35ª settimana di gravidanza e che siano sottoposte a taglio cesareo elettivo, allo scopo di evitare il rischio di contaminazioni batteriche durante il passaggio della placenta attraverso il canale del parto[4].

Dopo l'estrazione del feto, il medico provvede a estrarre la placenta nel modo meno traumatico possibile, ossia esercitando un massaggio-spremitura sul fondo uterino e al tempo stesso una progressiva trazione sul funicolo.

Vengono quindi eseguiti un tampone colturale sulla placenta e uno sul cordone ombelicale; viene inoltre prelevata la sezione terminale del cordone che, riposta in un contenitore sterile, verrà poi inviata al laboratorio di microbiologia per l'esame colturale, mentre il disco placentare verrà inviato al laboratorio di analisi istopatologica. Placenta e cordone, clampato con pinza emostati-

---

[4] Procedura Operativa per il prelevo di sangue cordonale e membrana amniotica, USL 3, Pistoia.

ca, vengono adagiati sopra un telino monouso di materiale sintetico preforato al centro per consentire la fuoriuscita del funicolo. Si procede a questo punto alla raccolta del sangue cordonale.

Il cordone ombelicale viene quindi reciso dall'inserzione placentare e posto in un doppio involucro di sacche in PVC sterili, che a loro volta vengono collocate in un contenitore sterile di materiale plastico e inviate alla Banca Toscana del Sangue placentare per l'isolamento, l'espansione e il congelamento delle cellule staminali mesenchimali da cordone ombelicale.

La placenta, dopo la rimozione dal telo monouso, viene chiusa dentro due sacche sterili in PVC e posta in un contenitore sterile chiuso ermeticamente.

Ogni fase del processo di confezionamento viene eseguita nel rispetto scrupoloso delle regole di asepsi.

Il contenitore deve recare l'etichetta con i dati della donatrice.

Il trasporto della placenta, della documentazione e dei campioni ematici prelevati dalla donatrice poco prima del taglio cesareo deve essere eseguito da personale addetto e durante il trasporto la placenta va tenuta nell' apposito frigo.

Il Centro di conservazione, dopo un accurato lavaggio con soluzione antimicrobica e antifungina della placenta, provvede alla separazione dell'amnios e del corion.

La membrana amniotica viene adagiata su supporti in acetato di cellulosa, ritagliata e lasciata per 24 ore sotto cappa sterile in soluzione antisettica.

La distribuzione dei frammenti di membrana amniotica a scopo trapiantologico può avvenire solo in assenza di carica microbica e, prima della consegna alla struttura richiedente, ogni campione è nuovamente sottoposto a test colturali per aerobi, anaerobi e funghi; deve inoltre essere accertata, sul campione di sangue prelevato all'atto della donazione e inviato assieme alla placenta stessa, la negatività della donatrice agli esami sierologici e bio-molecolari.

Il prelievo degli annessi fetali rappresenta quindi, con ogni evidenza, un interessante nuovo fronte nell'ambito della medicina dei trapianti.

Bibliografia

Akle CA, Adinolfi M, Welsh KL et al (1981) Immonigenicity of human ephitelial cell after transplantation into volunteers. Lancet 1003-1005

Brandt FT, Albuquerque CD, Lorenzato FR (2001) Female urethral recostruction with amnion graft. Int J Surg Investig 1:409-414

Dai Y, Li J, Li J et al (2007) Skin epithelial cells in mice from umbilical cord blood mesenchymal stem cells. Molecular Medicine and stem cell center of second affiliated hospital of Jiangxi Medical College, Nanchang 330006, PR China. PMID: 17467179. Burns June 33:418-28. Epub Apr 27

Gluckman E, Broxmeyer HE, Auerbach AD et al (1989) Hematopoietic reconstitution in a patient with Fanconi's anemia by means of umbilical cord blood from an HLA-identical sibling. New Engl J Med 321:1174

Grewal SS et al (2003) Unrelated donor hematopoietic cell transplantation: marrow or umbilical cord blood. Blood 101:4233

Huang GP, Pan ZJ, Jia BB et al (2007) Ex vivo expansion and trasplantation of hematopoietic stem progenitor cells supported by mesenchimal stem cells from human umbilical cord blood. College of life sciences, Zi Jin Gang Campus, Zhejiang University, Hangzhou 310058, PR China. PMID:17912949. Cell Transplant; 16:579-585

Kamiya K, Wang M, Uccida S et al (2005) Topical application of culture supernant from human amniotic ephitelial cells suppesses infiammatory reaction in cornea. Experimental Eye Research 80:671-679

Khodadoust AA, Silverstein AM, Kenyon KR et al (1968) Adesion of refenerating corneal ephithelium. The role of basement membrane. Am J Ophthalmol 65:339-348

Kurpakus Ma, Stock El, Jones JCR (1992) The role of basement membrane in differential expression of keratin proteins in epithelial cells. Dev Biol 150:143-255

Nuzzi FM, Lombardini L, Dal Pozzo S et al Cellule staminali mesenchimali da cordone ombelicale: progetto di prelievo. Atti della Società di Ginecologia e Ostetricia – Vol LXXXIV, Torino 5-8 ottobre 2008

Perin L, Sedrakyan S, Da Sacco S, De Filippo R (2008) Characterization of human amniotic fluid stem cells and their pluripotential capability. Methods Cell Biol 86:85-99

Prendiville WJ, Elbourne D, Mc Donald S (2003) Active versus expectant management in the third stage of labour. The Cochrane Library. Issue 3. Oxford, England: Update Software

Rennekampff H-O, Dohrman P, Fory R et al (1994) Evaluation of amniotic membrane as adhesion prophylaxis in a novel surgical gastroschisis model. Invest Sur 7:187-193

Rocha V, Sanz G, Gluckman E et al (2004) Umbilical cord blood transplantation. Curr Opin Hematol 11:375

Salvaneschi L, Perotti C, Torretta L et al (1999) Extended storage of cord blood cells before cryopreservation. VI Regional European Congress of ISBT, Abstracts: 69

Sessarego N, Parodi A, Podestà M et al (2008): Multipotent mesenchymal stromal cells from amniotic fluid: solid perspectives for clinical application. Haematologica 93:339-46. Epub Feb 11

Trelford JD, Trelford-Sauder M (1979) The amnios in surgery, past and present. Am J Obstet Gynaecol 134:844-845

Tseng SGC, Kim IGC (1995) Transplantation of preserved human of amniotic membrane for reconstruction in severely damaged rabbit corneas. Cornea 14:473-484

Tseng SGC, Prahasawat P, Lee S-H (1997) Amniottic membrane transplantation for conjunctival surface reconstruction. Am J Ophthalmol 124:765-774

Il profeta del dono d'organi: Don Carlo Gnocchi

Gianbattista Martinelli

Mi chiamò al capezzale: *"Cesare, devi farmi un favore..."*

Non ci sarebbe stata la prima legge sul trapianto di organi del 1967, né questa forte sensibilizzazione sul problema della donazione, se nel lontano 29 febbraio 1956, con il corpo ancora caldo del beato don Gnocchi, il professor Cesare Galeazzi (1905-1979), primario e direttore dell'Istituto Oftalmico di Milano, non avesse trapiantato le cornee di don Gnocchi su Silvio Colagrande e Amabile Battistello, due ragazzini ciechi per cause diverse.

Considerata l'importanza di quell'estremo gesto di carità del beato don Gnocchi, ripercorriamo con commozione questo momento nodale della storia della donazione nel nostro Paese attraverso la rievocazione dell'evento fatta, sotto giuramento, dallo stesso Galeazzi davanti ai prelati della Congregazione per la Causa dei Santi, in occasione dell'avvio della causa di beatificazione di Don Gnocchi.

L'incontro

Negli anni immediatamente successivi alla guerra, venni ad apprendere da un giornale che un sacerdote, don Carlo Gnocchi, ex-cappellano degli Alpini durante la disperata campagna bellica in Russia e di cui mai avevo sentito parlare, aveva dato vita a un'iniziativa per soccorrere i bambini mutilati per causa di eventi bellici; la notizia proseguiva dicendo che l'illustre professor Streiff, clinico oculista di Losanna e vecchio amico mio, aveva gratuitamente operato due bambini dell'Opera di don Gnocchi.

La notizia mi indispose. Scrissi immediatamente a don Carlo Gnocchi dicendogli molto energicamente che mi sentivo offeso come italiano e come oculista: "Lei, reverendo, ha intrapreso una bellissima fatica, ma si dimentica evidente-

G. Martinelli (✉)
Fondazione Don Gnocchi, Milano
e-mail: gmartinelli@dongnocchi.it

mente che gli oculisti italiani, senza falsa modestia, in tema di chirurgia oculare non sono inferiori ai loro colleghi esteri. Trattandosi inoltre del dramma della fanciullezza italiana colpita dal furore bellico, desidereremmo affiancarla nella sua benemerita iniziativa: se crederà di servirsene, conti sull'Istituto Oftalmico di Milano, che ho l'onore di dirigere, e sulla mia opera di chirurgo".

Due giorni dopo, all'uscita della sala operatoria, mi fu detto che un sacerdote mi attendeva da oltre un'ora. Mai dimenticherò l'incontro: su di un viso esprimente intelligenza, volontà, bontà, la luce di due grandi occhi azzurri, di un azzurro incredibile. Mi tese ambo le mani: "Caro professor Galeazzi, lei ha ragione, ma io non ho torto!...".

Don Carlo sottolineò le enormi difficoltà che aveva per il ricovero dei suoi ragazzi negli ospedali a causa del mancato pagamento degli stessi da parte dell'Ente di assistenza postbellica, che non disponeva di finanziamenti sufficienti. Da parte mia non ci furono dubbi: "Don Carlo?" – risposi io? – "sono onorato e felice di mettermi personalmente a sua disposizione per tutte le cure mediche e chirurgiche di cui hanno bisogno i suoi piccoli in campo oculistico. E anche se l'Ente di assistenza non dovesse pagare, non ci saranno problemi...".

Non occorsero altre parole: ci guardammo negli occhi e il reciproco sguardo sancì un'intesa che divenne rapidamente una profonda amicizia. Né poteva essere diversamente, perché così fu infatti con tutte le persone che ebbero la ventura di incontrare quest'uomo straordinario. Considero oggi il mio incontro con don Carlo fra i pochissimi veramente importanti della mia vita.

La nostra fu un'amicizia, se vogliamo, anche strana: fatta e intessuta di colloqui frequenti, ma sempre brevissimi, perché non c'era tempo per le chiacchiere; molte, molte telefonate, l'intesa sempre pronta e perfetta e, dentro, mi è rimasto il suono particolare e suadente della sua voce, che al di là dell'affetto sempre mi impose un rispetto profondo. Espresse la sua ineguagliabile personalità nel sacerdozio, ma nella sua troppo breve vita sarebbe comunque stato, come fu, un grande protagonista.

Da allora in poi, operai sempre personalmente i molti poveri piccoli dilaniati dagli eventi bellici. Molte volte, purtroppo, provammo il dolore della nostra impotenza tecnica a risolvere il caso, ma fummo anche molto spesso premiati per il successo ottenuto: anche se il recupero funzionale fu sovente solo parziale o addirittura modesto, ci soddisfece e ci inorgoglì. La felicità di questi ragazzi, trasformati da ciechi a veggenti, era la nostra e quella di don Gnocchi che, incredibilmente impegnato su fronti molteplici, seguiva di persona o telefonicamente il decorso dei suoi piccoli protetti: furono veramente i suoi figli!

Sottoposto a una fatica disumana e già lentamente minato dal male, sappiamo che il suo destino fu poi rapido, cristianamente e coraggiosamente sofferto. Andai spesso a trovarlo nella clinica dove era ricoverato: parlavamo dei suoi ragazzi, li ricordava tutti per nome e mi diceva, felice, dei loro progressi dopo l'intervento subìto.

Un compito gravoso

Ricordo, era una domenica: le 2 pomeridiane. Suona il telefono. La suora della clinica Columbus mi chiama: "Professore venga subito, don Carlo ha bisogno di lei!"

Già nel corridoio sentii la tragedia incombente: suore dappertutto, due sacerdoti, e il grande, indimenticabile suo e mio amico Marcello Visconti di Modrone.

Giaceva nel letto, sotto la tenda a ossigeno, il viso esangue, le belle mani stanche e bianche. Con palese sforzo fece cenno a un sacerdote presente di uscire. E fummo soli. "Cesare, ti chiedo un grande favore, non negarmelo: fra poche ore io non ci sarò più. Prendi i miei occhi e ridona la vista a uno dei miei ragazzi, ne sarei tanto felice. E poi forse anche questo potrà aiutare la mia Opera. Parti subito per Roma, ma subito, ti prego, non c'è tempo da perdere: là nella mia casa c'è da pochi giorni un bel ragazzo biondo e poi forse anche un altro. Mi hanno detto che un trapianto di cornee potrebbe farli rivedere: avrei già dovuto parlartene, parti subito, promettimelo, io ti ringrazio. Addio...".

Non dimenticherò mai quegli attimi di stravolgente commozione: non ricordo nemmeno che cosa dissi, so che piangevo e so che promisi... Ricordo che lo baciai in fronte. Uscii frastornato, pieno di paura per l'incombente gravoso impegno così solennemente assunto. Non sapevo nulla di questo ragazzo, ero spaventato e commosso. Uscii dalla stanza stravolto. Marcello Visconti mi si fece appresso, gli confidai, in segreto, lo spaventoso compito che mi aspettava e corsi a casa. Ne parlai con mia moglie e via alla stazione. Il treno partì per Roma.

L'angoscioso viaggio

Viaggio angoscioso: com'erano le cornee di questo ragazzo? Era veramente recuperabile? E se non lo fosse stato? Che cosa avrei fatto, cosa avrei detto? Potevo forse non mantenere l'impegno? E se l'intervento, ove possibile, non mi fosse riuscito? Avrei fatto in tempo a rientrare da Roma con il ragazzo? Don Carlo palesemente agonizzava. Prima di lasciare la Columbus avevo telefonato al mio aiuto, pregandolo di tenersi pronto, in caso di decesso prima del mio rientro, alla triste operazione del prelievo dei bulbi oculari. Ma il travaglio cominciava allora: seppi in seguito che uno dei sacerdoti presenti (e non era dei suoi) tradì il segreto e ne parlò con la stampa... non l'avesse mai fatto!

Scendendo alla stazione Termini venni aggredito da giornalisti e fotografi che volevano sapere. Mi chiedevano dichiarazioni. Volevano spiegazioni. Mi liberai a fatica e raggiunsi l'albergo, con l'esatta sensazione della difficile prova che mi aspettava, spaventato dalla pubblicità imprevista e di cui non sapevo rendermi ragione, sicuro com'ero che né Marcello né mia moglie avevano parlato.

La mattina dopo, di buon'ora, sono alla casa dell'Opera di don Carlo; chiedo del ragazzo, stentano a individuarlo, poi lo riconoscono in Silvio Colagrande, di 12 anni. Me lo portano in osservazione: esiti di ustione gravissima, cornee opache in misura subtotale; certo un caso molto difficile, ma ancora in limiti di operabilità... Mi sento già più tranquillo.

Chiedo di vedere altri ragazzi minorati nella vista. Ne visito molti, ma non reperisco nessuno con indicazione clinica di trapianto di cornea. Telefono a Milano al mio ospedale e dico di mettere in stato di preallarme uno dei tanti casi in lista di attesa per trapianti di cornea. Non ho dubbi: don Carlo, ne ero sicuro, sarebbe stato felice di donare la sua cornea anche a un minorato che non appartenesse ai "suoi ragazzi". Dispongo per l'immediata partenza per Milano del giovane operando e richiamo l'ospedale affinché tutto sia pronto per operare in qualsiasi momento. Preannuncio il mio rientro, con la notizia che ormai è già di pubblico dominio.

Poco prima di ripartire mi giunge la triste, ma purtroppo attesa notizia: don Carlo è spirato. Eterno, ansioso viaggio di ritorno. Quasi sgomento pensavo alla prova che mi aspettava: come un principiante andavo ripetendomi i tempi dell'intervento. Ma se il colpo di trapano, per il prelievo del disco da innestare, per l'emozione non mi fosse riuscito? E tutti quei vasi sulla cornea? Ci sarà emorragia? Il lembo resterà trasparente? E i giornalisti... vorranno sapere... dovrò stilare un bollettino medico... e se dovessi dire che l'intervento non è riuscito? Pensavo al mio Aiuto, dottor Celotti, che in quel momento stava enucleando i bulbi dal volto spento di don Carlo e ringraziavo Dio per le circostanze che mi avevano risparmiato l'orribile compito. Poi, a tratti, mi rasserenavo e dicevo: "Don Carlo mi aiuterà".

L'accorto sotterfugio

La notizia era ormai sui giornali. Il mio aiuto Celotti, recatosi alla Columbus, fu intercettato dalla polizia: "Qui, si ricordi, non si tocca niente!" Ma Celotti non si fece intimorire. Aggirò la posizione e, con l'impegno e la precisione di sempre, compì il suo triste compito, dopo l'accertamento della morte avvenuta. All'uscita dalla clinica la sua macchina fu, per un tratto, seguita da quella della polizia, che poi fece volutamente finta di perderla.

La mattina dell'intervento

La mattina dopo, nel momento di eseguire l'intervento, mi sentivo stranamente tranquillo: all'angoscia era succeduta una sorte di fredda determinazione. Non sottovalutavo certo il compito che mi attendeva. Sentivo anche che la mia carriera era forse a una svolta, ma guardavo alla situazione come fosse al di fuori di me, come se appartenesse a un altro... io adempivo solo a un impegno assunto con un "santo" agonizzante. Non v'erano alternative ed era in me, lo confesso, anche una punta di orgoglio.

Per il secondo trapianto era pronta una giovane ragazza, Amabile Battistello, di 17 anni, l'unica resasi disponibile il giorno prima: caso anche quello molto grave di subcecità post-natale complicata, come quasi sempre avviene, da un grave nistagmo oscillatorio. Ma non era più il tempo per ripensamenti. Arrivo in ospedale, vedo i giornalisti fermi all'ingresso e li evito entrando dall'ambulatorio. La camera operatoria è pronta: vi è un silenzio particolare, è una giornata diversa. La situazione grava su tutti.

L'induzione, l'anestesia... "Può cominciare, professore...": la voce amica di Laura, la mia anestesista. Sono sereno. I tempi preliminari evolvono senza complicazioni e arriviamo al momento cruciale. Un attimo, ma solo un attimo di commozione: ho nelle mani e ancora fisso l'occhio azzurro di don Carlo che non c'è più. Ma mi aiuta. La mano non trema, il giro di trapano è sicuro e scolpisce un disco corneale perfetto. Ormai l'emozione è vinta. Mi sento ritornato quello di sempre e, con calma e sicurezza, il trapano asporta il disco della cornea opacizzata del ragazzo. L'insediamento della cornea donata risulta facile. La pupilla è centrata, il cristallino perfettamente trasparente. Seguono le suture, l'operazione è terminata: il ragazzo vedrà. Anche il secondo trapianto non subì complicazioni. Il lembo innestato venne protetto da un dischetto di pelle d'uovo sterilmente preparato e tenuto in sito da due anse di filo incrociato.

Ma la difficile mattina mi riserva una spiacevole sorpresa. Improvvisamente si spalanca la porta e tre fotografi, dopo aver spintonato la suora che cercava di fermarli, irrompono nella sala operatoria e scattano "flash" a ripetizione. Non posso evidentemente interrompere il mio lavoro. Urlo, impreco: "uscite, uscite, l'asepsi, vi è pericolo di infezione..disgraziati!" Assistenti e infermieri allontanano gli importuni e ritorna la calma. L'esame è superato. Arriva la suora con il caffè ristoratore. La commozione mi accomuna ai miei collaboratori, ma gli sguardi sono sereni, la paura è alle spalle. Ma subito comincia l'ansia per la possibilità di complicazioni nel decorso, perché questa è la vita del chirurgo.

Il momento della verità

I primi quattro giorni dopo l'intervento erano di ansiosa attesa per il chirurgo e di tormento per il paziente, obbligato all'immobilità con fasciatura binoculare e maschera protettiva. Giornalisti e fotografi premevano per potere entrare in corsia, ma io, dopo l'episodio in sala operatoria, ottenni dal questore che l'ingresso dell'ospedale fosse piantonato per assicurare ai pazienti la necessaria tranquillità. Naturalmente anche la televisione insisteva per intervistarmi. Respinsi decisamente l'incontro, sempre terrificato che mi si potesse accusare di farmi, sull'episodio, pubblicità professionale. Ma intervenne a farmi cedere una cortese telefonata del prefetto, che mi sollecitò a quell'intervista per alimentare gli aiuti economici che stavano arrivando all'Opera di don Carlo.

Il decorso post-operatorio fu ottimo per entrambi i pazienti, avvolto solo da un clima di grande clamore per quanto era avvenuto. Anche l'attuale pontefice Paolo VI, allora cardinale di Milano, venne a visitare i ragazzi e con affettuose parole di conforto e di speranza ebbe commoventi espressioni di ricordo per don Carlo. Per qualche anno li rividi periodicamente. La loro situazione visiva andò progressivamente migliorando, ora da tempo li ho persi di vista. So che la ragazza si è sposata ed è madre, mentre il giovane esercita la professione di interprete.

Qui termina la testimonianza del professor Galeazzi, ma qui inizia anche la storia della donazione e dei trapianti. Infatti, in seguito al famoso gesto di don Gnocchi e sotto l'influsso della commozione suscitata dalla stampa, nello stesso mese di marzo, durante un'udienza all'Associazione italiana dei clinici oculisti e dei medici legali, papa Pio XII approvò, citando l'esempio di don Gnocchi, il trapianto di organi, mettendo fine alla discussione sulla sua liceità morale. Qualche anno dopo, la stessa legislazione italiana si adeguò a questa nuova frontiera della medicina e della vita con la legge sul trapianto renale (458/1967), dando così inizio a quel movimento di opinione e sensibilizzazione che sfocerà nella fioritura delle molteplici realtà legate alla donazione. Poche cose come il trapianto di organi testimoniano lo stretto e benefico legame che può instaurarsi tra scienza e vita. L'occhio lungo di don Gnocchi aveva visto giusto. Infatti, in un momento storico dove la scienza era sotto accusa per l'uso che ne era stato fatto durante il periodo bellico, don Carlo ribadiva invece che "la battaglia della scienza contro l'invasione della morte costituisce uno dei capitoli più alti e più drammatici della storia umana". E si domandava: "Non è anche la scienza un dono dell'amore infinito?", così concludendo: " È un dono che ha bisogno di purificarsi. Se ha inventato tanti strumenti di morte, ora, coniugata con la carità, deve impegnarsi nella lotta per la vita. E la riabilitazione, la medicina curativa, l'assistenza, l'accoglienza, la ricerca e la difesa della vita assumono un senso nuovo".

Questo perché: "La lotta e la vittoria contro il dolore sono una seconda generazione, non meno grande e dolorosa della prima, e chi riesce a ridonare a un bimbo la sanità, l'integrità e la serenità della vita non è meno padre di colui che alla vita stessa lo ha chiamato per la prima volta".

La scienza medica e il trapianto di organi come veicoli per una paternità universale e per una solidarietà senza confini né steccati e, come era nel suo stile, senza misura. Espressioni mirabili che ci dicono ancora oggi le potenzialità della scienza quando stringe un patto di alleanza con la carità, in vista dell'umana e universale solidarietà.

La parola ai trapiantati

Carlo Augusto Maffeo

L'Associazione Italiana Trapiantati di Fegato (AITF) è stata fondata a Torino nel 1988, a opera dei primi trapiantati di fegato piemontesi per "*sostenere moralmente e fornire il necessario aiuto concreto, diretto e indiretto, ad adulti e/o bambini prima, durante e dopo il trapianto*".

L'AITF si propone inoltre di collaborare e promuovere l'attività di studio, di formazione e di ricerca nell'ambito dei trapianti di organi, nonché di sensibilizzare l'opinione pubblica sulle vitali problematiche della carenza di donatori, curando ogni aspetto che direttamente o indirettamente favorisca il raggiungimento di questi obiettivi.

Siamo a un tempo i testimoni della soddisfacente qualità di vita ritrovata con il trapianto e la cassa di risonanza dell'addolorata protesta della maggioranza dei pazienti in lista d'attesa per un trapianto di cuore, fegato, polmoni, rene o pancreas, o comunque in fase terminale per malattie che colpiscono tali organi, che lamentano la lentezza con cui si provvede in Italia a colmare il *gap* esistente fra i 21,3 donatori per milione di popolazione registrati nel 2009 e i potenziali 60/80 donatori che scienza e osservazione quotidiana indicano come disponibili. *Questi mancati prelievi rappresentano altrettante condanne a morte.*

Come Associazione viva ed operante, intenderemmo inoltre renderci utili offrendo alle Autorità preposte la nostra professionalità ed esperienza. Occorre trovare forme di collaborazione orientate, spero di rendere l'idea, al "pensare in positivo". Il rischio, altrimenti, è di diventare degli emeriti "rompiscatole". Ma se la nostra condizione di persone sensibili ai problemi, fuori da ogni interesse di parte, che osservano i fatti con concretezza ed imparzialità, senza *arrière-pensées* né condizionamenti, con notevoli esperienze professionali alle spalle, potesse fare premio sulla logica tipica degli Enti Pubblici, condizionata dall'osservanza formale di norme, gerarchia, minimo orientamento al risul-

C.A. Maffeo (✉)
AITF, Torino
e-mail: aitfnazionale@libero.it

G. Castelnuovo, R. Menici, M. Fedi, *La donazione in Italia,*
© Springer-Verlag Italia 2011

tato, tradizione giuridica di distribuzione dei compiti, allora questa collaborazione potrebbe dimostrarsi vantaggiosa per tutti.

L'Associazione, in particolare:

* assiste, tramite la sede nazionale di Torino e le delegazioni esistenti sul territorio, le centinaia di pazienti in attesa di trapianto o già trapiantati, seguendoli da vicino, fornendo informazioni utili, aiutandoli nella ricerca dell'alloggio in occasione dei ricoveri ecc.;
* svolge opera attiva negli ospedali collaborando con medici e infermieri attraverso un nutrito gruppo di volontari opportunamente addestrati;
* pratica, ovunque ne ravvisi la possibilità e l'opportunità, un'attenta opera di sollecito e stimolo alle istituzioni ;
* a Torino ha trasformato una ex scuola in una Residenza di 34 camere, 58 posti letto, attiva e operante dall' anno 2001, aperta a pazienti e loro parenti, così come agli Ospedali Torinesi e della prima cintura.

L'Associazione è a carattere nazionale e crea delegazioni regionali e provinciali legate da unico statuto e tesseramento; essa intende avere a proprio fondamento tre concetti basilari, *solidarietà*, *lealtà* e *correttezza*, mentre operativamente considera essenziale la *gratuità* dell'attività svolta dai propri associati, così come dei servizi forniti e/o prestati.

Non possiamo essere virtuosi quando ci fa comodo. Dobbiamo esserlo sempre e comunque. E il piacere che ne ricaviamo sarà la consapevolezza di dare l'esempio, il gusto di sentirci liberi, l'orgoglio di non esserci piegati ai ricatti, la convinzione di essere stati utili al momento opportuno nei confronti di chi ne abbisognava. Non erano scontati la disponibilità, l'impegno, il vero entusiasmo con i quali i nostri associati hanno nel tempo risposto e sostenuto questi ideali e queste azioni: siamo orgogliosi dei risultati ottenuti e continueremo a praticare questi comportamenti virtuosi.

Fissati obiettivi e scopi, basati sulla volontà di onorare quella cambiale firmata con il "mondo" quando con il trapianto ci è stata donata una seconda vita – cambiale che ci impegna a sdebitarci mettendo a sua disposizione l'entusiasmo, il tempo e la professionalità di ciascuno di noi – nei suoi 22 anni di attività l'Associazione si è attivata per passare dalle parole ai fatti, alla realizzazione concreta dei buoni propositi, favorendo innanzitutto la diffusione e la realizzazione sul territorio dei propri ideali e servizi.

L'AITF ha poi individuato nell'attività di volontariato svolto negli ospedali e in quello sociale le principali modalità per raggiungere questi obiettivi.

Volontariato del sorriso negli ospedali e a fianco degli ammalati: come e perché

Oltre alla presenza costante e calorosa a fianco di chi attende o è appena stato sottoposto a un trapianto, negli ospedali abbiamo costituito gruppi che collaborano con i medici e gli infermieri adempiendo a quelle mansioni operative che, se eseguite da uno di noi, permettono all'infermiere stesso di non abbandonare il reparto continuando a prestare ai pazienti ricoverati la sua preziosa assistenza. È l'ospedale stesso ad auspicare la presenza dei volontari per fornire servizi supplementari o d'appoggio ai pazienti, a complemento dell'assistenza sanitaria.

Questo aspetto risponde all'esigenza di rendere, per quanto possibile, gradevole il ricovero, come risposta alle aspettative psicologiche dei pazienti.

La nostra Associazione si avvale a Torino di una sessantina di volontari, che operano presso l'Azienda Ospedaliera San Giovanni Battista di Torino, l'Ospedale Infantile Regina Margherita e le Residenze di via Cimabue e di via Groscavallo con le seguenti regole:

- il volontario è colui che per libera scelta e al di fuori di ogni interesse personale ed economico mette le sue energie e le sue specifiche professionalità a disposizione del prossimo, rispondendo a una vocazione e a una sensibilità nei confronti delle esigenze della collettività;
- il volontario svolge un servizio all'interno dell'Ospedale sotto la direzione e la supervisione del personale ospedaliero e viene indirizzato e addestrato a svolgere direttamente o indirettamente servizi marginali, di natura non sanitaria, a favore dei pazienti;
- il volontario deve essere emotivamente equilibrato, fisicamente in grado di svolgere i compiti che gli vengono assegnati, desideroso di rendersi utile; deve accettare l'etica e la disciplina dell'ospedale, essere integro, sincero, presentabile, fiero del proprio stato. Il volontario è parte dell'équipe ospedaliera;
- il volontario si impegna di essere puntuale e preciso. Dopo un breve periodo di prova, egli si impegna per un'attività minima di sei mesi.

Ogni volontario riceve un addestramento di 3-4 ore, che gli permette di conoscere l'ubicazione delle varie divisioni e dei diversi reparti dell'ospedale e il suo organigramma.

Le *funzioni del volontario* sono:
- accompagnare il paziente ove indicato dal personale preposto e riaccompagnarlo poi alla propria camera;
- tenere compagnia al paziente bisognoso di una presenza amica;
- tenersi a disposizione del personale preposto per tutte le occorrenze di competenza del gruppo di volontariato.

Volontariato sociale: come intendiamo praticarlo

Essere utili e propositivi, essere pronti a proporci e a partecipare: a collaborare con le Istituzioni, ciascuno nei propri ambiti e ruoli, nella ricerca del possibile miglioramento delle regole e delle opportunità per nuove riforme. Poter intervenire e confrontarsi su "cosa fare" e "come farlo", per infine passare all'azione, con il minor numero di parole possibile. Non vorremmo essere, né essere considerati, dei "rompiscatole".

Di seguito riportiamo il nostro pensiero su alcuni aspetti che ci toccano direttamente e segnaliamo alcuni interventi da noi effettuati.

È vero, l'Italia figura tra le prime nazioni europee nella statistica della donazione di organi per milione di popolazione: 21,3 nel 2009. Nel nostro Paese vi sono peraltro circa 10.000 persone in lista di attesa per un trapianto di organi, e sempre nel 2009 sono stati praticati 3205 trapianti d'organo. Ancora, in Italia nel 2009 si è registrato oltre il 30% di opposizioni al prelievo di organi da parte dei parenti di potenziali donatori.

Noi che un trapianto di fegato abbiamo avuto la fortuna di riceverlo, che abbiamo sperimentato l'ansia dell'attesa e vissuto il timore di non arrivare in tempo all'intervento, abbiamo ritenuto doveroso richiamare l'attenzione delle Istituzioni sulla possibilità concreta di fare ancora meglio ed abbiamo pertanto inviato al Ministro della Salute, professor Ferruccio Fazio, la lettera che riportiamo di seguito:

Torino, 9 febbraio 2010

Preg.mo Signor
Prof. Ferruccio Fazio
Ministro della Salute
Lungo Tevere Ripa, 1
00153 - ROMA

7° Giochi Invernali Mondiali dei Trapiantati – Sainte Foy Tarentaise –
17/22 gennaio 2010
XII Trofeo Internazionale Trapiantati – Chiesa di Valmalenco –
24/31 gennaio 2010

Signor Ministro,
affermare che queste due manifestazioni sportive a cui hanno partecipato centinaia di persone trapiantate di organi sono state l'ennesima dimostrazione concreta che *il trapianto è vita* è forse ovvio, tanto è evidente, ma indubbiamente è nel contempo la testimonianza più tangibile e oggettiva, portatrice di fiducia e di speranza per chi è in attesa di un trapianto d'organo e per le famiglie dei donatori, offerta dalla Scienza, dalle Istituzioni e dalla grande professionalità, disponibilità e generosità dei medici e infermieri che operano in questo settore.

Ora, quale beneficiario ottantenne del dono di una seconda vita, concessomi con il trapianto di fegato praticatomi 23 anni fa, vincitore di 4 medaglie (2 oro, 1 argento, 1 bronzo) e Presidente Nazionale dell'Associazione Italiana Trapiantati di Fegato – *per la vita* – mi sento in dovere di richiamare la Sua attenzione sui seguenti aspetti attinenti il settore della trapiantologia italiana che, a mio avviso, dovrebbero e potrebbero essere migliorati al fine di creare condizioni ottimali che permettano di offrire al momento opportuno la possibilità del trapianto a quanti ne abbisognano, per non morire o per riprendere la vita normale permessa dal trapianto stesso (nefropatici).

• Si sarebbe potuti essere più efficienti ed efficaci nell'opera di informazione e sensibilizzazione della cittadinanza a favore della donazione di organi e tessuti disposta dall'art. 2 della Legge n. 91 del 1 aprile 1999 per contenere l'opposizione dei parenti alla donazione, opposizione superiore al 30%, fatto che comporta in partenza la perdita di un terzo dei potenziali donatori? (Mi permetto ricordare che a fronte dei 60/80 potenziali donatori per milione di popolazione che la letteratura e gli esperti indicano come possibili, al 30/11/2009 in Italia abbiamo registrato solo 21,2 donatori effettivi e 19,4 donatori utilizzati per milione di popolazione (contro i livelli di 30/35 raggiunti dalla Spagna).

- Sono stati comunicati alle rispettive Direzioni Sanitarie da parte degli operatori di *tutti* gli ospedali attrezzati per il prelievo di organi, *tutti* i casi di morte per cessazione irreversibile di tutte le funzioni dell'encefalo, verificatisi nei soggetti affetti da lesioni encefaliche e sottoposti a misure rianimatorie, come disposto dall'art. 3 della legge n. 578 del 29 dicembre 1993, per l'avvio della relativa osservazione e possibile donazione degli organi? (E in via preventiva: detto personale è stato dovutamente istruito anche sugli aspetti psicologici riferiti al rapporto con i parenti dei pazienti deceduti?).

- Sono stati fissati per il settore in argomento, in uno specifico progetto, obiettivi quantitativi-operativi-economici e, nei confronti della meritocrazia, è stato adottato il criterio che, stabilito chi fa-che cosa-come-quando-dove e con quali risorse, se ne monitorizzi poi l'operato e, mentre si correggono in itinere i vari comportamenti da adottare per un costante adeguamento e un'ottimizzazione dell'attività, si provveda a premiare i meritevoli e, al limite, ad allontanare chi non sa o non vuole adempiere alle disposizioni operative stabilite?

- Se, come appare evidente, si sono avute carenze: che cosa e come si sarebbe potuto fare meglio? Come si sarebbero potute, e/o si potranno, raggiungere le *performance* spagnole?

Mi permetto infine di sottoporLe la proposta di un'iniziativa che – a parere mio personale ma anche delle altre Associazioni del settore che, insieme, operano a Torino e in Piemonte per promuovere cultura di solidarietà – potrebbe contribuire a migliorare la situazione.

Sarebbe utile avviare una *campagna nazionale di informazione concordata* tra Ministeri competenti (Salute, Politiche Sociali, Istruzione, Difesa ecc.), Conferenza Stato-Regioni, ANCI, UPI, Federazione Ordini dei Medici, Confessioni religiose e Associazioni Nazionali del settore mirata a divulgare tramite radio, TV, web, giornali, riviste e pieghevole informativo con *donorcard* un messaggio di sensibilizzazione omogeneo e riconoscibile su vasta scala sulla donazione di cellule, tessuti e organi.

Una campagna nazionale concordata con tutti gli attori interessati consentirebbe di evitare la dispersione di fondi in una pluralità di iniziative non sempre adeguate e, soprattutto, contribuirebbe a rassicurare i cittadini sulla validità del messaggio condiviso e sostenuto "insieme" dagli Enti Pubblici, dalle Associazioni di volontariato e dei pazienti, dalle Confessioni Religiose ecc. e ovunque diffuso: radio, TV, web, giornali, ospedali, ambulatori, servizi comunali, provinciali, regionali, statali, scuole, chiese, luoghi di culto, caserme ecc.

Nella fiducia che Ella voglia considerare la presente come la sincera attuazione del mandato statutario della nostra Associazione, che ci vuole sempre collaborativi, propositivi e di stimolo verso le Istituzioni, La prego gradire con l'occasione i sensi della nostra stima.

Suo,

Carlo Augusto Maffeo

La questione dell'inquadramento istituzionale

Infine, nei confronti dell'inquadramento istituzionale delle nostre Associazioni a livello nazionale, diciamocelo senza ambiguità, anche per garantirci la possibilità di beneficiare di tutte le sovvenzioni e contributi specificamente destinati al *volontariato*, abbiamo proposto nelle diverse sedi in cui l'AITF è presente, dal Ministero della Salute/CNT a Roma, al Consiglio del Volontariato della Regione Piemonte, al Centro Nazionale per il Volontariato di Lucca e ovunque possibile, l'istituzione di un *quarto settore* che contraddistingua le Associazioni che adottano la *gratuità* come criterio fondamentale della propria attività (nessun compenso ai volontari, nessun prezzo ai servizi prestati), nel rispetto dell'art. 2 della Legge n. 266 dell'11 agosto 1991, che prevede per l'appunto che "per attività di volontariato deve intendersi quella prestata in modo personale, spontaneo e gratuito, tramite l'organizzazione di cui il volontario fa parte, senza fini di lucro anche indiretto ed esclusivamente per fini di solidarietà", per distinguerlo dai tanti enti presenti nel "terzo settore" il cui scopo sociale, pur se rivolto ai bisogni esterni, è in realtà quello di assicurare un lavoro retribuito ai componenti dell'ente stesso e di garantire quanto meno un pareggio di bilancio, quando non addirittura un incremento del proprio capitale sociale.

18

Vincenzo Passarelli

Che cos'è il trapianto?

Il trapianto è un'efficace terapia per alcune gravi malattie che colpiscono gli organi o tessuti del corpo umano e che non sono curabili in altro modo. Grazie all'esperienza acquisita negli ultimi anni il trapianto consente al paziente una durata e una qualità di vita che nessun'altra terapia è in grado di garantire. Non tutti i pazienti che necessitano di trapianto, però, possono riceverlo a causa dello scarso numero di donatori. Per esempio, a fronte di una lista di attesa di più di 6.500 pazienti, ogni anno vengono eseguiti circa 1.700 trapianti di rene.

Chi può divenire donatore di organi?

I donatori di organi sono persone di qualunque età che muoiono in ospedale nelle Unità di Rianimazione, a causa di una lesione irreversibile al cervello (emorragia, trauma cranico, aneurisma ecc.) o di un prolungato arresto cardiaco, che abbiano prodotto la totale distruzione delle cellule cerebrali causando la morte del paziente per irreversibile e completa cessazione dell'attività cerebrale.

Tutti gli organi sono prelevabili. In presenza di malattie infettive trasmissibili, l'idoneità dell'organo al trapianto è scrupolosamente valutata dai medici con specifici esami. In qualche caso, la malattia di uno o più organi non pregiudica l'utilizzazione di altri organi o tessuti per il trapianto.

Come si manifesta la volontà di donazione?

Il principio del silenzio-assenso (capo II, Legge n. 91 del 1 aprile 1999) non è ancora applicato, in quanto non è stata ancora costituita un'anagrafe informatizzata dei cittadini assistiti dal Servizio Sanitario Nazionale che permetta la notifica a ogni cittadino, da parte di un Pubblico Ufficiale, di un modulo per la

V. Passarelli (✉)
AIDO Sede Nazionale, Roma
e-mail: aidonazionale@aido.it

dichiarazione di volontà in cui si informa lo stesso che, in mancanza di un'esplicita dichiarazione, si presume il consenso alla donazione.

In questo periodo transitorio la legge stabilisce il principio del consenso o dissenso esplicito, per cui a chiunque è data la possibilità di dichiarare validamente la propria volontà scegliendo una delle modalità di seguito indicate:

- presso gli appositi sportelli delle Aziende Sanitarie Locali e dei Comuni che partecipano attivamente a campagne per la promozione della donazione;
- con il tesserino blu inviato dal Ministero della Sanità nel 2000 o le tessere delle Associazioni di donatori e di malati;
- con una dichiarazione in carta libera completa di tutti i dati personali, datata e firmata.

La dichiarazione depositata presso le ASL, gli uffici anagrafe e l'Associazione Italiana per la Donazione di Organi, Tessuti e Cellule (AIDO) è registrata e consultabile attraverso il Sistema informativo trapianti (SIT).

In mancanza di un'esplicita dichiarazione espressa in vita, i familiari (coniuge non separato o convivente *more uxorio*, o figli maggiorenni o genitori) possono presentare opposizione scritta al prelievo durante il periodo di accertamento di morte.

L'opposizione non è consentita se dai documenti personali di cui sopra, o dalle dichiarazioni depositate presso le ASL di appartenenza, risulta che il soggetto abbia espresso volontà favorevole al prelievo di organi e tessuti.

Il prelievo non ha luogo se viene presentata una dichiarazione del potenziale donatore, contraria alla donazione, successiva alla precedente dichiarazione favorevole.

Si può cambiare idea?
Certamente si. La legge prevede che il cittadino possa cambiare il proprio status da donatore a non donatore e viceversa.

Quando avviene il prelievo degli organi?
Quando sia stata accertata e documentata la morte encefalica o morte cerebrale, stato definitivo e irreversibile. L'accertamento e la certificazione di morte sono effettuati da un collegio di tre medici (medico legale, anestesista-rianimatore, neurofisiopatologo) diversi da chi ha constatato per primo la morte e indipendenti dall'équipe che effettuerà il prelievo e il trapianto. Questi medici accertano la cessazione totale e irreversibile di ogni attività del cervello per un periodo di osservazione non inferiore a 6 ore.

Si possono prelevare gli organi da una persona in coma?
Il coma è una condizione patologica caratterizzata da perdita della coscienza, della motilità spontanea e della sensibilità. Il paziente in coma è vivo e non si procede quindi *mai* al prelievo di organi.

È possibile confondere la morte cerebrale con il coma?
No, le procedure diagnostiche consentono di escludere (con sicurezza) questa possibilità.

Quali sono gli organi e i tessuti che si possono prelevare?

Gli organi che si possono prelevare sono i reni, il fegato, il cuore, il pancreas, i polmoni e l'intestino, mentre i tessuti sono le cornee, il tessuto osseo, le cartilagini, i tendini, la cute, le valvole cardiache, i vasi sanguigni.

Si può trapiantare il cervello?

No, per legge non è possibile.

Si possono trapiantare gli organi riproduttori?

No, la legge non lo consente.

Dove si prelevano gli organi e i tessuti?

Gli organi sono prelevati nelle sale operatorie degli ospedali accreditati dalla Regione o dal Ministero, da équipe medico-chirurgiche che operano nel più grande rispetto del corpo del defunto. Dopo il prelievo, il corpo del defunto è a disposizione dei congiunti per le procedure relative alla sepoltura.

A chi si trapiantano gli organi e i tessuti?

Gli organi prelevati vengono trapiantati ai pazienti selezionati tra tutti quelli iscritti in lista di attesa. La selezione del ricevente è effettuata in base a criteri oggettivi e trasparenti (compatibilità clinica e immunologica) che favoriscono la massima riuscita del trapianto.

I tessuti prelevati possono essere conservati in banche appositamente attrezzate prima di essere utilizzati sul ricevente.

Che cos'è una banca dei tessuti?

È una struttura sanitaria pubblica che raccoglie, conserva, tratta e distribuisce tessuti umani a scopo di trapianto, garantendone la tracciabilità, la qualità, l'idoneità e la sicurezza.

È necessario verificare la compatibilità con il donatore per ricevere un innesto di tessuto?

Usualmente no, in quanto i tessuti presentano scarsa immunogeneticità e, pertanto, il rigetto è estremamente improbabile. È necessario verificare altri criteri, relativi alle caratteristiche del tessuto, all'età del donatore, alla tipologia di intervento.

Esiste una lista d'attesa per il trapianto di tessuti?

Per la maggior parte dei tessuti non esistono liste d'attesa regionali o nazionali come quelle per il trapianto di organi, in quanto di norma il tessuto viene utilizzato come salva-funzione e rappresenta un'alternativa migliore rispetto ad altre possibili scelte terapeutiche. È possibile che ci sia un'attesa legata alla lista operatoria del centro chirurgico che deve effettuare l'innesto o, talvolta, ci può essere una scarsa disponibilità nelle banche della tipologia di tessuto richiesto, situazione che si verifica soprattutto per le cornee.

È possibile decidere in vita a chi verranno donati i propri organi ?

No, gli organi vengono assegnati ai pazienti in lista di attesa in base alle condizioni di urgenza e alla compatibilità clinica e immunologica del donatore con i pazienti in attesa di trapianto.

Dove si effettuano i trapianti?

Il trapianto di organi in Italia viene eseguito negli ospedali o in strutture sanitarie accreditate dalle Regioni ed è totalmente gratuito per il ricevente.

È possibile trapiantare organi provenienti da animali?

Si, gli organi di animali, in particolare di maiale e di babbuino, potrebbero costituire una valida alternativa agli organi umani, ma solo come soluzione "ponte" in attesa di un organo umano. Tuttavia, questo tipo di trapianto (xeno-trapianto) potrebbe portare a gravi rischi per la salute a causa di mutazioni o fenomeni di ricombinazione, nel ricevente umano, a carico di virus provenienti dal donatore animale.

Che tipo di vita conducono i trapiantati?

I pazienti trapiantati riprendono, in seguito all'intervento, a lavorare, viaggiare, fare sport. I soggetti in età fertile possono avere figli e le giovani donne sottoposte a trapianto possono portare a termine una gravidanza. Ormai i casi di rigetto sono sempre più rari e controllabili con la terapia farmacologia.

Si può vendere o acquistare un organo?

No, è illegale vendere o comprare organi umani. La donazione degli organi e tessuti è un atto anonimo e gratuito di solidarietà. Non è permesso alcun tipo di remunerazione economica e non è possibile conoscere l'identità del donatore e del ricevente.

Le confessioni religiose sono favorevoli alla donazione degli organi?

La maggioranza delle religioni o confessioni religiose occidentali sostiene senza alcun dubbio la donazione e il trapianto degli organi.
Per maggiori dettagli si rimanda al Capitolo 13.

Sebbene vi siano differenze tra gli specifici punti di vista, è chiaro che le principali religioni del mondo di fatto *ammettono*, *permettono* e *incoraggiano* il trapianto e la donazione degli organi.

Parte IV

L'ALDE e l'AVIS di Lecco: una felice realtà sulle sponde del Lario

Bruno Gandolfi

Le origini

Nel voler parlare dell'AVIS di Lecco dobbiamo partire ancora prima delle sue origini per ricordare l'inizio della donazione di sangue nel nostro territorio.

Per ricostruire la realtà avisina nel territorio di Lecco ci sono alcune documentazioni "storiche": è il caso di un numero unico (edito nel 1987, in occasione del 40° anniversario di fondazione) sul quale c'è un articolo del professor Leopoldo Rossi (primario e direttore sanitario dell'Ospedale, nonché primo presidente dell'AVIS Comunale di Lecco) che riporta molto chiaramente l'evoluzione della donazione di sangue nel nostro territorio e la nascita della sezione cittadina.

Si riporta testualmente:

"... La prima donazione di sangue fu praticata a Lecco in Ospedale il 3 Marzo 1934, donatore Antonio Aldegani (che poi diventerà uno dei soci fondatori della sezione Comunale, NdR), *gruppo sanguigno O Rh+ (donatore universale), che aderì alla mia proposta di prestarsi a trasfondere un degente ricoverato per grave anemia perniciosa. Egli fu felice quando vide riprendersi a fianco un sofferente precomatoso con l'aiuto insostituibile del suo sangue, e senz'altro si mise con entusiasmo a disposizione per altre trasfusioni qualora lo avessimo chiamato. ... Questo piccolo gruppo era una riserva sufficiente per le necessità, che secondo le conoscenze di allora, si avevano delle indicazioni mediche. ... Una persona in benessere che vicino a un sofferente defedato, anche con la penosa maschera di chi sta abbandonando la vita, gli dà della propria e ne sono subito evidenti i segni di un immediato ricupero!"*

B. Gandolfi (✉)
AVIS Comunale di Lecco, Lecco
e-mail: bruno.gandolfi0@alice.it

Proseguendo si legge:

" ... *quando nel febbraio 1947 si presentò a me in Ospedale un giovane aitante, atletico (affermato campione di canottaggio), pieno di buona volontà, che da Milano si reinseriva alla sua originaria Lecco, a Milano aveva aderito all'Associazione Volontari Italiani Sangue (AVIS), fondata nel 1927 dal compianto dottor Vittorio Formentano, il quale si mise a mia disposizione per creare a Lecco una sezione AVIS che inquadrasse i donatori*".

I donatori già presenti a Lecco furono facilmente raggiungibili e si costituì, fin da subito, la sezione dell'AVIS Comunale di Lecco, (data di costituzione: 1 marzo 1947).

Tra queste due persone, il professor Leopoldo Rossi e il giovane Mascherpa, scaturì fin da subito una reciproca fiducia e insieme iniziarono a collaborare per il bene dei malati e per una crescita dell'operatività ospedaliera con la certezza che, nel momento del bisogno, i donatori non sarebbero mancati.

Lo sviluppo e la crescita delle sezioni locali

Gradualmente, e con una crescita costante, l'AVIS divenne presto una realtà sempre più presente nel nostro territorio, incrementandosi numericamente.

Con il crescere dei donatori e con le nuove tecnologie ci fu un'evoluzione nella gestione della donazione. Era il momento di abbandonare la tecnica della donazione diretta (da donatore ad ammalato) e passare alla conservazione del sangue prelevato ed effettuare la donazione indiretta. Per fare ciò si rese evidente la necessità di "costruire", all'interno dell'Ospedale, un'emoteca/centro trasfusionale per la raccolta e la conservazione del sangue donato. Dopo parecchi sacrifici da parte degli avisini e una raccolta fondi tra persone generose, nel 1959 tale struttura veniva realizzata all'interno dell'Ospedale di Lecco.

Questa fu la prima donazione che l'AVIS fece all'Ospedale; nel tempo altre donazioni avvennero con modi e modalità differenti al fine di continuare quello spirito collaborativo che vide nascere la prima sezione AVIS nel lecchese.

Non solo a Lecco cresceva il numero dei donatori: sbocciarono altre sezioni con il supporto/aiuto della Comunale di Lecco; iniziava la diffusione delle sezioni AVIS nel territorio, principalmente in presenza di strutture ospedaliere.

Ben presto videro la luce le sezioni di:
- Lecco*, 1947;
- Bellano, 1950;
- Merate, 1952;
- Costamasnaga*, 1953;
- Mandello del Lario* e Olginate*, 1958;
- Missaglia, 1963;
- Garlate*, 1964;
- Calolziocorte, Malgrate*, Valgreghentino* e Valmadrera*, 1965;
- Oggiono*, 1966;

Tabella 19.1 AVIS Provinciale di Lecco: donazioni e donatori negli anni 1994-2008

Anno	Donazioni totali			Donazioni sangue			Donazioni plasma			Donatori effettivi			Indice di donazione
	Numero	Differenza anno precedente		Numero	Differenza anno precedente		Numero	Differenza anno precedente		Numero	Differenza anno precedente		
		Valore assoluto	%		Valore assoluto	%		Valore assoluto	%		Valore assoluto	%	
1994	18.188			14.300			3888			9298			1,96
1995	20.277	2089	11,49	15.942	1642	11,48	4335	447	11,50	9485	187	2,01	2,14
1996	20.688	411	2,03	16.125	183	1,15	4563	228	5,26	9865	380	4,01	2,10
1997	21.242	554	2,68	15.929	-196	-1,22	5313	750	16,44	9723	-142	-1,44	2,18
1998	22.108	866	4,08	16.692	763	4,79	5416	103	1,94	9854	131	1,35	2,24
1999	22.381	273	1,23	17.392	700	4,19	4989	-427	-7,88	10.096	242	2,46	2,22
2000	21.494	-887	-3,96	16.506	-886	-5,09	4988	-1	-0,02	10.232	136	1,35	2,10
2001	22.044	550	2,56	16.944	438	2,65	5100	112	2,25	10.591	359	3,51	2,08
2002	22.265	221	1,00	17.622	678	4,00	4643	-457	-8,96	11.006	415	3,92	2,02
2003	23.041	776	3,49	17.927	305	1,73	5114	471	10,14	11.394	388	3,53	2,02
2004	24.595	1554	6,74	19.315	1388	7,74	5280	166	3,25	11.907	513	4,50	2,07
2005	25.586	991	4,03	20.027	712	3,69	5559	279	5,28	12.156	249	2,09	2,10
2006	26.237	651	2,54	20.153	126	0,63	6084	525	9,44	12.141	-15	-0,12	2,16
2007	26.876	639	2,44	21.028	875	4,34	5848	-236	-3,88	11.590	-551	-4,54	2,32
2008	27.695	819	3,05	21.881	853	4,06	5814	-34	-0,58	11.946	356	3,07	2,32

- Airuno, Annone* e Galbiate*, 1969;
- Brivio, Suello/Cesana Brianza* e Vercurago, 1972.

Con la legge del 1967 e il successivo decreto attuativo (1971) venne data una regolamentazione puntuale sull'attività delle donazioni di sangue e suoi derivati. Le prerogative previste, fra le altre norme, prevedevano la periodicità della donazione e la giornata di riposo con il versamento dei contributi figurativi ai fini pensionistici. Queste motivazioni promossero e diedero un grande impulso alla crescita dei donatori. Fiorirono i Gruppi aziendali che diffusero nelle varie realtà lavorative la cultura della donazione del sangue.

Nel 1977 venne costituito a Lecco il Consorzio AVIS del Lecchese, che comprendeva le sezioni contrassegnate con l'asterisco (*) nell'elenco precedente e che si potrebbe definire il precursore della costituenda sezione Provinciale (avvenuta nel 1994).

Un'altra attività da ascrivere in quel periodo fu l'accordo con il Centro Trasfusionale (CTR) per la programmazione delle donazioni, affinché il flusso dei donatori non si concentrasse in alcune giornate della settimana (o in alcuni periodi), ma fosse continuo al fine di evitare carenze ed eccedenze. Inoltre, per consentire un più accurato controllo sui donatori, gradualmente furono abolite le uscite dell'autoemoteca di Milano con l'accoglimento, da parte del CTR, del sangue di tutti i donatori che le varie sezioni facevano colà affluire.

Un quadro riepilogativo dell'evoluzione del numero delle donazioni e dei donatori nelle realtà avisine della Provincia nel periodo 1994-2008 è riportato nella Tabella 19.1 e nelle Figg. 19.1 e 19.2.

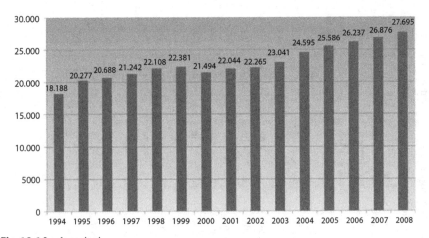

Fig. 19.1 Le donazioni

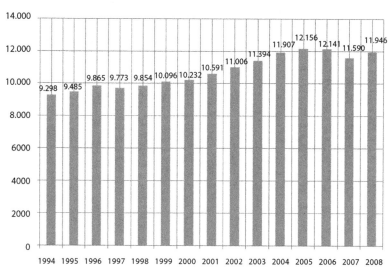

Fig.19.2 I donatori

L'Associazione Lariana Donatori di Sangue, Emocomponenti e Midollo Osseo

Gianfranco Erba, Mario Tavola, Adele Tavasci, Maria Ghislanzoni,
Gianluca Castelnuovo

"Il volontariato è un'attività libera e gratuita svolta per ragioni private e personali, che possono essere di solidarietà, di giustizia sociale, d'altruismo o di qualsiasi altra natura.

Può essere rivolta a persone in difficoltà, alla tutela della natura e degli animali, alla conservazione del patrimonio artistico e culturale.

Nasce dalla spontanea volontà dei cittadini di fronte a problemi non risolti, o non affrontati, o mal gestiti dallo Stato e dal mercato.

Per questo motivo il volontariato si inserisce nel terzo settore *insieme ad altre organizzazioni che non rispondono alle logiche del profitto o del diritto pubblico.*

Il volontariato può essere prestato individualmente in modo più o meno episodico, o all'interno di un'organizzazione strutturata che può garantire la formazione dei volontari, il loro coordinamento e la continuità dei servizi".

(Wikipedia, 2010)

All'inizio del 1989 un gruppo di amici si è ritrovato attorno a un tavolo con l'allora responsabile del Centro trasfusionale dell'Ospedale di Lecco, dottor Gianfranco Erba. Argomento della chiacchierata: stimolare l'attività di volontariato nel campo della donazione di sangue.

Qualcuno potrà pensare: non ci voleva Wikipedia nel 2010 per inventare il volontariato; tanto meno un gruppo di amici nel 1989 per il volontariato nella donazione di sangue!

G. Castelnuovo (✉)
Servizio di Psicologia Clinica, IRCCS Istituto Auxologico Italiano,
Laboratorio di Psicologia Clinica, Università Cattolica del Sacro Cuore, Milano,
ALDE Associazione Lariana Donatori di Sangue, Emocomponenti e Midollo Osseo, Lecco
e-mail: gianluca.castelnuovo@unicatt.it

G. Erba, M. Tavola, A. Tavasci, M. Ghislanzoni
Ospedale Civile A. Manzoni, Lecco,
ALDE Associazione Lariana Donatori di Sangue, Emocomponenti e Midollo Osseo, Lecco

Il volontariato in sé, e in particolare quello nella donazione di sangue, ha radici ben più lontane e profonde!

Potremmo allora chiudere qui l'esperienza dell'ALDE?

Forse no: tant'è che questa associazione è attiva da oltre 20 anni e confidiamo continui a perdurare a lungo e nello stesso spirito!

Dicevamo: già da anni in Italia era attivo il volontariato nella donazione di sangue: associazioni che saltuariamente o sistematicamente (dove più organizzate e radicate nel territorio) raccoglievano sangue dai donatori volontari per poi cederlo ai vari ospedali di riferimento. Organizzazione, modalità, tempi di raccolta e di chiamata dei donatori gestiti direttamente da queste associazioni, nel pieno rispetto della normativa vigente.

L'utente finale (l'ente sanitario pubblico) riceveva il prodotto (sacca di sangue) e pagava tale prodotto all'associazione con una quota stabilita dalla normativa. Tali fondi servivano per gestire le associazioni stesse nelle loro attività organizzative e gestionali e per fare campagne promozionali al fine di raccogliere volontari per coprire il fabbisogno di sangue.

Una constatazione certamente valida, allora come oggi, nel nostro territorio era quella che il volontariato e la disponibilità certo non mancavano, anzi si poteva pensare che ci fosse in qualche modo un'eccedenza di sangue.

D'altro canto, l'utilizzatore finale del sangue doveva accettare quanto elargito dalle associazioni come prodotto finito, senza incidere sul controllo dei donatori né tanto meno su un equilibrio fra fabbisogno e disponibilità di sangue.

Da queste analisi della realtà e da alcune considerazioni metodologiche è nata una proposta che voleva essere innovativa, non dirompente dell'esistente, anzi trainante sulle associazioni già attive in termini di ottimizzazione della risorsa "sangue", di coordinata e stretta collaborazione tra volontariato ed ente pubblico (ospedale nella figura del Centro trasfusionale) per migliorare sempre più la sicurezza sia del donatore sia di chi riceve il sangue, di reinvestimento del denaro pubblico percepito dall'associazione per implementare la ricerca e lo sviluppo in questo settore della salute.

Da queste idee e riflessioni sono poi nati gli spunti pratici e operativi con le attività che tutti i soci, dai fondatori ai donatori, ai collaboratori, ai sostenitori, ai vari organi direttivi e figure di riferimento, tutti quanti per le loro possibilità e disponibilità hanno contribuito a perseguire, raggiungere e darsi come obiettivi nel tempo passato e, confidiamo anche soprattutto, nel tempo futuro.

Innanzi tutto volontariato! Esclusivamente volontariato!

L'ALDE è nata, vive sull'opera di volontariato puro: i fondatori, gli organi direttivi, il supporto organizzativo e di segreteria, tutti i donatori sono stati, sono e saranno esclusivamente volontari.

Questo è sempre stato un vincolo dello Statuto dell'Associazione.

Significa che l'Associazione non ha dipendenti: tutti coloro che vi prestano opera lo fanno in modo completamente gratuito.

I donatori non ricevono gratificazioni o premi per la loro preziosa disponibilità: non diplomi, non medaglie, solo la convinzione che la loro è un'opera meritoria come tante altre e che la loro costanza e serietà sono la migliore rappresentazione della solidarietà.

Valore principale dell'Associazione è quello di vivere la solidarietà come valore civile e pilastro sociale. Intendiamo la solidarietà come quel vincolo che unisce tutti i cittadini tra loro, che li sorregge nell'impegno civile, che li toglie dal desiderio di essere anonimi in mezzo alla folla. Solidarietà come esercizio di percepire l'"altro" come prossimo e non come estraneo o nemico.

Nell'ALDE tale valore si esprime nell'atto pratico del donare sangue, midollo osseo, plasma, sangue cordonale ..... ma anche nel collaborare come volontari all'organizzazione e alle attività dell'Associazione.

E i soldi che l'Associazione riceve da ogni singola donazione?

A parte piccole spese per una sede in comune con altre Associazioni di volontariato e le spese di cancelleria, tutti i fondi raccolti dalle donazioni sono esclusivamente reinvestiti in apparecchiature, attrezzature e soprattutto ricerca nel settore di competenza del Centro trasfusionale dell'Ospedale di Lecco. Questo è un altro vincolo Statutario dell'ALDE.

Organizzazione delle donazioni e collaborazione con l'istituzione di riferimento: il Centro trasfusionale dell'ospedale

Sangue, risorsa rara e preziosa. Affermazione che non necessita di spiegazioni: anche oggi purtroppo!

Allora si devono garantire le necessità ma anche, se non soprattutto, evitare gli sprechi!

E in questo le associazioni che si occupano di raccolta sangue hanno un ruolo non indifferente: collaborare appieno con l'utilizzatore finale del sangue, che è il Centro trasfusionale dell'ospedale di riferimento.

I tempi di raccolta e le quantità di unità raccolte a seconda dei diversi gruppi sanguigni non possono essere gestiti in autonomia dall'associazione secondo tempi minimi garantiti per legge fra una donazione e la successiva dello stesso donatore. Deve essere l'utilizzatore finale che coordina le varie associazioni indicando tempi e modalità delle donazioni secondo le esigenze del centro stesso (e quindi dell'ospedale). Tali modalità possono variare secondo i gruppi sanguigni, oppure nel tempo, e devono altresì garantire la possibilità di avere donatori disponibili anche per emergenze o imprevisti.

La migliore risposta in termini di efficienza fra necessità e disponibilità non può che essere garantita dal Centro trasfusionale: è per questo che l'ALDE ha sempre avuto organizzativamente il compito di coordinare i propri donatori sui tempi di donazione dettati dal Centro trasfusionale stesso. Non sul massimo numero di donazioni possibili nel tempo: criterio questo che esponeva ed espone a un alto rischio di spreco del sangue donato. Infatti, forse non tutti sanno che il sangue può essere conservato solo per un periodo limitato di tempo e poi non è più utilizzabile.

Ampia disponibilità anche sull'organizzazione di modalità alternative di donazione, sempre gestite a livello decisionale dal Centro trasfusionale, come la donazione di plasma.

Tutto ciò ha permesso un connubio tra volontariato e istituzione pubblica, stimolando tutti a un corretto utilizzo delle risorse, a una collaborazione con invio di risorse verso territori più in difficoltà nel nostro Paese, ed anche un accordo con l'industria farmaceutica del settore. In tal modo è messa a disposizione dell'industria una quota di emoderivati non necessari ai fini trasfusionali veri e propri, ma essenziali per produrre farmaci che poi vengono restituiti gratuitamente all'ospedale.

Che cosa dire poi dei controlli clinici sui donatori? Come garantire la salute del donatore e soprattutto quella del ricevente evitando trasmissione di malattie potenzialmente gravi con danni alla salute e richieste di rimborsi assicurativi per l'ente pubblico? La soluzione ritenuta ancor oggi migliore è che i controlli in termini di visite mediche, esami, eventuali sospensioni temporanee delle donazioni ecc. vengano gestiti direttamente dal Centro trasfusionale e che l'associazione collabori in tal senso solo in termini organizzativi: così è stato fatto e viene fatto non solo dall'ALDE ma, progressivamente, anche da tutte le associazioni del settore operanti sul nostro territorio.

Stretta collaborazione, sinergie: un connubio tra volontariato ed ente pubblico che consenta di puntare sempre al miglior risultato possibile, anche in settori delicati come quello del sangue e dei suoi derivati.

Parte del reinvestimento dei soldi è stato destinato proprio a migliorare questo tipo di efficienza.

Donazione di midollo osseo

Negli scopi associativi previsti dallo statuto dell'ALDE vi è quello di sensibilizzare i donatori di sangue alla disponibilità alla donazione di midollo osseo. Si tratta di una procedura molto più complessa e impegnativa, ma che vede la figura del donatore di sangue come la migliore possibile proprio per i controlli clinici e cui viene regolarmente sottoposto, controlli che sono in qualche modo garanzia di buona salute del donatore e, pertanto, di migliori possibilità di risultati positivi del trapianto di midollo e di minori rischi per il ricevente.

Questi scopi sono stati perseguiti sin dal 1989, anno di fondazione dell'ALDE: anni in cui si iniziava appena a parlare di donazione di midollo osseo in Italia, anni in cui nasceva il Registro nazionale dei donatori di midollo osseo presso l'ospedale Galliera di Genova. Dal 1989 anche a Lecco è stato istituito, in collaborazione con l'ALDE e sempre presso il Centro trasfusionale dell'ospedale, il registro locale dei donatori di midollo osseo, in stretta relazione con quello nazionale.

Sempre seguendo gli sviluppi della ricerca e della terapia nel campo delle leucemie, a partire dai primi anni 2000, quando da poco tempo presso il policlinico di Milano era stata istituita la Banca del sangue e iniziata la ricerca sulle cellule staminali, l'ALDE si è posta una domanda: un ospedale come quello di Lecco, presso il quale nascono più di mille bambini l'anno, perché non può e non deve sollecitare l'attenzione a che l'evento di nuove vite possa contribuire alla cura di vite malate affinché abbiano una speranza di vita migliore?

Da ciò l'iniziativa, finanziata con i fondi dell'ALDE stessa, atta a stimolare l'attenzione delle famiglie "genitrici" per avere il loro consenso alla raccolta, al termine del parto, del sangue del cordone ombelicale, e l'invio dello stesso presso la Banca del Sangue del Policlinico di Milano. Sangue cordonale disponibile agli sviluppi di ricerca sulle cellule staminali ma, ancor di più, la migliore risorsa per la cura di alcune leucemie, soprattutto in età pediatrica.

L'ALDE, ancora in collaborazione con l'ente pubblico, in questo caso il reparto di ostetricia, ha dato il via a questa iniziativa finanziando direttamente il trasporto del sangue cordonale presso il Policlinico di Milano. Iniziativa che prosegue ancora oggi e che vede ancora il nostro contributo.

Ancora, da ultimo per il passato ma con prospettive per il futuro, la collaborazione sul progetto del Centro trasfusionale di ricerca per la diagnosi e prevenzione delle epatopatie croniche su base metabolica nei donatori di sangue, progetto svolto e finanziato in collaborazione con tutte le altre associazioni del settore operanti in Provincia di Lecco.

I numeri dell'Associazione

Anche se è la forza delle idee e delle attività che sostengono l'Associazione e non il numero assoluto dei soci, possiamo fornire alcune cifre di riferimento aggiornate al 2010:
totale soci iscritti: 1240;
- donatori attivi: 820;
- nuovi donatori: 53/anno (la seconda associazione del territorio per nuovi donatori);
- donazioni di sangue intero: 723 unità;
- plasmaferesi: 207;
- totale donazioni: 930;
- soci tipizzati: 158.

Allora... Grazie! E un invito al futuro!

L'ALDE vuole esprimere e deve uno e tanti grazie
Un particolare ringraziamento, oltre a tutti i donatori che regolarmente si recano a effettuare la donazione semplicemente e senza formali riconoscimenti, va a tutti coloro che hanno svolto e prestano opera di collaborazione per le

attività di segreteria. Un'attività senza la quale l'Associazione non potrebbe perseguire i suoi scopi e valori. Un lavoro costante e prezioso per tutti.

Un grazie alle varie istituzioni con le quali si può collaborare per una crescita reciproca e per il bene comune!

Un ringraziamento che vuole diventare un esempio, un invito e una sollecitazione a tutti coloro, soprattutto giovani, che vogliano sperimentare un'attività di volontariato e di gratuità per donare parte del loro tempo e soprattutto del loro impegno a "un altro", anonimo, ma proprio per questo, forse, ancor più importante!

A tutti coloro che sul territorio vorranno collaborare con l'ALDE, a tutti coloro che ovunque vogliono far crescere la forza di queste idee!

Riferimenti operativi:

ALDE (Associazione Lariana Donatori di Sangue, Emocomponenti e Midollo Osseo)
Via Zelioli, 15
23900 Lecco
Segreteria ALDE (Lunedì 20.45–22.00)
Telefono: 0341/220092
e-mail: segreteriaalde@aldelecco.org
sito web: www.aldelecco.org

La raccolta di sangue a Lecco: esperienze degli ultimi anni

Daniele Prati, Giorgio Invernizzi

Il successo della realtà lecchese

Nel nostro territorio la donazione di sangue e/o emocomponenti ha raggiunto importanti risultati, consentendo non solo l'autosufficienza ma garantendo anche a tutti i pazienti qualità e sicurezza trasfusionale.

Il nostro territorio è in grado anche di compensare le carenze di sangue di altre strutture ospedaliere regionali ed extraregionali mediante convenzioni in vigore da anni con invii settimanali di emocomponenti.

I motivi di tale successo devono essere ricercati in:
- stretta e duratura collaborazione con le associazioni del volontariato del nostro territorio;
- raccolta di emocomponenti programmata;
- controllo sanitario dei donatori con programmi di medicina preventiva;
- utilizzo ottimale delle unità di emocomponenti raccolte;
- alta professionalità del personale sanitario e tecnico.

Negli anni '80, dopo uno studio della potenzialità e del fabbisogno trasfusionale del nostro territorio, sono stati ottenuti i seguenti dati, suddivisi per gruppo sanguigno:
- **0** Rh+: 38%, donazione ogni 95 giorni;
- **0** Rh–: 7%, donazione ogni 105 giorni;
- **A** Rh+: 34%, donazione ogni 95 giorni;
- **A** Rh–: 6%, donazione ogni 105 giorni;
- **B** Rh+: 9%, donazione ogni 105 giorni;
- **B** Rh–: 2%, donazione ogni 120 giorni;
- **AB** Rh+: 3% , donazione ogni 110 giorni;
- **AB** Rh–: 1%, donazione ogni 120 giorni.

G. Invernizzi (✉), D. Prati
Azienda Ospedaliera della Provincia di Lecco, Lecco
Dipartimento di Medicina Trasfusionale ed Ematologia
e-mail: giorgioinvernizzi@hotmail.it

G. Castelnuovo, R. Menici, M. Fedi, *La donazione in Italia*,
© Springer-Verlag Italia 2011

In collaborazione con le associazioni di volontariato è iniziata una raccolta programmata di emocomponenti con invio giornaliero di donatori suddivisi per gruppo di sangue, in numero necessario a far fronte alle esigenze del nostro ospedale e degli ospedali regionali ed extraregionali convenzionati.

Questa politica ha portato negli anni a un costante aumento sia dei donatori periodici sia delle unità raccolte, in controtendenza rispetto a molte realtà italiane.

Alcuni dati della realtà lecchese

Periodo 2000-2008:
- aspiranti donatori: da 785 a 933;
- donatori attivi: da 9414 a 11.264;
- donazioni di sangue intero: da 14.118 a 23.002;
- donazioni di plasma: da 5053 a 5925;
- unità di sangue cedute a strutture regionali: da 4826 a 8838;
- unità di sangue cedute a strutture extraregionali: da 3568 a 2930;
- litri di plasma fresco ceduti all'industria: da 16.718 a 26.314.

Il nostro servizio ha inoltre eseguito un controllo rigoroso sull'utilizzo di emocomponenti all'interno delle strutture sanitarie del Dipartimento di Medicina Trasfusionale ed Ematologia (DMTE) di Lecco, con un numero di unità trasfuse pari al 25% di unità raccolte contro il 50% della media lombarda e uno scarto di unità pari a 0,3 su cento unità raccolte contro una media del 2,2 in Lombardia e di ben il 4,3% in Italia. Noi transfondiamo in media il 25% del sangue raccolto e in Lombardia di media si transfonde il 50% del sangue raccolto in quanto alcuni centri trasfusionali raccolgono poco sangue, che quindi è insufficiente alle necessità trasfusionali e altri centri probabilmente non conducono un attento controllo e monitoraggio del sangue trasfuso.

Vorremmo concludere sottolineando come i donatori periodici del nostro territorio, consapevoli dell'importanza del loro gesto altruistico, vengano sottoposti a periodici controlli sanitari:
- visite mediche annuali di controllo: 10.158;
- controlli specialistici: 2381;
- indagini strumentali: 1045.

Consapevoli inoltre che il loro sangue, a fronte di controlli di qualità certificati, viene sempre utilizzato nel miglior modo e mai sprecato, i nostri donatori rispettano i tempi di donazione programmata e trasmettono sul territorio un importante messaggio promozionale che è alla base del successo della donazione di sangue nella nostra provincia.

Conclusioni

Speriamo di essere un utile esempio per altre strutture, tanto più in presenza di un continuo aumento del fabbisogno di emocomponenti a fronte di un calo del numero delle donazioni in molte aree del nostro Paese.

Riteniamo che il nostro esempio, frutto di tanti sacrifici da parte del DMTE di Lecco, nonostante incalzanti esigenze di personale qualificato, di strutture e attrezzature, deve poter essere maggiormente valorizzato, considerando il fatto che l'Italia è agli ultimi posti in Europa per numero di donatori ogni 100 abitanti.

Ci preme ancora sottolineare che il raggiungimento di una così alta cultura della donazione nel nostro territorio (abbiamo ormai un donatore ogni 10 abitanti) è solo frutto di una *costante e impegnativa collaborazione* tra le associazioni di volontariato e la nostra struttura trasfusionale.

Il Centro donatori di midollo osseo della Provincia di Lecco

Alessandro Gerosa, Valeria De Micheli, Daniele Prati

Introduzione

Il 2009 ha rappresentato un anno di grande importanza per il Registro italiano dei donatori di midollo osseo (*Italian Bone Marrow Donor Registry*, IBMDR), che ha festeggiato il ventesimo anniversario della sua fondazione e che in questo cammino ventennale si è progressivamente trasformato, passando da una realtà originaria a dimensione volontaristica a una struttura d'eccellenza internazionale quale è quella attuale.

Il Centro donatori di midollo osseo della Provincia di Lecco, accreditato come Centro donatori IBMDR con la denominazione LC-01, ha festeggiato a breve distanza, nel corso dell'anno 2010, il ventesimo anniversario della sua attività, iniziata nel 1990, sviluppata e progredita in questi anni soprattutto grazie alla collaborazione e al sostegno significativi dell'Associazioe ALDE, che non a caso si è identificata fin dalla sua origine come "Associazione Lariana Donatori di Sangue, Emocomponenti e Midollo Osseo".

L'IBMDR è ora un network complesso che vede coinvolti da un lato 98 Centri donatori, 18 Registri regionali, 57 Centri prelievo e 18 Banche di sangue cordonale, che svolgono il compito di identificare, informare, selezionare e valutare i potenziali donatori, e dall'altro 52 Centri trapianto con il compito di seguire, curare e trattare i pazienti.

A sua volta l'IBMDR è poi inserito in un unico grande network internazionale di 63 registri in 43 Paesi del mondo, che utilizzano tutti le medesime procedure e lo stesso linguaggio tecnico, che rende possibile per ogni paziente candidato al trapianto di midollo osseo la ricerca in tempo reale del donatore compatibile in ogni angolo del mondo, travalicando barriere linguistiche, religiose e razziali.

A. Gerosa (✉), V. De Micheli, D. Prati
Azienda Ospedaliera della Provincia di Lecco
Dipartimento di Medicina Trasfusionale ed Ematologia
e-mail: a.gerosa@ospedale.lecco.it

Il network internazionale dei registri di donatori di midollo osseo, *World Marrow Donor Association* (WMDA), risulta così un esempio positivo del cosiddetto fenomeno della globalizzazione, in quanto la ricerca di un donatore compatibile per un paziente candidato al trapianto di midollo osseo trova in questa opportunità la chiave del possibile successo.

Il trapianto di cellule staminali ematopoietiche

Il trapianto di midollo osseo, meglio definito ora in termini scientifici *trapianto di cellule staminali ematopoietiche*, rappresenta una procedura largamente impiegata nella terapia di numerose malattie che riguardano il sangue (le leucemie o le anemie ereditarie, quali la talassemia) e altri tessuti dell'organismo umano (come le immunodeficienze e altre alterazioni congenite del sistema immunitario).

Il trapianto di cellule staminali ematopoietiche rappresenta un esempio significativo dell'attività terapeutica di una nuova branca specialistica della medicina denominata *medicina cellulare* o *rigenerativa*, che rende possibile la sostituzione e la rigenerazione di cellule o tessuti danneggiati o mal funzionanti.

Dopo la distruzione delle cellule colpite da malattia, ottenuta con terapia farmacologica e/o con radioterapia, le cellule staminali provenienti da un donatore, cioè da un soggetto diverso dal paziente malato, una volta trapiantate danno origine, attraverso processi di autorinnovamento e di differenziazione, a una serie di cellule figlie da cui si svilupperanno in poco tempo tutte le cellule del sangue circolante (globuli rossi, globuli bianchi e piastrine), cellule sane e non interessate da malattia.

È nozione comune che uno dei limiti del trapianto è legato alla possibilità di reperire un donatore compatibile, che abbia cioè caratteristiche genetiche sovrapponibili a quelle del paziente, evitando in questo modo il fenomeno del rigetto.

La ricerca del donatore è sempre effettuata inizialmente in ambito familiare con particolare riguardo ai fratelli del paziente malato e con una probabilità di successo del 25-30%. È stata proprio la constatazione che il 70% di questi malati non poteva giovarsi di una terapia così valida e potenzialmente risolutiva la "molla" che ha portato alla nascita dei registri di donatori di cellule staminali del sangue.

Fallita infatti la possibilità di un donatore compatibile familiare, per il paziente malato il trapianto di cellule staminali è reso oggi ancora possibile solo grazie all'esistenza di un registro nazionale di donatori (il Registro italiano ha sede a Genova, presso l'Ospedale Galliera, e conta quasi 400.000 donatori adulti e oltre 18.000 unità di sangue cordonale) collegato al network della banca internazionale dei registri, che rende disponibile un numero di potenziali donatori superiore a 13 milioni.

Il Registro nazionale italiano dei donatori di midollo osseo

Dopo la sua nascita, fortemente voluta da diverse società scientifiche mediche e avvenuta grazie alla determinazione dell'Associazione dei Donatori di Midollo Osseo (ADMO), che oltre alla promozione della donazione di cellule staminali del sangue e all'azione di reclutamento dei donatori disponibili è stata capace di mettere a disposizione notevoli risorse economiche indispensabili al suo sostentamento, il 6 marzo 2001 l'IBMDR è stato ufficialmente riconosciuto dal Parlamento Italiano, con la Legge n. 52, come "Registro nazionale italiano dei donatori di midollo osseo"; nel 2007, infine, l'IBMDR è stato identificato ufficialmente come sportello unico per la ricerca di cellule staminali ematopoietiche da midollo osseo, sangue periferico e cordone ombelicale, tutte possibili fonti di raccolta di cellule staminali per trapianto.

L'attività del Registro ha visto in questi anni un progressivo aumento del numero di donatori disponibili, l'attivazione di oltre 20.000 ricerche di donatore compatibile richieste da Centri trapianto italiani e internazionali dei Paesi più diversi, oltre 2000 donatori che hanno coronato il loro percorso con una donazione effettiva, la realizzazione di oltre 4000 trapianti di cellule staminali del sangue eseguiti in Italia da donatore non consanguineo, uno standard di circa 600 trapianti eseguiti annualmente dai Centri italiani.

Il Centro Donatori IBMDR della Provincia di Lecco

Il Centro donatori IBMDR della Provincia di Lecco , che ha fornito il suo piccolo ma significativo contributo a tutta questa attività, è sorto presso la struttura di Medicina trasfusionale dell'Ospedale "A. Manzoni" nel 1990, uno fra i primi Centri donatori che sono sorti in Italia e che hanno sostenuto l'importanza della creazione e della crescita, in numero e qualità, di un Registro italiano di donatori di cellule staminali del sangue, sicuramente grazie anche alla "cultura della donazione" così diffusa in questo territorio.

Il Centro risponde a tutti i requisiti richiesti oggi dallo standard internazionale dell'IBMDR ai suoi Centri donatori, che sono l'attività di selezione del donatore idoneo e di gestione del suo percorso sino alla possibile donazione, oltre che la garanzia di un laboratorio di tipizzazione HLA (gli esami di laboratorio che definiscono la compatibilità donatore/ricevente) accreditato presso l'EFI (European Federation for Immunogenetics), accreditamento reso obbligatorio dall'anno 2009 per ottenere l'autorizzazione a operare come Centro Donatori di un registro nazionale e internazionale.

Il Centro di Lecco raccoglieva al 31 dicembre 2010 un totale di 3344 donatori iscritti, di cui 2924 disponibili per la ricerca di una possibile compatibilità e 420 indisponibili per sospensione temporanea oppure, per la maggior parte, per raggiungimento del limite di età definito dal Registro per l'iscrizione attiva, attualmente fissato a 55 anni.

Il Centro ha eseguito in questi 20 anni 28 donazioni di cellule staminali del sangue, di cui 16 per trapianto di pazienti italiani e 12 per trapianto di pazienti internazionali di diversa nazionalità ed etnia.

Il senso del dono

23

Giovanna Fazzini

La gratuità come stile di vita

Un vecchio adagio dice che "il tempo è denaro".

Sarà senza dubbio vero. Ma, anch'io, come scrisse anni fa don Tonino Bello, "vi confesso che non ho mai potuto sopportare la banalità di questo celebre detto"[1].

Nella mia esperienza di volontariato, significativa e sempre stimolante, a fianco delle persone bisognose, posso dire di aver sperimentato che il "tempo non è denaro. È spazio dell'amore. Uno spazio in cui la prodigalità è un investimento, lo sperpero è un affare e le uscite, invece di impoverirlo, raddoppiano il capitale".

Donare il proprio tempo è donare qualcosa di prezioso, qualcosa di "nostro", unico e irripetibile. Nel servizio alle persone in situazione di disagio ho sperimentato il valore del dono, del donarsi all'interno di una relazione personale a volte immediata, altre volte più difficoltosa, sempre significativa. Donare, significa, per me, porsi accanto, meglio di fronte e, quindi alla pari, di un'altra persona e scoprire che nel gesto semplice di dare una mano, di offrire una risposta è potenzialmente contenuta una grossa domanda, un interrogativo sulla mia identità.

Molte volte, quando mi viene chiesto di raccontare il senso e il valore delle mie esperienze di volontariato, mi ritrovo a ripetere che è molto di più quello che ricevo dagli altri di quello che ho dato. Ricevo in termini di gratificazione, di aumento della mia considerazione di essere servita a qualcosa, mi sento

---

[1] Antonio Bello (1988) Alla finestra la speranza. Edizioni Paoline, Milano.

G. Fazzini (✉)
Caritas decanale Lecco
e-mail: giofaz@alice.it

utile e capace di offrire risposte adeguate ... ma soprattutto riconosco che non sono solo stata utile, ma mi sono anche sentita utile.

Il gesto della carità, il donare il proprio tempo, le proprie risorse, il mio servizio interrogano la mia identità: mi dicono cioè come sono fatta e come desidero essere in verità, mi interrogano sui miei desideri profondi, mi suggeriscono come sono capace di reagire davanti ad alcune situazioni, di reagire di fronte al dolore e alla sofferenza...

Credo che, come scriveva un teologo "il servizio (e quindi anche il dono) non solo rivela ma costruisce l'identità personale".

Posso dire che le scelte più importanti della mia vita, come il mio percorso formativo, la scelta del corso di studi e della mia professione, sono maturate proprio grazie alle mie esperienze giovanili di servizio nella Caritas.

Quando parlo di servizio intendo ovviamente il prendersi a cuore (l'*I care* di Don Milani) una situazione, un problema non solo in termini di impegno estemporaneo o improvvisato, ma attraverso un progetto duraturo e, soprattutto, fondato su una continuità di lunghe distanze.

C'è una frase che credo dica in modo sublime il senso, il valore e la motivazione del dono. È una frase evangelica, che il tempo, anche se millenario, non ha modificato e neppur minimamente scalfito: "Gratuitamente avete ricevuto, gratuitamente date". Matteo ci riporta queste parole di Gesù che, mentre risuonano come un monito per chi crede, sono anche una provocazione, per chi credente non è.

Personalmente trovo in questa espressione una verità assai profonda: tutti abbiamo ricevuto qualcosa, e questo – tanto o poco – va restituito, ri-donato, gratis. Proprio come lo abbiamo ricevuto. In questa dinamica dare-avere sta la vera reciprocità che deve connotare le nostre relazioni, non solo e non tanto nel nostro impegno di volontari, ma decisamente anche nelle relazioni quotidiane. Il volontariato non diventa quindi un "abito" da portare in certe giornate e in certi orari, ma diventa uno stile di vita, un modo di essere.

E credo che, l'esperienza di donare del tempo agli altri, di dare loro la nostra intelligenza, le nostre risorse, mi possa far dire che sono sempre vere – anche per me oggi – le parole di Gesù "c'è più gioia nel dare che nel ricevere".

Scelte di gratuità, itinerari di prossimità

Nel versetto 7 di Matteo, al capitolo 10 del suo Vangelo, si racconta di Gesù che inviò i dodici dopo averli istruiti: "Strada facendo, predicate che il regno dei cieli è vicino. Guarite gli infermi, risuscitate i morti, guarite i lebbrosi, cacciate i demoni. *Gratuitamente avete ricevuto, gratuitamente date*". Le parole di Gesù ai suoi discepoli suonano come una precisa indicazione che offre loro i ruoli, i compiti e lo stile del loro essere "discepoli". La cura del bisognoso è il comando di Gesù, la gratuità è il suo stile.

Nel Messaggio per Quaresima del 2002, Papa Giovanni Paolo II disse che "avendo, infatti, gratuitamente ricevuto la vita, dobbiamo, a nostra volta, donarla ai fratelli in modo gratuito". *"Che cosa mai possiedi"* – ammonisce san Paolo – *"che tu non abbia ricevuto?"* (1 Cor 4, 7). Amare i fratelli, dedicarsi a loro è un'esigenza che scaturisce da questa consapevolezza. Più essi hanno bisogno, più urgente diventa per il credente il compito di servirli. Dio non permette forse che ci siano condizioni di bisogno, perché andando incontro agli altri impariamo a liberarci dal nostro egoismo e a vivere dell'autentico amore evangelico? Chiaro è il comando di Gesù: "Se amate quelli che vi amano, quale merito ne avete? Non fanno così anche i pubblicani?" (Mt 5, 46). Il mondo valuta i rapporti con gli altri sulla base dell'interesse e del proprio tornaconto, alimentando una visione egocentrica dell'esistenza, nella quale troppo spesso non c'è posto per i poveri e i deboli. Ogni persona, anche la meno dotata, va invece accolta e amata per se stessa, al di là dei suoi pregi e difetti. Anzi, più è in difficoltà, più deve essere oggetto del nostro amore concreto. È quest'amore che la Chiesa, attraverso innumerevoli istituzioni, testimonia facendosi carico di ammalati, emarginati, poveri e sfruttati. I cristiani, in tal modo, diventano apostoli di speranza e costruttori della civiltà dell'amore.

È molto significativo il fatto che Gesù pronunci le parole: "Gratuitamente avete ricevuto, gratuitamente date", proprio nell'inviare gli apostoli a diffondere il Vangelo della salvezza, primo e principale dono da Lui recato all'umanità. "Egli vuole che il suo Regno ormai vicino (vedi *Mt* 10, 5ss) si propaghi attraverso gesti di *amore gratuito* da parte dei suoi discepoli. Così fecero gli apostoli agli inizi del cristianesimo, e quanti li incontravano li riconoscevano portatori di un messaggio più grande di loro stessi"[2].

Il discepolo vive la sua missione di inviato attraverso due differenti relazioni: una con colui che lo invia e un'altra con coloro a cui è inviato.

La prima relazione è quella con Gesù: è la relazione che definisce il mandato di chi, come inviato, mentre va rimane sempre discepolo di colui che manda. Anzi, più lo segue e più lo conosce.

La seconda relazione riguarda invece coloro a cui il discepolo è inviato. È sempre Matteo nel suo Vangelo a dirci che "Chiamati a sé i dodici discepoli, diede loro il potere di scacciare gli spiriti immondi e di guarire ogni sorta di malattie e di infermità". I dodici hanno fatto esperienza di una chiamata gratuita, gratuitamente hanno ricevuto una nuova identità; gratuitamente devono dare. Anche io, come cristiana e come volontaria impegnata, mi chiedo spesso se sono capace di rispondere a questa chiamata che ho ricevuto gratuitamente. E spesso mi costringo a verificare la scelta di gratuità, scelta libera, che è all'inizio del mio impegno e alla base delle mie azioni di prossimità.

Bene scrisse il Cardinale Tettamanzi in un suo intervento in occasione del Convegno Caritas annuale per la Giornata Diocesana: "*Volontariato* è un termine importante e impegnativo perché richiama la positività della disponibilità e della scelta libera. Esso evidenzia la forza della persona che di fronte a una

---

[2] Caritas Ambrosiana, Sussidio per la formazione 2003/2004 "Gratuitamente avete ricevuto, gratuitamente date".

situazione di povertà si offre generosamente. C'è, però, anche un aspetto in qualche modo problematico. Infatti, se si pone solo l'accento sulla libertà di scelta forse si corre il rischio di non mettere adeguatamente in luce la forza etica, l'esigenza etica che è nella persona quando incrocia le diverse forme di povertà. Cioè, il volontariato non è solo qualche cosa di opzionale, rimanda piuttosto a qualche cosa che va avvertito come necessario: l'uomo libero, di fronte alla povertà, è sollecitato a far sì che la sua libertà decida, faccia una scelta e quindi non rimanga nell'indifferenza. La libertà, prendendo in mano se stessa, è chiamata a configurarsi in termini di vera e propria responsabilità".

Il valore del dono: per un Natale di gratuità

"Ecco, un Bimbo è nato per voi, vi è stato donato un Figlio": suonano così le parole che annunciano la nascita di Gesù a Betlemme. Il dono della vita è il dono più grande. Il Natale che ogni anno festeggiamo si va spesso confondendo con l'ansia del regalo, del *dono* inteso solo come *oggetto di scambio*. "Siamo sommersi dai doni da fare e da ricevere, abbiamo perso il senso della gratuità, non riusciamo più a vederla come ricchezza delle nostre vite e delle nostre relazioni" scriveva su *Avvenire* lo scorso dicembre Enzo Bianchi. Eppure il Natale e ogni nascita dovrebbero aiutarci a scoprire che ogni nuova vita è il dono per eccellenza e che la festa di Natale è il dono inaudito che Dio ha fatto all'umanità.

"Come la vita, anche il dono è qualcosa che ci precede, che esula dai diritti-doveri, che non può essere pienamente ricambiato, che nasce da energie liberate e origina a sua volta capacità inattese.

La gratuità non è tale solo perché non comporta un prezzo, ma più ancora perché suscita gratitudine e, più in profondità ancora, perché sgorga da un cuore a sua volta grato per quanto già ricevuto". Sono sempre parole di Enzo Bianchi che mi sento di sottoscrivere e condividere perché "provate" e sperimentate nell'esercizio di tante ore trascorse, per esempio, ad ascoltare chi è in difficoltà, a condividere un pomeriggio con gli anziani soli, ad aiutare nei compiti ragazzini in difficoltà …

L'esperienza mi fa dire che sa donare agli altri qualcosa chi ha sperimentato la possibilità di riceverlo e, nell'accogliere un dono, ha saputo sinceramente esserne grato.

Nella sua enciclica *Caritas in veritate* anche Papa Benedetto XVI richiama il valore della gratuità come segno distintivo di una società umana: "La gratuità è presente nella vita dell'uomo in molteplici forme, spesso non riconosciute a causa di una visione solo produttivistica e utilitaristica dell'esistenza… Lo sviluppo economico, sociale e politico ha bisogno, se vuole essere autenticamente umano, di fare spazio al *principio di gratuità* come espressione di fraternità" .

L'esperienza che facciamo proprio nei giorni di Natale, di dare e ricevere doni, potrebbe aiutarci a scoprire alcune dimensioni vere e interiori della nostra esistenza: anzitutto accorgerci che donare è frutto di libertà e, in un secondo momento, fonte di gioia per chi lo dona e chi lo riceve.

C'è una parola che dovremmo imparare a ripetere frequentemente ed è la parola *grazie*. Oggi, soprattutto fra i più giovani, sembra venir meno la capacità di meravigliarsi del dono, di vederlo come qualcosa di inaspettato e inatteso. A volte, invece, sembra che tutto sia dovuto e tutto ci spetti. La riconoscenza appare un valore non più di moda... Ma per noi cristiani, invece, essa è tratto costitutivo nel rapporto con Dio e con l'altro. L'Eucarestia stessa che celebriamo altro non è che un "rendimento di grazie". Lo ha spiegato molto bene Monsignor Giancarlo Bregantini in un suo intervento a un Convegno Caritas: "Il grazie della vita più è ripetuto più crea nel cuore la gratitudine, cioè uno stile di vita che forma dentro una virtù che è decisiva per tutto l'impegno caritativo: la gratuità. La *gratuità* si alimenta nell'azione di grazie, nel rendere grazie che è l'Eucaristia. Lì impari a dire sempre grazie, perché chi sa dire grazie ha sempre un volto di speranza, ha un volto di stupore, ha mani generose perché sente che tutto è dono. Il mondo di oggi fa paura, le situazioni fanno paura. Il grazie alimentato dall'Eucaristia aiuta a vincere il nemico mortale che oggi attanaglia anche tante persone impegnate nella Chiesa, che è la ricerca di gratificazione diretta o indiretta, sottile o esplicita; la gratificazione, infatti, è il vero nostro nemico. Il grazie si fa gratitudine; la gratitudine diventa gratuità, che è poi la base della castità, della povertà, della sobrietà, alimentata dal rendimento di grazie per vincere l'insidia della gratificazione. Questa è l'Eucaristia. È chiaro allora che da qui nasce l'impegno per la pace, l'impegno per la cultura dell'accoglienza" .

Esempi e testimoni di gratuità nella storia della Chiesa

Nella millenaria storia della Chiesa sono infinite le figure di donne e uomini che si sono distinti per essere stati esempi di gratuità e di donazione.

Martino di Tours, nato da genitori pagani in Pannonia e figlio di un ufficiale dell'esercito romano, si arruolò giovanissimo nella cavalleria imperiale. È ricordato per l'episodio famosissimo di quando, a cavallo, con la spada taglia in due il suo mantello militare per difendere un mendicante dal freddo. Francesco d'Assisi, quasi mille anni dopo, è ricordato dalla storia come il "poverello" che regalò tutti i suoi beni ai poveri e scelse la via della perfetta letizia e povertà per sé e i suoi seguaci.

Santa Teresa, la grande e piccola santa, fece della sua vita l'immagine più vera delle parole che lei stessa vergò: "Se hai Dio nel cuore, nulla ti manca: solo Dio basta" .

Ancora, San Vincenzo De Paoli e Santa Luisa De Marillac: "Voi avete per monastero" – ripeteva San Vincenzo alle prime Figlie della Carità, delle quali Santa Luisa de Marillac fu cofondatrice – "solo le case degli ammalati, per cella una camera d'affitto, per cappella la chiesa parrocchiale, per chiostro le vie della città, per clausura l'obbedienza, per grata il timor di Dio, per velo la santa modestia".

Camillo de Lellis merita di essere preso a modello, in particolare per il contributo che ha dato, nel campo umano, allo sviluppo dell'assistenza agli ammalati, tanto da essere definito da Benedetto XIV, nel decreto di canonizzazione, "iniziatore di una nuova scuola di carità".

Altri santi, come San Carlo Borromeo, definito dal Cardinal Tettamanzi "capace di vivere la carità, la vicinanza ai poveri e alla città", ha vissuto in prima persona la dimensione della gratuità, del donare e donarsi agli altri.

Giovanni Bosco, Luigi Orione, Giuseppe Cottolengo, Luigi Guanella, Carlo Gnocchi, Luigi Monza sono solo alcuni dei sacerdoti che hanno vissuto la loro vocazione come risposta alla chiamata di Dio, che chiedeva loro di vivere gratuitamente quanto ricevuto. Hanno servito i giovani disadattati, gli ammalati e i sofferenti che gli ospedali rifiutavano, i carcerati lasciati soli, i mutilati e i disabili facendo della loro esistenza un chiaro esempio di gratuità gioiosa, laboriosa e intelligente.

Di conformazione minuta, ma di fede salda quanto una roccia, a Madre Teresa di Calcutta fu affidata la missione di proclamare l'amore assetato di Gesù per l'umanità, specialmente per i più poveri tra i poveri. "Dio ama ancora il mondo e manda me e te affinché siamo il suo amore e la sua compassione verso i poveri" disse la Santa, albanese di sangue e indiana di cittadinanza. Sue le parole: "Quello che importa non è la quantità del dono, bensì l'intensità dell'amore con cui lo diamo".

La vita e l'esempio dei santi della carità ci dicono che, ancora oggi, è possibile per molti uomini e donne, nelle città, nelle parrocchie, nelle missioni, nel volontariato umile, silenzioso e nascosto, essere testimoni (cioè martiri) della gratuità; basta saper dare un volto alla propria vocazione, combattere le fatiche e le difficoltà, elaborare i fallimenti, ricominciare ogni giorno il cammino della carità. Lo stesso cammino che fece, un giorno, un samaritano da Gerusalemme a Gerico. Vedendo uno sconosciuto incappato nei briganti, che lo lasciarono mezzo morto, gli si fece vicino, gli fasciò le ferite versandovi olio e vino; poi, caricatolo sopra il suo giumento, lo portò a una locanda e si prese cura di lui. Il giorno seguente estrasse due denari e li diede al locandiere, dicendo: "Abbi cura di lui e ciò che spenderai in più te lo rifonderò al mio ritorno".

È la parabola che Gesù ha usato per spiegare ai suoi chi è il prossimo per noi.

Donare la vita: la testimonianza dei martiri

"Non c'è amore più grande di questo: dare la vita per i propri amici". È ancora una volta Gesù (Gv. 15, 13) a indicarci il punto più alto dell'amore, della gratuità: dare la vita per gli altri.

Non c'è immagine più vera, più bella e più profonda di quella dei martiri per dire e raccontare questo amore. Nell'anno 2009 sono stati uccisi 37 operatori pastorali: 30 sacerdoti, 2 religiose, 2 seminaristi, 3 volontari laici. È quanto si legge nel dossier stilato dall'agenzia della Congregazione Vaticana per l'Evangelizzazione dei Popoli, *Fides*, secondo cui "sono quasi il doppio rispetto al precedente anno 2008, ed è il numero più alto registrato negli ultimi dieci anni". Un filo rosso lega fra loro queste morti avvenute in contesti disparati e in territori "agli estremi confini del mondo": la dedizione ai poveri in nome del Vangelo.

Un prete francese, don André Jarlan, ucciso casualmente durante una sparatoria a Santiago del Cile nel 1984, ha lasciato scritto: "Coloro che fanno vivere sono quelli che offrono la vita, non quelli che la tolgono agli altri. Per noi la resurrezione non è un mito, ma una realtà. Questo evento, che celebriamo in ogni Eucaristia, ci conferma che vale la pena di dare la vita per gli altri e ci impegna a farlo".

"Non possono prendersi le nostre vite perché le abbiamo già donate". Così scrisse suor Maria Esther Paniaga Alonso, uccisa in Algeria da fondamentalisti islamici.

C'è un aspetto del martirio cristiano che viene sottolineato sia da San Paolo nelle sue lettere sia in tutta la letteratura successiva, e cioè che il martirio cristiano è espressione di un donare con gioia la propria vita.

Lo stesso Pontefice Benedetto XVI ha sottolineato che "la gioia è uno dei sentimenti che ricorre spesso nei martiri. Non si tratta di ingenuità, non è evasione dalla realtà, ma è una profondità che altri non hanno". Ha poi aggiunto: "Questa profondità che si manifesta nella gioia anche quando uno dona la vita diventa attrattiva, diventa punto di meraviglia e domanda per gli altri".

"Il sangue dei martiri" – scriveva Tertulliano sul finire del II secolo dopo Cristo – "è seme di nuovi cristiani". Oggi, 1800 anni dopo, l'affermazione del primo grande teologo della Chiesa latina mantiene intatta la sua verità. Perché i cristiani, nel mondo, continuano a essere perseguitati, torturati, messi in catene per la loro fede, pronti a donare la loro vita per Cristo. Le loro storie, le loro vite, la loro morte suonano come uno "scandalo" per noi cristiani tiepidi e della domenica[3].

Eppure, cristiano è colui che segue Cristo, che dalla croce, a chi lo torturava, ha detto: "Padre, perdona loro perché non sanno quello che fanno".

---

[3] Gerolamo Fazzini (2006) Lo scandalo del martirio. Ed. Ancora, Milano.

Parte V

Esperienze cliniche e di ricerca

Il dono del sangue tra processi individuali e dinamiche organizzative: una ricerca longitudinale con neo-donatori

Elena Marta, Paolo Guiddi, Maura Pozzi, Vincenzo Saturni

Introduzione

Nelle ultime decadi numerosi ricercatori hanno cercato di comprendere il profilo dei donatori di sangue e le caratteristiche che li differenziano dai non donatori (Callero et al., 1983; Ferguson et al., 2004a, 2008; Godin et al., 2005; Lucchini, 2005), esaminandone dati socio-demografici, tratti di personalità e motivazioni: disporre di queste informazioni è di vitale importanza per le organizzazioni che si occupano di donazione del sangue, per organizzare migliori campagne di reclutamento e più adeguati percorsi di fidelizzazione. Le conoscenze conseguite in questi anni, però, non sono ancora sufficienti a garantire la copertura del fabbisogno nazionale: il reclutamento continua ad essere una sfida (Mostafa, 2009), e impegna le organizzazioni in una riflessione continua sulle condizioni che possono garantire la continuità del gesto (Mikkelsen, 2004).

Per questo motivo negli anni si sono sviluppate aree di ricerca specifiche sulla donazione, o legate al considerare questo gesto un esempio di volontariato (Piliavin et al., 1990, 1991; Ferguson et al., 2002, 2005, 2007, 2008; Godin et al., 2005, 2007, 2008; Marta e Pozzi, 2006; Boccacin e Tamanza, 1997; Omoto e Snyder, 1995; Martin Santana e Beerlin Palacio, 2008). Accanto ai ricercatori focalizzatisi sugli incentivi motivazionali alla donazione (Piliavin, Callero e Evans, 1982; Hollingsworth et al., 2004; Lemmens et al., 2005; Godin et al., 2005; Glynn et al., 2006), alcuni hanno indagato le motivazioni che spingono a iniziare a donare (Holdershaw, Gendall e Wright, 2003; Lemmens et al., 2005; Godin et al., 2005), altri hanno cercato di comprendere i motivi che portano un nuovo donatore a diventare un fidelizzato (Lee et al.,

E. Marta (✉), P. Guiddi, M. Pozzi
Laboratorio di psicologia sociale applicata, Università Cattolica del Sacro Cuore di Milano, Milano
e-mail: elena.marta@unicatt.it

V. Saturni
AVIS Nazionale

G. Castelnuovo, R. Menici, M. Fedi, *La donazione in Italia,*
© Springer-Verlag Italia 2011

1999; Sanchez et al., 2001; Schreiber et al., 2005; Healy 2000; 2006; Martin Santana e Beerlin Palacio, 2007; Nguyen et al., 2008).

Alcune ricerche hanno messo a tema il ruolo dell'organizzazione. Per Boccacin e Tamanza (1997), per esempio, il profilo del donatore viene coniugato con l'impegno assunto nell'AVIS. Dalla loro ricerca emerge che i donatori di sangue, pur compiendo tutti uno stesso gesto, possono avere livelli di coinvolgimento associativo differenti: c'è chi vede l'associazione come un mezzo per raggiungere un fine e chi, invece, ritiene importante la sua intermediazione per il rapporto con la comunità (vedi anche Saturni e Marta, 2010).

Alcuni autori (Piliavin, 1990; Lucchini, 2005), però, ritengono più opportuno focalizzare le ricerche sul processo del dono, focalizzandosi sull'interazione di più variabili. Sono stati quindi sviluppati diversi modelli interpretativi, sia specifici del dono del sangue sia adattati da modelli ideati per il volontariato: di questi, il primo è il *Volunteer Process Model* di Omoto e Snyder. Questi ultimi propongono un approccio funzionalista: una stessa azione è sorretta da motivi diversi (Omoto, Snyder e Martino, 2000). Le funzioni motivazionali da essi individuate sono sei: valoriale, sociale, di conoscenza, di protezione dell'Io, di accrescimento, di carriera. La funzione Valoriale riguarda la possibilità di esprimere valori connessi al proprio investimento altruistico; la funzione di Conoscenza è relativa all'opportunità di apprendere nuove competenze o di mettere a frutto abilità non abitualmente utilizzate. La funzione Sociale fa riferimento all'opportunità di conoscere e instaurare rapporti amicali. La funzione di Protezione dell'Io è relativa alla difesa dagli aspetti negativi del proprio Sé. La funzione di Accrescimento sorregge le persone in un positivo sviluppo del proprio Io. La funzione di Carriera, infine, riguarda le possibilità di sviluppo professionale che il volontariato può portare. Inoltre, i ricercatori individuano nel loro modello tre stadi interattivi e consequenziali – gli antecedenti, l'esperienza e le conseguenze – dell'azione di volontariato e tre diversi livelli di analisi – individuale, organizzativo e sociale. Nello stadio degli antecedenti vengono analizzate le caratteristiche di personalità, le motivazioni e le circostanze che possono favorire la scelta. Nello stadio dell'esperienza si ritrovano le situazioni che possono promuovere un impegno continuato, in particolare legate al contesto organizzativo: tra esse, la soddisfazione e l'integrazione nell'organizzazione. Nello stadio delle conseguenze, l'attenzione viene posta sugli effetti dell'impegno, a livello individuale e collettivo (soddisfazione personale e aumento di capitale sociale).

Nelle ricerche sulla donazione di sangue in cui il riferimento teorico è la *teoria del comportamento pianificato* (TCP), tra le variabili predittive della donazione viene inserita la variabile di *controllo comportamentale percepito*: la percezione che un soggetto ha di poter mettere in atto un comportamento voluto influenza sia l'intenzione a compierlo sia il comportamento stesso.

Svariate ricerche (Godin et al., 2005; Bekkers, 2007) si focalizzano sui valori e i principi etici che sostengono il gesto donativo (Mikkelsen, 2004; Glynn et al., 2006), importanti sia per favorire l'avvicinamento alla donazione sia per motivare i donatori a continuare a donare.

Infine, numerose ricerche sono centrate sull'influenza della struttura[1], come evidenziato, per esempio, da Healy (2000, 2006), Thomson e collaboratori (2002), Schreiber (2006) e Hanson (2009).

Già dall'articolo di Lee, Piliavin e Call (1999), *Giving Time, Money and Blood: Similarities and differences,* ai ricercatori giunge l'invito a coniugare aspetti motivazionali ed organizzativi nello studio dei fattori che incidono sulla decisione di donare e di mantenere questo impegno nel tempo.

A fronte dell'analisi della letteratura e facendo propria l'indicazione di Lee Piliavin e Call, il presente lavoro ha un duplice obiettivo:

1. rilevare le percezioni di neo-donatori in merito alle variabili che la letteratura e Lee, Piliavin e Call invitano a considerare come cruciali per favorire la fidelizzazione dei donatori: motivazioni, norme morali, percezione di controllo sull'atto donativo, soddisfazione per gli aspetti logistici della donazione e intenzione a donare;
2. rilevare se le succitate variabili possano predire l'intenzione a donare, principale antecedente all'azione donativa mantenuta nel tempo.

La ricerca

Procedura

In questa sede verranno presentati solo alcuni dati dell'ultima rilevazione di un congegno di ricerca longitudinale e multi-metodologico, composto da una parte quantitativa - attraverso la somministrazione di questionari semistrutturati - e da una parte qualitativa - attraverso la conduzione di *focus group*. Gli strumenti utilizzati sono questionari, somministrati a tutte le persone che hanno fatto richiesta di diventare donatori presso la sede AVIS Sovracomunale Medio Varesotto[2] tra giugno e dicembre 2006.

I questionari sono stati somministrati in quattro momenti del percorso della donazione:

- t1 = al primo contatto tra i potenziali donatori e l'AVIS;
- t2 = durante l'esame di idoneità alla donazione;
- t3 = alla prima donazione;
- t4 = a due anni dalla prima donazione.

---

[1] Schreiber e collaboratori (2006) hanno riscontrato che non solo la percezione di un trattamento adeguato, ma anche di competenza dello staff medico può favorire la decisione di continuare a donare. Thomson e collaboratori (2002) hanno rilevato l'importanza che i donatori si sentano accolti e accompagnati nell'affrontare le difficoltà connesse alla donazione, grazie al supporto di persone vicine o volontarie, spesso ex donatori, che li possano accompagnare durante la donazione.

[2] AVIS sovracomunale Medio Varesotto riunisce e coordina 15 sedi avisine della provincia di Varese.

I questionari delle prime tre rilevazioni sono stati somministrati ai donatori da una persona preposta in sede AVIS. Per la quarta rilevazione è stato utilizzato un questionario postale.

I partecipanti

I 500 partecipanti iniziali alla ricerca sono, nel tempo, diminuiti, come spesso accade nelle ricerche longitudinali. I dati qui presentati sono relativi ai 123 neodonatori che hanno compilato i questionari di tutte le rilevazioni: essi, 49% donne e 51% uomini, hanno un'età compresa tra i 19 ed i 59 anni, con una media di 33 (DS[3] di circa 9 anni). La maggior parte dei soggetti (68%) lavora, il 17% è studente universitario; il 7%, è studente-lavoratore, l'1% si occupa di altro rispetto alle condizioni professionali citate, il 4% è in cerca di occupazione e il 3% è pensionato. I donatori diplomati rappresentano il 37% del totale, il 12% possiede un diploma di scuola media inferiore; il 16% un diploma di scuola professionale, il 30% è laureato e il 5% ha un diploma di specializzazione *post-lauream*. Il 47% dei donatori ha effettuato da due a quattro donazioni tra il 2006 e il 2009, il 46% cinque o più e il 7% una sola. Quasi tutti i partecipanti (96%) hanno effettuato donazioni di sangue intero.

Gli strumenti

Gli strumenti volti a misurare i costrutti oggetto del presente lavoro sono:
* *Volunteer Function Inventory* di Clary e collaboratori (1998): utilizzata al fine di rilevare le motivazioni sottese alla donazione di sangue. La scala, adattata al dono del sangue, si compone di 25 item, 5 per ciascuna delle cinque di sei[4] spinte motivazionali individuate da Omoto e Snyder: Sociale, Valoriale, Conoscenza, Accrescimento, Protezione dell'Io. Un esempio di item della motivazione Sociale è "I miei amici donano il sangue"; l'affidabilità, misurata con l'alpha di Cronbach, è pari a .67. Per la motivazione Valoriale un item è "Mi preoccupo per chi è meno fortunato di me"; alpha = .66. Per la motivazione di Conoscenza un item è "Donando il sangue posso imparare molto sulla causa per la quale sto prestando la mia attività"; alpha = .80. Un item della motivazione di Accrescimento è "La donazione mi fa sentire importante"; alpha = .80. Per la motivazione di Protezione dell'Io un item è "Donare il sangue mi aiuta a superare in parte il mio senso di colpa per essere più fortunato di altri"; alpha = .85.
* *Scala di intenzione a donare* di Godin (2005): la scala si compone di 3 item che misurano la volontà di donare sangue nei sei mesi successivi alla com-

---

[3] Per DS si intende la deviazione standard.
[4] Per la ricerca in questione è stata omessa la sottoscala Carriera.

pilazione del questionario. Un item della scala è "Intendo donare il sangue nei prossimi 6 mesi"; alpha = .79.

- *Scala di controllo percepito* di Godin (2005): lo strumento si compone di 2 item che misurano la percezione di controllo sul comportamento donativo. Un item è "Sento che potrei superare qualsiasi ostacolo che mi impedisse di donare". La correlazione tra i due item è di .38.

- *Scala dell'influenza delle norme morali* di Godin (2005): si compone di 3 item che valutano quanto le norme morali sono importanti per ciascun donatore. Un item è "Donare sangue è in accordo con i miei principi morali"; alpha = .80.

- *Scala di soddisfazione in merito agli aspetti logistici della donazione*: è stata costruita *ad hoc* ed è composta da 6 item che valutano la soddisfazione complessiva circa l'organizzazione. Un item è: "In generale, sono soddisfatto della comunicazione-chiamata alla donazione"; alpha = .78.

Le analisi dei dati

In riferimento al primo obiettivo, sono state analizzate le medie delle risposte dei neodonatori alle variabili sopra citate.

Come mostra la Figura 24.1, il punteggio medio delle risposte alla variabile Intenzione a donare è di 4.6 (DS 0.6): a dire che i donatori sono molto intenzionati a continuare a donare. Riguardo al Controllo percepito, i neodonatori ritengono di avere un'elevata capacità di controllo su tutti gli eventi che

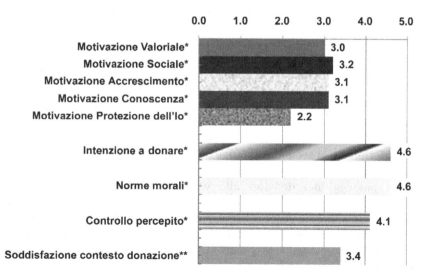

Fig. 24.1 Punteggi medi delle risposte alle variabili analizzate. [Per le variabili con * il range va da 1 (per niente) a 5 (moltissimo); per le variabili con ** il range va da 1 (per niente) a 4 (molto)]

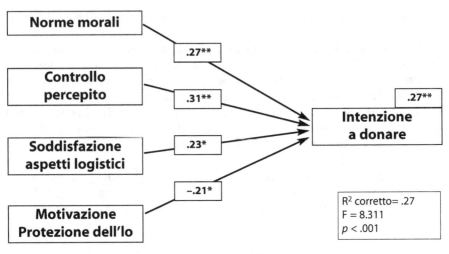

Fig. 24.2 Modello di regressione

potrebbero impedire loro di donare, e saprebbero come gestirli (media = 4.1; DS 0.7); ritengono importante aiutare gli altri, e la donazione di sangue è un modo concreto per fare qualcosa (Motivazione Valoriale, media = 3; DS = 0.8) e per esprimere valori personali (Norme morali, media = 4.6; DS 0.5). Le persone vicine ai donatori sono favorevolmente predisposte verso il gesto donativo (Motivazione Sociale, media = 3.2; DS 0.8). L'atto di donare è anche abbastanza legato alla possibilità di sentirsi importanti (Motivazione di Accrescimento, media = 3.1; DS 0.7) e di poter imparare molto in merito alla donazione ed ai bisogni a essa connessi (Motivazione di Conoscenza, media = 3.1; DS 0.8). Pensano, in misura minore, che donare serva loro per fuggire da problemi personali o per sentirsi meno in colpa per quanto ricevuto dalla vita: la Motivazione di Protezione dell'Io è, infatti, bassa (media = 2.2; DS 0.7). Infine, i donatori, sono molto soddisfatti del contesto della donazione (chiamata, relazioni con i medici e i volontari, ricompense) (soddisfazione per il contesto della donazione, media = 3.4; DS 0.4).

In riferimento al secondo obiettivo del presente lavoro, è stata condotta una regressione lineare con metodo *stepwise* utilizzando come variabili indipendenti i punteggi dei donatori alle variabili Motivazioni, Norme morali, Controllo percepito, Soddisfazione per gli aspetti logistici connessi alla donazione e come variabile criterio l'Intenzione a donare. Il modello di regressione valido mostra che il 27% della varianza dell'Intenzione a donare è spiegato non solo da variabili personali (Controllo percepito, Norme morali e Motivazione di Protezione dell'Io), ma anche da variabili legate al contesto (Soddisfazione per gli aspetti logistici connessi alla donazioni) (Fig. 24.2). In particolare, gli elementi organizzativi sono legati alla soddisfazione percepita dai donatori per la modalità di chiamata, l'ambiente, il personale infermieristi-co, medico e volontario, le ricompense (giornata di riposo, parcheggio ed esami del sangue gratuiti ecc.).

Per comprendere l'influenza che ciascuna variabile indipendente ha sul-l'intenzione a donare, sono stati analizzati i punteggi Beta[5]. La percezione di Controllo sul comportamento è la variabile che maggiormente predice l'inten-zione a donare (.31). Accanto a questa, le Norme morali (.27) e la Sod-disfazione per gli aspetti logistici connessi alla donazione (.23) predicono l'in-tenzione a donare in senso positivo: all'aumentare del livello di soddisfazione per gli aspetti logistici della donazione e dell'accordo tra valori personali e dono del sangue, aumenta anche l'intenzione a donare. Emerge inoltre che l'atto donativo è predetto in senso negativo dalla volontà di donare il sangue per superare propri problemi personali (−.21): quanto più il donatore si è avvi-cinato alla donazione per risolvere propri problemi personali, tanto meno ha intenzione di tornare a donare.

Considerazioni conclusive

Il contributo qui presentato mirava a identificare quali variabili possono incide-re sull'intenzione di donare sangue in un gruppo di neodonatori dell'AVIS. I dati qui presentati sono in linea con il *trend* della letteratura (per un approfon-dimento, vedi Godin, 2005): l'organizzazione della struttura, accanto a variabi-li personali, ha un'influenza nel favorire l'intenzione a continuare a donare (Omoto e Snyder, 1995, 2000; Healy, 2000, 2006; Mikkelsen, 2004; Schreiber 2006; Hanson, 2009). Tra le variabili personali, la percezione di poter gestire agevolmente tutti gli ostacoli che potrebbero impedire di donare (il 93% dei neodonatori ha già effettuato più di due donazioni) è la variabile che più influenza l'intenzione a donare. Le motivazioni di Protezione dell'Io, nella negatività che le lega all'intenzione di donare, confermano il giudizio condivi-so in letteratura riguardo alla personalità dei donatori, che sembrano essere spinti da motivazioni di prosocialità e altruismo, come recentemente dimostra-no i lavori di Valentine (2005) e Bennett (2009), nei quali la donazione di san-gue è considerata proprio un atto pubblico e altruistico di impegno civico.

Tra le variabili legate al contesto, influenzano l'intenzione a donare la chiamata, cioè la modalità con cui i donatori vengono avvisati della rinnovata possibilità di donare; il luogo, in quanto luogo accogliente che faccia sentire i donatori "a casa", le ricompense. Tra le ricompense che possono permettere la donazione si intende qui in particolare la giornata di riposo che molte aziende e istituzioni concedono a chi ha effettuato una donazione di sangue, la como-dità e la vicinanza del parcheggio al luogo in cui si dona e la possibilità di

---

[5] I punteggi Beta sono coefficienti standardizzati che misurano quantitativamente il cambiamento che si verifica nella variabile dipendente in conseguenza del cambiamento della deviazione stan-dard nel valore di una variabile indipendente, tenendo le altre costanti.

avere gli esami del sangue senza contribuire economicamente per ottenerli. Gli altri aspetti sono maggiormente focalizzati sulle relazioni che il gesto crea. Si intendono qui i rapporti che il personale infermieristico, medico e volontario crea con i donatori nell'interazione che avviene prima, durante e dopo l'atto donativo.

In generale, questi dati sollecitano le organizzazioni che si occupano di reperimento di nuovi donatori e di fidelizzazione di chi già dona. È fondamentale che l'AVIS, e più in generale tutte le organizzazioni coinvolte nella donazione di sangue, trovino strategie adeguate per favorire alti livelli di soddisfazione per l'accoglienza, dalla chiamata alla donazione fino alle relazioni che, anche in un atto volontario limitato nel tempo come questo, il donatore instaura con le persone che s'interfacciano con lui. A fronte della considerazione piuttosto condivisa in letteratura che la donazione di sangue sia un atto privatistico legato a un dono come fenomeno interstiziale, questo dato evidenzia invece con forza che, oltre a essere un dono che richiama mentalmente un Alter-donatario (Godbout, 2007), donare sangue si lega anche alle relazioni "concrete" che questo gesto crea.

Bibliografia

Bekkers R (2007) Values and Volunteering. Paper prepared for the 35th annual Arnova Conference, Atlanta
Bennett J (2009) Banning queer blood. The University of Alabama Press, Alabama
Boccacin L, Tamanza G (1997). Volontariato e donazione di sangue. Il caso di AVIS. Fondazione Italiana per il Volontariato, Roma
Callero PL, Piliavin JA (1983) Developing a commitment to blood donation: The impact of one's first experience. Journal of Applied Social Psychology 15:826-831
Clary EG, Snyder M, Ridge RD et al (1998) Understanding and assessing the motivations of volunteers: A functional approach. Journal of Personality and Social Psychology 74:1516-1530
Ferguson E (2004) Conscientiousness, emotional stability, perceived control and the frequency, recency, rate and years of blood donor behavior. British Journal of Health Psychology 9:293-314
Ferguson E, Bibby P (2002) Predicting future blood donor returns: Past behavior, intentions and observer effects, Health Psychology 21:513-518
Ferguson E, Chandler S (2005) A Stage Model of Blood Donor Behaviour: Assessing Volunteer Behaviour, Journal of Health Psychology 10:359-372
Ferguson E, Farrell K, Lawrence C (2008) Blood donation is an act of benevolence rather than altruism, Health Psychology 27:327-336
Ferguson E, France C, Abraham C et al (2007) Improving blood donor recruitment and retention: integrating theoretical advances from social and behavioral science research agendas. Transfusion 47:1999-2010
Finkelstein M (2009) Intrinsic vs. Extrinsic motivational orientations and the volunteer process. Personality and Individual Differences 46:653-658
Glynn SA, Kleinman SH, Schreiber GB et al (2002) Motivations to donate blood: demographic comparisons. Transfusion 42:216-225
Glynn SA, Schreiber GB, Murphy EL et al (2006) Factors influencing the decision to donate: racial and ethnic comparisons. Transfusion 46:980-990
Godbout JT (2007) Ce qui circule entre nous. Donner, recevoir, rendre. Du Seuil, Paris [Trad. It.: Quello che circola tra noi. Dare, ricevere, ricambiare (2008). Vita e pensiero, Milano]

Godin G, Conner M, Sheeran P et al (2007) Determinants of repeated blood donation among new and experienced blood donors. Transfusion 47:1607-1615

Godin G, Sheeran P, Conner M et al (2005) Factors explaining the intention to give blood among the general population. Vox Sanguinis 89:140-149

Godin G, Sheeran P, Conner M et al (2008) Asking questions changes behavior: mere measurement effects on frequency of blood donation. Health Psychology, 27:179-184

Grube J, Piliavin JA (2000) Role Identity, Organizational experiences and volunteer performance. Personality and Social Psychology Bulletin 26:1108-1119

Hanson S (2009) Subjective reactions to blood donation in donors with and without social support, Dissertation Abstracts International: Section B:The Sciences and Engineering 69:7811

Healy K (2000) Embedded Altruism: Blood Collection Regimes and the European Union's Donor Population. American Journal of Sociology 105:1633-1657

Healy K (2006) Last best gift: Altruism and the market for human blood and organs. University of Chicago Press, Chicago

Holdershaw J, Gendall P, Wright M (2003) Factors Influencing Blood Donation Behaviour. Transfusion Medicine Reviews 16:115-130

Hollingsworth B, Wildman J (2004) What population factors influence the decision to donate blood?. Transfusion Medicine 14:9-12

Lee L, Piliavin JA, Call VRA (1999) Giving Time, Money and Blood: Similarities and Differences. Social Psychology Quarterly 62:276-290

Lemmens KP, Abraham C, Hoekstra, T et al (2005) Why don't young people volunteer to give blood? An investigation of the correlates of donation intentions among young nondonors. Transfusion 45:945-955

Lemmens KP, Abraham C, Ruiter, R et al (2009) Modelling antecedents of blood donation motivation among non-donors of varying age and education. British Journal of Psychology 100:71-90

Lucchini M (2005) Doni di vita. La Nuova Italia, Parma

Marta E, Pozzi M (2006) Determinanti psicosociali del volontariato durante la transizione all'età adulta. Psicologia Sociale I:175-196

Martìn Santana JD, Beerli-Palacio A (2008) Potential donor segregation to promote blood donation. Transfusion Apheresis Science 38:133-140

Mikkelsen N (2004) Who are the donors in 2003. Transfusion Clinical Biology 11(1):47-52

Moog R (2009) Retention of prospective donors: a survey about services at a blood donation centre. Transfusion and Apheresis Science

Mostafa M (2009) Profiling blood donors in Egypt: a neural network analysis. Expert System with Applications 36:5031-5038

Nguyen D, DeVita D, Hirschler N et al (2008) Blood donor satisfaction and intention of future donation. Transfusion 48:742-748

Omoto AM, Snyder M (1995) Sustained helping without obligation: motivation, longevity of service, and perceived attitude change among AIDS volunteers. Journal of Personality and Social Psychology 68:671-686

Omoto AM, Snyder M, Martino SC (2000) Volunteerism and the life course: Investigating age-related agendas for action. Basic and Applied Social Psychology 22:181-198

Piliavin JA (1990) Why do they give the gift of life? A review of research on blood donors since 1977. Transfusion 30(5):444-459

Piliavin JA, Callero P (1991) Giving blood: the development of an altruistic identity. John Hopkins University Press, Baltimore

Piliavin JA, Callero L, Evans DE (1982) Addiction to Altruism? Opponent-process theory and habitual blood donation. Journal of Personality and Social Psychology 43:1200-1213

Sanchez AM, Ameti DI, Schreiber G et al (2001) The potential impact of incentives on future blood donation behavior. Transfusion 41:172-178

Saturni V, Marta E (eds) (2009) In vena di solidarietà. Angeli, Milano

Schreiber GB, Schlumpf KS, Glynn SA et al (2006) Convenience, the bane of our existence, and other barriers to donating. Transfusion 46:545-553

Schreiber GB, Sharma UK, Wright DJ et al (2005) First year donation patterns predict long-term commitment for first-time donors. Vox Sanguinis 88:114-121

Snyder M (1993) Basic Research and practical problems: The promise of a "functional" personality and social psychology. Personality and Social Psychology Bulletin 19:251-264

Thomson RA, Bethel J, Lo AY et al (2002) Retention of "safe" blood donors. The Retrovirus Epidemiology Donor Study. Transfusion 38:359-367

Valentine K (2005) Citizenship, identity, blood donation. Body and Society 11:113-128

Donazione di fegato da vivente: istanze etiche e pratica clinica

L'esperienza dello psicologo della salute nel Centro trapianti addominali dell'A.O. Ospedale Niguarda Ca' Granda: le radici etiche che sostengono la buona pratica clinica nella donazione di fegato da vivente

Laura Masolo, Angela Sacchi

Premessa

Negli ultimi anni la chirurgia dei trapianti ha compiuto enormi progressi consolidando la conquista di una sempre più alta percentuale di sopravvivenza.

Questo successo ha aumentato esponenzialmente le richieste di trapianto in un contesto sociale in cui il numero delle donazioni resta insufficiente. Di conseguenza, molte persone rischiano di morire in attesa della donazione da cadavere.

La donazione da vivente si è configurata come ulteriore possibilità salvavita pur avendo sollevato numerose questioni di bioetica che hanno dato l'avvio a un complesso dibattito sul piano giuridico, deontologico e clinico.

Questo articolo propone una serie di riflessioni che, partendo dal dettato delle normative vigenti, cercano di cogliere il correlato della norma sul piano clinico nel tentativo di tradurre in concreto le premesse deontologiche che ispirano il corretto comportamento etico in campo sanitario. Le normative vigenti prescrivono "quali" elementi indagare; il clinico deve costruirsi il "come" svolgere l'indagine con modalità congruenti ai principi deontologici.

Questo lavoro è nato dall'esperienza clinica del Centro Trapianti Addominali dell'Azienda Ospedaliera Ospedale Niguarda Ca' Granda, dove dal marzo 2001 al luglio 2009 l'équipe chirurgica, diretta dal dottor L. De Carlis, ha eseguito 54 trapianti da donatore vivente.

I candidati donatori sono in numero rilevante, ma molti risultano immediatamente incompatibili per emogruppo o dimensione dell'organo.

Il numero totale di candidati sottoponibili a studio (accertamenti medici e colloqui psicologici) è stato pari a 113.

L. Masolo (✉), A. Sacchi
Servizio di Psicologia, Dipartimento di Salute Mentale, Azienda Ospedaliera Niguarda
Ca' Granda, Milano
e-mail: Laura.Masolo@OspedaleNiguarda.it

Informazioni iniziali

Nella nostra prassi, quando un ricevente viene inserito nella lista dei trapianti da cadavere l'équipe gli fornisce l'informazione della possibilità aggiuntiva della donazione da vivente: ciò fa parte di un'informativa generale che è doveroso fornire a pazienti e familiari.

È fondamentale dare queste informazioni tempestivamente al momento dell'inserimento in lista. Procrastinare potrebbe significare escludere a priori un'opzione che con l'aggravarsi della malattia risulta impraticabile.

Poche sono le persone che non hanno alcuna informazione sull'argomento. Alcuni riceventi hanno già riflettuto autonomamente e respinto preventivamente questa opzione. Altri ne sono a conoscenza ma hanno evitato di trattare l'argomento con i familiari che si potrebbero candidare. Altri ancora hanno ricevuto informazioni dagli stessi familiari che desiderano candidarsi come donatori.

Per quanto riguarda la volontà di donare, si sono presentate varie tipologie. Agli estremi si collocano candidati donatori che caparbiamente insistono affinché i curanti convincano il ricevente che rifiuta di accettare la donazione da vivente; all'estremo opposto riceventi che cercano di indurre più o meno direttamente i familiari a candidarsi come donatori.

In ogni caso tutti vanno informati. È opportuno che anche il ricevente che si oppone possa esprimere un "rifiuto informato".

Voglio donare!

Nella maggior parte dei casi sottoposti alla nostra osservazione il candidato donatore si è presentato come un "eroe" che vuole intervenire e salvare la persona amata pensando di essere l'unico protagonista di una scelta individuale. In effetti una persona può scegliere se candidarsi o no e questo rispetta il *principio di autonomia,* secondo il quale ciascun individuo dovrebbe essere libero di decidere quanto e quale tipo di rischio affrontare.

D'altro canto la scena ospita altri attori che svolgono un ruolo importante nel processo decisionale: innanzitutto il ricevente, il resto della famiglia, e poi i chirurghi, gli epatologi, gli anestesisti, gli psicologi e il personale infermieristico che compongono l'équipe trapiantologica.

L'attività dell'équipe chiama in gioco i principi guida in campo sanitario, innanzitutto quello del *primum non nocere,* anche se può sembrare paradossale invocare tale principio in una situazione in cui si pratica una mutilazione su un individuo sano. In questo caso il *principio di non maleficio* è da intendersi come scelta di procedere alla donazione solo con candidati che, pur essendo esposti a pericoli di complicanze, affrontino il minor rischio possibile, rischio bilanciato dal beneficio che il ricevente può trarre dal trapianto.

In ogni caso il ricorso alla donazione da vivente può avvenire solo quando il ricevente sia già stato inserito nella lista dei trapianti da cadavere. In questo modo si garantisce una selezione del ricevente secondo i criteri standard di trapiantabilità: non si sottopone a un trapianto né un paziente troppo grave né un paziente che potrebbe trarre maggiore giovamento da altri trattamenti terapeutici.

Inoltre, l'inserimento del ricevente nella lista dei trapianti da cadavere tiene conto della possibilità che la donazione da vivente possa fallire, rendendo necessario il ricorso in urgenza al trapianto da cadavere. Questa eventualità sarebbe considerata ingiusta dai pazienti che non dispongono di un donatore vivente qualora il ricevente non fosse già inserito in quella lista. In questo modo viene rispettato il *principio di giustizia*.

Queste considerazioni mettono in luce come l'evento donazione non riguardi il processo decisionale di un singolo individuo, ma implichi una visione della scena in cui interagiscono molti soggetti. Dall'epica dell'"eroe" che compie da solo un gesto sacrificale si passa a una scena corale in cui altri attori danno il loro apporto secondo le proprie istanze deontologiche.

L'individuo può decidere di non candidarsi ma, nel momento in cui si propone, la sua carica epica impatta con la realtà della lunga e complessa verifica dell'idoneità, come impone la normativa vigente.

Che cos'è la donazione?

Prima di iniziare lo studio del potenziale donatore il medico incontra la coppia donatore-ricevente, che solitamente non ha ancora avuto informazioni approfondite e che di conseguenza spesso fonda le proprie aspettative su fantasie o luoghi comuni.

Molti candidati equiparano la resezione epatica ad altri tipi di donazione già noti, come la donazione di midollo o del sangue, ipotizzando un intervento chirurgico a ridotta invasività: "un pezzettino di fegato".

In modo analogo, il ricevente può avere un'idea distorta del trapianto da vivente che lo induce a esprimere un rifiuto o un'accettazione del dono prima ancora di essere adeguatamente informato sui rischi per il donatore e sulle possibilità di successo per se stesso. Alcuni riceventi intendono evitare che una persona cara si esponga a un pericolo che può essere mortale e, comunque, alla sofferenza legata all'intervento. Vuole fare lui l'"eroe":"Voglio correre io solo il rischio di morire in lista d'attesa!"

Per contro, si sono presentati alcuni casi in cui il ricevente tendeva a banalizzare la donazione rifiutando di riflettere in maniera approfondita sui rischi per il donatore. Ciò ha comportato la segnalazione del problema in équipe e l'organizzazione di una rete di interventi mirati a costruire un'accettazione della complessa realtà della donazione, ristrutturando l'iniziale atteggiamento evitante.

Tutti i candidati e i loro familiari devono essere informati che la donazione fra adulti consiste nel prelievo di un emifegato dal donatore: in caso di ricevente adulto, il donatore accetta di privarsi del lobo destro, che costituisce circa il 60% dell'intero organo.

Si tratta di un intervento di chirurgia maggiore effettuato in assenza di indicazione terapeutica: un soggetto sano viene mutilato di una parte di fegato per consentire la sopravvivenza del ricevente. Tuttavia, la capacità di quest'organo di rigenerarsi permette al donatore, in un tempo relativamente breve, di recuperare una massa epatica pari alla precedente. Altrettanto succede al ricevente, anche se in tempi diversi.

Fornendo queste informazioni e illustrando in modo dettagliato rischi e benefici che possono derivare dalla donazione, il medico attiva un processo di trasformazione da un gesto eroico e assoluto al dono consapevole e consapevolmente accettato.

Dall'asserzione iniziale "Mamma, ti salvo io!", l'"eroe" deve trasformarsi in candidato che chiede davanti all'équipe: "Mamma, accetti il mio dono?"

Allo stesso modo il ricevente può passare da "Morirò io solo: tu non devi rischiare!" ad "Accetto il tuo dono per vivere entrambi!", oppure può liberamente rifiutare la donazione, come sovente avviene nel caso di genitori verso l'offerta di donazione dei figli.

Nel caso di accettazione viene apposta la firma al primo consenso informato che dà l'avvio allo studio per l'idoneità.

Posso donare?

Con l'inizio del processo di valutazione il candidato pone all'équipe una serie di domande: "Posso donare? Sono fisicamente compatibile? Sono idoneo?"

La risposta può essere solo il risultato di una serie di accertamenti eseguiti dai singoli specialisti. Non può essere quindi immediata, ma è il frutto di un complesso sistema di valutazioni che per realizzarsi richiede precise coordinate temporali.

L'organizzazione del calendario degli interventi è affidata agli infermieri che accompagnano i pazienti durante tutto lo studio. La scansione temporale di almeno un mese, dettata dalla normativa vigente, tiene conto della necessità concreta di coordinare gli interventi ed è l'espressione di una prassi ispirata dal *principio di cautela*, che garantisce a tutti gli attori coinvolti il tempo necessario per valutare la candidatura, evitando decisioni affrettate.

Che cos'è l'idoneità?

Inizia così lo studio dell'idoneità fisica e psicologica.

Parallelamente agli accertamenti medici, prende l'avvio la valutazione psicologica del candidato donatore, che include l'osservazione dei rapporti tra donatore e ricevente e famiglia/e di appartenenza.

Mentre lo psichiatra certifica l'assenza di malattie psichiatriche, lo psicologo accerta che il candidato sia:
- adeguatamente informato sui rischi della donazione;
- libero da pressioni e/o condizionamenti esterni;
- motivato a donare per ragioni altruistiche e non per vantaggi materiali/ economici.

Che cosa significa "informato"?

Che i pazienti siano informati e debbano firmare i consensi è ormai indiscutibilmente riconosciuto. Ma come si riconosce un paziente informato? Semplicemente dall'affermazione "Ho capito tutto!" ?

Informato significa che il candidato ha effettivamente compreso l'informazione che gli è stata fornita.

Trasmettere informazioni implica la necessità di tenere presente la distinzione tra il contenuto oggettivo e la sua rappresentazione nella mente del soggetto.

Il primo punto problematico riguarda quanta e quale informazione debba essere data.

Infatti nessun paziente potrà mai avere la conoscenza adeguata per capire tutti i dettagli tecnici di una procedura sanitaria, a meno che non abbia una formazione specifica egli stesso. Il medico che trasmette informazioni è impegnato in un'operazione di traduzione delle sue conoscenze specialistiche in un linguaggio adattato alle competenze del paziente.

La comunicazione delle informazioni si snoda in un processo articolato nel tempo che non si conclude con la firma del modulo del consenso, pur essendo questo un momento pregnante del percorso.

Si tratta di un processo che richiede un certo tempo e che prevede momenti di riflessione, approfondimento e chiarimento nel rapporto con i sanitari.

Il secondo punto problematico fa riferimento alla valutazione della coerenza e completezza delle rappresentazioni che il soggetto si costruisce rispetto all'evento e si traduce nella verifica della comprensione delle informazioni mediche fornite ai candidati.

Poiché la normativa vigente stabilisce che donatore e ricevente siano consanguinei o conviventi da almeno tre anni, è facilmente comprensibile quale alto grado di coinvolgimento emotivo comporti questo evento per tutte le persone implicate.

Elevati livelli di stress possono comportare una tendenza a distorcere le comunicazioni ricevute dai sanitari. Tale distorsione può essere dovuta a:
- evitamento del processo di chiarificazione e analisi della comunicazione: "Evito di approfondire perché ho paura";
- ricomposizione arbitraria dei dati non del tutto aderente alla realtà sulla base di una motivazione personale: "Recepisco le informazioni ma le riordino secondo i miei bisogni di rassicurazione";
- simulazione di aver capito per atteggiamento impropriamente reverenziale e compiacente nei confronti dei sanitari: "Dico di aver capito e firmo il consenso per non dare seccature a quelli che devono salvarmi la vita"; "...tanto io cosa devo sapere o capire, sono ignorante! L'importante è affidarsi a chi sa".

La verifica della comprensione deve tenere conto di tutte queste eventuali distorsioni o difficoltà e non può ridursi a un test di memoria a breve termine.

La ripresa dell'argomento in tempi successivi permette al paziente di riflettere sulle informazioni ricevute e di adattarle al proprio bagaglio culturale, consentendo l'esplicitazione di dubbi e la formulazione di eventuali nuovi quesiti; in un tempo differito lo stress emotivo iniziale si allenta, creando un clima favorevole all'apprendimento.

Fin dai primi anni di sperimentazione l'équipe si è organizzata in modo tale che la completezza e la comprensione delle informazioni fornite da epatologi, chirurghi, anestesisti e personale infermieristico fossero verificate dalle psicologhe in incontri successivi.

Questo risponde alle direttive del protocollo *Nord Italia Transplant program* (NITp), secondo cui la prassi deontologicamente corretta è garantita da una serie di controlli delle valutazioni effettuate a più livelli e da figure professionali diverse.

In quest'ottica l'équipe trapiantologica ha redatto un opuscolo informativo per i pazienti e i familiari, strumento già adottato in altri Centri di trapianto all'estero.

La struttura e il linguaggio di questo ausilio sono stati pensati e formulati con lo scopo di agevolare la comprensione delle informazioni.

Questo obbiettivo è stato perseguito attraverso una complessa elaborazione: selezione delle domande più frequentemente poste dai pazienti ai sanitari; ricerca dei sinonimi più comuni e delle espressioni sintatticamente più semplici; linguaggio che utilizza sostantivi, verbi, aggettivi e avverbi che evocano immagini visive e percezioni cenestesiche allo scopo di rendere l'evento concretamente rappresentabile dal paziente. In questo modo si ottiene una notevole modulazione dell'ansia, che altrimenti agirebbe come elemento che condiziona negativamente la comprensione delle informazioni.

Questo materiale cartaceo consente al paziente di riflettere sulle informazioni avendo a disposizione uno strumento concreto e consultabile in tempi diversi e con persone diverse: familiari, medico di medicina generale ecc.

Che cosa significa "libero da pressioni"?

Sarebbe irrealistico pensare che una persona posta di fronte a questo evento sia totalmente libera da pressioni emotive esterne e/o interne. Ciò che viene valutato non è tanto la presenza o meno di queste pressioni, ma l'influenza che esse possono avere sulla motivazione a donare, pregiudicandone l'autenticità.

Pertanto la valutazione dello psicologo deve essere formulata su due versanti:
• escludere la presenza di pressioni esterne che si traducano in comportamenti ricattatori nei confronti del potenziale donatore;
• appurare che la motivazione non sia massicciamente condizionata da pressioni interne quali eccessivi sensi di colpa o estremizzazione del senso del dovere.

Questi due aspetti possono presentarsi separatamente oppure insieme, come nelle situazioni in cui il ricatto fa leva sull'emotività del candidato sfruttando il suo senso di colpa e/o del dovere. In ogni caso, la presenza di uno solo dei due è sufficiente a pregiudicare l'idoneità.

"Non essere egoista: con tutti i sacrifici che abbiamo fatto per metterti al mondo e allevarti puoi ben dare un pezzetto di fegato per salvare la vita a tuo padre!" – diceva la madre al figlio potenziale donatore.

Non bisogna tuttavia confondere questo tipo di pressioni con le "prese di posizione" favorevoli o sfavorevoli alla candidatura che assumono la valenza di ostacoli o viceversa sostegni psicologici alla donazione.

Queste dinamiche devono essere riconosciute al più presto: infatti, pur non presentando caratteristiche tali da pregiudicare l'idoneità, possono comunque favorire l'insorgenza di conflitti o competizioni familiari che inciderebbero negativamente nella fase del post-trapianto.

La verifica dell'assenza di pressioni è una condizione necessaria ma non sufficiente; inoltre, un atteggiamento neutro di fronte ad un evento così coinvolgente non è realisticamente possibile.

L'esperienza clinica ha confermato la necessità che la decisione di donare sia il risultato di una riflessione congiunta della coppia donatore-ricevente, condivisa anche con i familiari. Tale condivisione permette infatti una maggiore tolleranza delle tensioni emotive connesse all'evento.

Che cosa significa "motivato da ragioni altruistiche" e "non avere vantaggi economici/materiali"?

Determinare che il donatore sia motivato da "ragioni altruistiche" significa escludere che possa trarre vantaggi economici e/o materiali o avere tornaconti personali.

È indubbio che il donatore possa avere "effetti secondari positivi" in conseguenza della sua scelta: per esempio, senso di fierezza e orgoglio personale, aumento di autostima, maggiore considerazione e credibilità nel nucleo familiare e sociale.

In altri casi, grazie alla generosità del suo gesto egli può sentirsi riscattato da un precedente vissuto di inadeguatezza rispetto alle proprie o altrui aspettative. "Così non devo più fare la parte del figlio viziato che sa solo ricevere da tutti!" o anche "In paese tutti pensavano che poiché avevo i capelli lunghi e l'orecchino fossi un ragazzino che non potesse combinare niente di serio!"

In altri contesti il donatore può partecipare ai meriti di un ricevente che sia considerato persona di valore e ricopra un ruolo rilevante all'interno della famiglia o della società. "Questa volta il privilegio di donare ce l'ho io! E sarò io a salvare mio fratello che è il pilastro portante della nostra famiglia per me, per le mie sorelle e per tutti i miei nipoti!".

In alcune famiglie il donatore è motivato dalla speranza di mantenere un'omeostasi familiare di cui il ricevente risulta essere il cardine. Più frequentemente questo avviene tra coniugi intensamente coinvolti nella relazione matrimoniale, ma può anche essere il caso di un figlio giovane che teme di trovarsi di fronte a un drastico crollo della qualità della vita: "Senza mio padre/mia madre! Ma io cosa faccio? Finisco per strada?" Il realistico riconoscimento dei propri limiti legati a una specifica fase dell'esistenza può concorrere alla motivazione affettiva umanitaria senza contraddirla.

L'esistenza di tali vantaggi secondari non determina in sé la scelta di donare in quanto non ne rappresenta lo scopo principale: l'autentica e profonda motivazione esisterebbe indipendentemente dalla presenza o meno di questi vantaggi, in quanto basata su sentimenti altruistici profondi e orientati al valore della vita.

Diversa è la situazione in cui predomini la componente perversa del bisogno di potere e di rivalsa sull'altro. In questo caso la motivazione altruistica si snatura in quanto la donazione non è pensata come dono, ma come strumento per perseguire un fine di controllo che può essere materiale o morale.

"L'eredità della casa paterna adesso tocca a me!", o anche, come sosteneva un potenziale donatore, "Dopo che gli avrò dato il fegato, mio fratello dovrà fare quello che dico io! Me lo deve!".

Se l'altruista mette a repentaglio la propria integrità fisica per la vita dell'altro, valore eticamente superiore, l'egoista perverso si espone a un rischio di morte per un valore eticamente inferiore, il controllo. Questo avvicina il suo gesto alla mercificazione degli organi.

Per quanto concerne invece gli aspetti economici e materiali, se l'équipe è tenuta per legge a escluderli come movente alla donazione, sarebbe inadempiente a un *principio di equità* qualora non conducesse il donatore e la sua famiglia a riflettere sulle possibili soluzioni solidaristiche di eventuali problemi economici.

Il confronto con gli aspetti economici della donazione è in genere evitato con pudore dai candidati e dalle loro famiglie, che lo intendono come meschino e indegno, stridente con il valore dell'oblatività, cioè della generosità assoluta senza contropartite.

Fermo restando che l'obiettivo principale delle norme vigenti è quello di evitare la mercificazione, bisogna distinguere tra il concetto di "compenso" ed eventuali "compensazioni" di un mancato guadagno economico, compensazioni necessarie per non gravare anche economicamente sul donatore e il suo nucleo familiare.

Questo rischio non sussiste nel caso dei lavoratori dipendenti, che la legge italiana tutela riservando alla donazione tutti i benefici previsti per lo stato di malattia; ma chi tutela i lavoratori autonomi? Neanche le assicurazioni private coprono tali perdite economiche: pertanto, l'unica fonte di sostegno può derivare dalla solidarietà familiare. In questo caso sarebbe irrealistico irrigidirsi in un'interpretazione stretta della norma che sanziona qualsiasi passaggio di denaro come illegale. L'intervento dell'équipe chiarisce la differenza tra il concetto di "vantaggio materiale diretto" e il concetto di "compensazione solidale" intesa come ricorso alle possibili disponibilità della rete familiare, orientate al sostegno attivo e al prendersi cura del donatore e dei suoi familiari.

E chi valuta la valutazione?

Tutto lo studio sulla coppia donatore-ricevente viene sottoposto al giudizio di Commissioni esterne al Centro trapiantologico: esperti nominati dal NITp valutano l'attinenza ai criteri condivisi, il rispetto delle procedure e la loro la completezza.

Il giudizio espresso dalla Commissione di parte terza esamina la valutazione dell'idoneità psicologica e, analogamente, una Commissione medica supervisiona lo studio per l'idoneità fisica.

Questo modello tutela dal rischio dell'autoreferenzialità dei singoli operatori o della singola équipe, ponendosi come ulteriore salvaguardia del *principio di cautela*. Si tratta di una verifica multipla per accertare che il rischio del donatore sia effettivamente bilanciato dal beneficio del ricevente.

E la privacy?

La *tutela della privacy* costituisce uno degli argomenti deontologici più dibattuti e nel caso della donazione è un tema particolarmente rilevante perché entrano in gioco molti soggetti, ciascuno dei quali ha diritto a una garanzia di riservatezza anche all'interno di un contesto familiare: da un lato si collocano tutti i membri dell'équipe trapiantologica che raccolgono attivamente informazioni molto delicate rispetto ai membri delle famiglie dei candidati; dall'altro si pongono i candidati con le rispettive famiglie, in quanto la scelta di donare coinvolge sempre tutte le persone emotivamente legate alla coppia donatore-ricevente.

Ciascun candidato deve sentirsi libero di esprimere i propri vissuti e le proprie opinioni, mantenendo il senso di riservatezza anche rispetto ai propri familiari.

In questo contesto si impone la ricerca di cautele che prevengano anche un possibile danno psicologico, in quanto non tutti i potenziali donatori sono in grado di affrontare la paura delle conseguenze del giudizio del sistema familiare e, sotto questo profilo, vanno quindi tutelati dall'équipe.

Nella comune pratica clinica è previsto che il paziente possa indicare un familiare come persona a cui l'équipe possa riferire le sue condizioni di salute. Nella donazione da vivente i pazienti in famiglia sono due: donatore e ricevente, i cui interessi possono essere in conflitto.

I candidati vengono informati, come recita il testo di legge, che possono recedere dalla donazione fino all'ultimo momento senza dover fornire giustificazioni. Ma sarebbe ingenuo limitarsi a ripetere questa formula.

L'équipe multiprofessionale, per essere deontologicamente corretta rispettando il principio di *tutela della privacy,* deve garantire a ciascuno dei soggetti uno spazio personale, una sorta di stanza privata che esclude non solo gli estranei ma anche i familiari, soprattutto per ciò che riguarda il diritto di recedere dalla donazione. In questo modo vengono tutelati i candidati donatori sia nel caso di un'imprevista patologia organica che non desiderino divulgare, sia nelle situazioni di inidoneità psicologica che si prestano più che mai a processi di colpevolizzazione.

Per prevenire questi e altri problemi nell'individuo e nella famiglia, il NITp ha inserito nel protocollo la figura dello psicologo come specialista della comunicazione e delle dinamiche individuali e familiari.

Il Centro trapianti addominali dell'A.O. Niguarda ha declinato le direttive del NITp attribuendo al donatore uno psicologo diverso da quello del ricevente per consentire una maggiore libertà da condizionamenti e una maggiore tutela della privacy.

Solitamente in una famiglia la prospettiva della morte riduce la possibilità per i singoli membri di esternare le proprie emozioni, in particolare ansie e paure, messe in ombra e sminuite dal pericolo incombente. In questa situazione di coartazione emotiva diventa essenziale approntare uno spazio comunicativo personalizzato.

"Ma lei si occupa solo di noi? Possiamo dirle davvero i nostri problemi?" – chiedeva la moglie di un candidato donatore.

La scoperta che qualcuno si interessi davvero alla persona nella sua globalità e non solo nel suo ruolo all'interno del trapianto aumenta la collaboratività, riducendo l'atteggiamento difensivo.

Garantire uno spazio personale a ciascuno riduce i vissuti di esclusione, o viceversa di eccessiva intrusione, che fanno parte di una dinamica familiare in una situazione di crisi.

Indubbiamente questo modello prevede un consistente investimento di risorse professionali; tuttavia, si è rivelato vincente a giudicare dal buon adattamento dei pazienti, che finora risultano al riparo dalle reazioni psicopatologiche segnalate dalla letteratura scientifica.

Conclusione

Una sintesi del processo di valutazione e dei principi deontologici di riferimento discussi sopra è riportata nella Figura 25.1.

L'utilizzo di un'ottica sistemica ha consentito il passaggio da una focalizzazione sui singoli protagonisti come "eroi solitari" a una complessa visione della scena corale.

Analogamente, nell'ambito dell'équipe del Centro trapianti addominali si è passati dall'apporto individuale del singolo professionista all'integrazione dei contributi in un disegno complesso.

Le riflessioni proposte sono nate dal confronto dei componenti dell'équipe: le competenze di ciascuna professionalità si sono progressivamente integrate costruendo uno spazio comune in cui hanno potuto essere accolti e dibattuti quesiti di tipo deontologico.

L'accostamento di clinici con diversi background formativi, che condividono il medesimo spazio di lavoro, ha permesso infatti di far emergere e integra-

Fig. 25.1 Donazione di fegato da vivente: sintesi del processo di valutazione e dei principi deontologici di riferimento

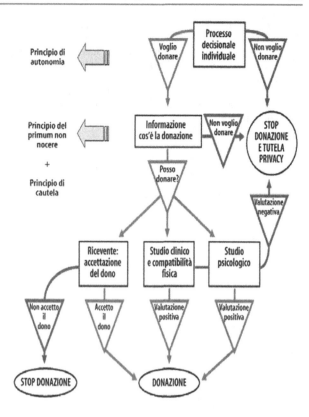

re le differenti dimensioni che compongono il concetto di "cura" di ogni soggetto vivente.

Lo spazio di lavoro dell'équipe è divenuto spazio nel quale poter trattare questa complessità e strutturare un contesto tecnico e operativo orientato alla salvaguardia etica e morale del paziente olisticamente inteso.

Bibliografia

Bateson G (1976) Verso un'ecologia della mente. Adelphi, Milano

De Carlis L, Slim AO, Giacomoni A et al (2005) Il trapianto di fegato da donatore vivente. Esperienza clinica e problematiche etiche. Journal of Medicine and the Person 3:24-30

Forti D (2001) Living related donors: aspetti etici e psicologici. International Hepato-Pancreato-Biliary Association, Milano, 5-6 ottobre

Masolo L, Sacchi A (2004) Il ruolo dello psicologo nell'area trapianti: il trapianto di fegato da donatore vivente. AUPI Notizie 3:15-20

Masolo L, Sacchi A (2005) Le procedure di valutazione psicologica nella donazione di fegato da vivente. In: De Isabella G, Reatto L, Zavaglia S (eds) La psicologia tra ospedale e territorio. Centro Scientifico Editore, Torino

Riether AM, Mahler (1995) Psychiatric, social, and ethical considerations. Psychosomatics 36:336-343

Rupolo G, Poznanski C (1999) Psicologia e psichiatria del trapianto d'organi. Masson, Milano
Surman OS, Cosimi AB, Fukunishi I et al (2002) Some ethical and psychiatrical aspects of right-lobe liver transplantation in the United States and Japan. Psychosomatics 43:347-353
Watzlawick P (1976) La realtà della realtà: confusione, disinformazione, comunicazione. Astrolabio, Roma
Zoli A, Bologna MC, Masolo L et al (2004) Dinamiche psicologiche del sistema uomo nei trapianti di fegato da donatore vivente: l'esperienza dell'A.O. Niguarda Ca' Granda di Milano. Trapianti 1:17-34

Marcello Fedi

Introduzione

Il contesto sociale, con i bisogni di assistenza e di cure della comunità, in cui negli ultimi anni si è connotata e valorizzata la *disciplina infermieristica,* rappresenta il punto di partenza per descrivere chi è oggi l'infermiere, che cosa fa, come si forma e soprattutto qual è il suo ruolo nel mondo della donazione e dei trapianti di organi, tessuti e cellule.

L'infermiere è sempre al fianco della persona, in tutte le stagioni della vita, per prendersi cura del paziente e assisterlo con competenze e abilità tecniche, educative e relazionali che mai sono scisse tra loro, nel rispondere ai bisogni attraverso il *processo di assistenza infermieristica.*

L'infermiere riconosce la donazione degli organi come atto di solidarietà umana e professionale e questo lo sancisce nel proprio Codice deontologico.

La professione infermieristica e i bisogni di assistenza della comunità

In questi ultimi anni la nostra società vive una profonda trasformazione con ricadute importanti in tutti i settori che la compongono (economia cultura, servizi, comunicazione) e anche sui comportamenti e la qualità di vita dei cittadini.

La *salute* e la *qualità di vita* rappresentano l'aspetto emblematico dei problemi che la società si trova ad affrontare; prevenzione, cura, assistenza e riabilitazione devono essere strategicamente orientate in sintonia con modelli e sistemi che tengano conto dei bisogni sanitari e di assistenza del cittadino e, al tempo stesso, delle disponibilità economiche.

M. Fedi (✉)
Facoltà di Medicina e Chirurgia, Università degli Studi di Firenze, Firenze
e-mail: marcello.fedi@fastwebnet.it

L'ospedale, che ha sempre rappresentato la centralità come luogo delle cure, cede il passo a un *nuovo sistema di rete dei servizi sanitari e delle cure.*

Si tratta di una vera e propria rivoluzione copernicana che tende, sia pur con lentezza, alla creazione di servizi sempre più diversificati, come per esempio le *Società della salute,* che si occupano dell'organizzazione e della gestione dei servizi di assistenza socio-sanitaria, ospedali di comunità, cure e assistenza domiciliari, residenze per anziani ecc.

L'ospedale diventa così un *servizio per acuti* dove si resta il tempo necessario per l'intervento terapeutico e poi si viene affidati alla *rete dei servizi* che si fa carico dei bisogni di cura e di assistenza socio-sanitari.

In questo nuovo scenario di una realtà complessa gli infermieri, con le altre professioni sanitarie e con la componente medica in primo luogo, devono riformulare scelte che gli consentano di adeguare le proprie competenze, all'interno delle organizzazioni sanitarie e sociali, in modo da porre la *persona* intera, in senso olistico, al centro del loro sistema.

In un contesto così articolato e in continua trasformazione, la professione infermieristica, a partire dall'inizio degli anni '90 del secolo scorso a oggi, è andata incontro a un vero e proprio *cambiamento epocale* sotto il profilo dell'identità professionale, del ruolo e della formazione.

Il processo di professionalizzazione ha avuto una rapida accelerazione con l'entrata della Scienza infermieristica come disciplina scientifica all'interno delle Università.

Chi è l'infermiere?

L'infermiere è il professionista sanitario responsabile dell'assistenza infermieristica generale che risponde ai problemi di salute della persona.

Svolge con autonomia professionale attività di promozione della salute, prevenzione, cura e assistenza per l'individuo e la collettività utilizzando metodologie di pianificazione e di integrazione per gli obiettivi di assistenza nell'età evolutiva, adulta e geriatrica, in riferimento al proprio profilo e al codice deontologico.

Che cosa fa l'infermiere ?

- Promuove e diffonde la cultura della salute nei cittadini.
- Progetta e realizza, in collaborazione con gli altri professionisti, interventi formativi ed educativi rivolti al singolo e alla collettività per la salute.
- Identifica i bisogni di assistenza infermieristica della persona e della famiglia e formula obiettivi di assistenza pertinenti, realistici e condivisi dall'assistito.
- Pianifica, gestisce e valuta l'intervento assistenziale avvalendosi, ove necessario, del personale di supporto.

- Garantisce la corretta applicazione delle prescrizioni diagnostico-terapeutiche.
- Svolge attività di autoformazione e di formazione nei confronti di studenti, personale di supporto e neo-assunti.
- Sviluppa attività di ricerca finalizzate alla produzione di nuove conoscenze per il miglioramento continuo della qualità.
- Favorisce azioni di integrazione professionale e partecipa ai gruppi di lavoro interdisciplinari per l'assistenza al cittadino.
- Fornisce consulenza per lo sviluppo dei servizi.

La formazione infermieristica in Italia

La formazione universitaria

Fino al 1992 la formazione dell'infermiere era di pertinenza del Servizio Sanitario Nazionale (SSN) ed erano le Regioni che provvedevano alla programmazione e al finanziamento dei corsi che si svolgevano nelle Scuole per infermieri professionali presso ospedali pubblici e privati.

Alla fine del ciclo formativo, sotto il controllo delle Regioni e del Ministero della Sanità, gli allievi sostenevano l'esame di stato e conseguivano il Diploma di infermiere professionale.

Il Decreto legislativo n. 502 del 30 dicembre 1992 e le successive modificazioni apportate con il Decreto legislativo n. 517 del 7 dicembre 1993 hanno sancito le basi per la formazione universitaria dell'infermiere.

Nel periodo di transizione dalle scuole regionali per infermieri professionali al corso di Diploma universitario, dal 1994 al 1997, erano attivi entrambi i percorsi formativi.

Dall'anno accademico 1997/1998 la formazione infermieristica è esclusiva competenza dell'Università, attuata sulla base di specifici *protocolli d'intesa* tra Regione e Università.

Il Decreto ministeriale n. 509 del 3 novembre 1999 ha notevolmente ampliato il panorama formativo infermieristico con l'introduzione di due percorsi formativi: il primo, di durata triennale, permette di conseguire il Diploma di Laurea (1° livello), cioè la *Laurea in Infermieristica*, mentre con il secondo, successivo al primo e di durata biennale, si consegue il Diploma di Laurea Magistrale (2° livello) o *Laurea Specialistica*.

Inoltre, le Università possono attivare corsi di perfezionamento scientifico e di alta formazione permanente e ricorrente (Master di 1° e 2° livello), ai quali possono iscriversi coloro che sono in possesso del diploma di laurea di 1° o 2° livello. Sono attivati anche corsi per il conseguimento del Dottorato di Ricerca.

Il Corso di laurea triennale in infermieristica, attivato presso le Facoltà di Medicina e Chirurgia, prevede un piano di studi articolato in attività didattiche di corsi monodisciplinari (corsi integrati e unità didattiche) con insegnamenti accompagnati da attività teorico-pratiche e di tirocinio clinico.

Il Piano di studi, che prevede il conseguimento di 180 CFU (crediti formativi universitari; 1 CFU = 30 ore), è costituito da aree tematiche che rappresentano la sostanza delle conoscenze e delle competenze professionali (Tabella 26.1).

Tabella 26.1 Piano di studi del Corso di Laurea in Infermieristica*

I anno
Anatomia umana e istologia
Chimica medica, biologia e biologia applicata
Fisiologia e fisica applicata
Igiene, epidemiologia, microbiologia, statistica e informatica
Infermieristica generale e teorie del *nursing*
Metodologia infermieristica
Patologia generale e medicina di laboratorio
Scienze psicologiche e antropologiche
Infermieristica – attività di tirocinio e laboratorio
II anno
Chirurgia specialistica e infermieristica clinica applicata
Ginecologia, ostetricia, pediatria e infermieristica clinica applicata
Igiene e infermieristica applicata alla sanità pubblica
Inglese scientifico
Infermieristica clinica applicata alla medicina e chirurgia generale
Medicina, chirurgia generale, farmacologia e anestesiologia
Medicina specialistica e infermieristica clinica applicata
Attività a scelta dello studente
Infermieristica – Attività di tirocinio e laboratorio
III anno
Medicina, diritto del lavoro e medicina legale
Medicina d'urgenza, terapia intensiva e infermieristica clinica applicata
Ortopedia, traumatologia, gerontologia, geriatria e infermieristica clinica applicata
Programmazione e organizzazione sanitaria
Salute mentale e infermieristica clinica applicata
Storia della medicina e dell'infermieristica
Attività a scelta dello studente
Infermieristica – attività di tirocinio e laboratorio

*Tabella a cura del gruppo orientamento CDL Infermieristica UNIFI AA 2010-2011.

Al termine del ciclo formativo lo studente, superato l'esame finale che ha valore abilitante all'esercizio della professione, consegue il Diploma di Laurea in Infermieristica e, previa iscrizione al Collegio professionale IPASVI della provincia di residenza, può svolgere le proprie funzioni in enti pubblici e/o privati in qualità di dipendente o libero professionista.

Il ruolo dell'infermiere nel processo donazione-trapianto

Il ruolo dell'infermiere nel processo donazione-trapianto è rilevante in quanto è la figura professionale che più di ogni altra stabilisce un rapporto privilegiato con la persona e con i suoi familiari.

L'organizzazione dei trapianti è una realtà complessa, un sistema dinamico in cui tutti gli elementi assumono un valore proprio e determinante ai fini dell'esito dell'intero processo: se un solo elemento subisce variazioni, l'intero processo ne risente, fino a rallentarsi o anche annullarsi con conseguenze gravissime.

Il successo dipende dalla *cooperazione* di tutte le figure professionali che partecipano al processo.

Nella complessità del processo di donazione-trapianto i principali ruoli svolti dall'infermiere sono di tipo assistenziale, organizzativo, relazionale, educativo e formativo.

Ruolo assistenziale

In questo complesso processo il ruolo dell'infermiere si espleta e trova applicazione nella varie fasi; in particolare, sono da sottolineare gli ambiti operativi come, principalmente, i reparti di Rianimazione e Terapia intensiva, le sale operatorie e i Centri di coordinamento.

Nelle terapie intensive, per esempio, l'infermiere collabora con il Coordinatore sanitario nello svolgimento del protocollo del prelievo multiorgano, e con i medici e il personale preposto nell'identificazione del potenziale donatore, in particolare nella fase *screening* pre-trapianto, che ha l'obiettivo di sottoporre le persone coinvolte nel donare e nel ricevere a esami diagnostici allo scopo di rilevare eventuali controindicazioni all'intervento.

Nella fase di attesa dell'intervento l'infermiere "sostiene" il ricevente reputato idoneo nello svolgimento del programma di preparazione al trapianto. È questa una fase delicata e di durata imprevedibile.

L'infermiere assiste il potenziale donatore nella diagnosi di morte, cura e controlla il mantenimento delle funzioni vitali del donatore, assiste i familiari.

L'infermiere collabora e partecipa alla relazione d'aiuto nei confronti dei familiari del potenziale donatore, sia nel contesto della donazione sia nei tempi successivi.

L'infermiere è sempre presente al fianco delle persone, donatore, ricevente e familiari, dal ricovero e dalla presa in carico fino alla dimissione e anche nel *follow-up* post-trapianto, che prevede l'esecuzione di molti controlli ed esami di routine per prevenire le complicanze a medio e lungo termine.

Ruolo organizzativo gestionale

Dal punto di vista organizzativo e gestionale l'infermiere dei Centri di coordinamento collabora con il personale sanitario della rianimazione nella valutazione di idoneità del potenziale donatore, organizza le indagini diagnostiche e supervisiona i protocolli infermieristici. Inoltre, collabora a tutte le attività di coordinamento locale attraverso la predisposizione e l'invio, a uno dei tre Centri di coordinamento interregionale (NITp, AIRT, OCST) del materiale necessario alla tipizzazione del donatore multiorgano.

L'infermiere coordinatore segue e assiste il candidato al trapianto dalla fase di inserimento nelle liste d'attesa fino alla fase del *follow-up* post-trapianto fornendo un importante contributo per il miglioramento della qualità del processo.

Ruolo relazionale

Il rapporto tra infermiere e paziente, nel processo donazione-trapianto, è la più alta espressione del prendersi cura della persona, nella complessità degli eventi che coinvolgono chi dona, chi riceve e i *caregiver*.

L'infermiere instaura una *relazione terapeutica* o *d'aiuto* che ha lo scopo di incidere significativamente sulla qualità di vita del paziente e della famiglia.

Le principali abilità messe in atto dall'infermiere nella relazione d'aiuto sono orientate a soddisfare i principali bisogni della persona:
- *non sentirsi isolato dagli altri*: non essere escluso dai progetti e dalle prese di decisione che lo riguardano; continuare a mantenere il proprio ruolo nella famiglia e nel gruppo sociale.
- *comunicare*: con i sanitari, i familiari, i *caregiver* e le persone amiche;
- *autocura*: il diritto di avere o riprendere l'autocontrollo delle proprie decisioni sul piano diagnostico, terapeutico e assistenziale;
- *autostima e rispetto per il corpo*: specialmente per quanto riguarda le modificazioni fisiche e l'immagine di sé.

Gli atteggiamenti che vengono indicati come fondamentali per una relazione d'aiuto efficace sono:
- *rispetto della persona*: riconoscere la sua dignità, la sua intenzionalità, le sue scelte per quanto concerne i valori e il progetto di vita;
- *riconoscimento del diritto della persona di essere se stessa*: ciò attraverso un dialogo libero e liberante, non valutativo, non indagatore, non direttivo, ma comprensivo senza obbligo di costrutto né logico, né etico, né ideologico;
- *ascolto attivo*: permette alla persona di esprimersi e narrare di sé è la base fondamentale di ogni relazione terapeutica;
- *empatia*: per immergersi nel mondo interiore dell'altro e partecipare alle esperienze che egli ci comunica mettendosi al suo posto e vedendo le cose come le vede il paziente.

Le abilità di *counseling* che l'infermiere attua nell'assistere il paziente e la famiglia devono essere orientate per curare, in modo particolare, tutti gli aspetti comunicativi le cui qualità, per esempio, sono strettamente correlate alla decisione di donare.

Creare uno spazio di "ascolto attivo" nel momento del colloquio con i familiari, durante il processo di donazione, permette di instaurare una relazione d'aiuto che fonda le sue basi sulla piena comprensione e accettazione della morte da parte dei familiari, in modo da rendere la scelta di donare consapevole, come gesto d'amore per la vita e meno traumatizzante.

La qualità di questa relazione avrà un'importante ricaduta sulla futura elaborazione del lutto, nella percezione del dono come conforto.

La relazione d'aiuto non termina con il colloquio e il consenso dei familiari, ma continua anche in momenti e spazi successivi per informare sull'esito della donazione e fornire, in collaborazione con il medico curante e lo psicologo, tutto il supporto necessario nella lunga fase dell'elaborazione del lutto.

Donazione e solidarietà

L'infermiere si riconosce nei principi etici e morali della solidarietà umana ed è coinvolto nella valutazione etica dei problemi connessi al processo donazione-trapianto.

L'infermiere, in primo luogo, è chiamato a rispondere a un quesito fondamentale: " L'integrità della persona può essere violata per far fronte alle necessità di un altro essere umano?".

La professione infermieristica riconosce la liceità della donazione di organi e tessuti come gesto di umana e fraterna solidarietà, a patto che non causi di per sé, a chi dona, la morte o gravi conseguenze sulla qualità di vita, come la sofferenza e il dolore.

Umana solidarietà è dare il consenso all'espianto degli organi, dopo la morte, per aiutare altri a vivere ancora.

L'atto del dono in vita e, ancora di più, dopo la morte significa essere all'unisono con l'universalità dei principi etici, morali e religiosi che guidano il cammino dell'umanità.

Donare, nell'*esprit* della professione infermieristica, assume il carattere etico e non giuridico di "benevolenza, generosità, dovere e responsabilità".

Nel mondo la maggioranza delle religioni si riconoscono in questi principi.

Per i cristiani donare il proprio sangue o una parte del proprio corpo è un segno di solidarietà che ha il significato di riconoscersi in Cristo, che ha donato il proprio sangue per la salvezza degli uomini.

L'atto della donazione rappresenta l'essenza del valore umano e religioso quando sia libero e consapevole e *assolutamente gratuito* . Ogni forma di commercio, profitto e speculazione è inaccettabile e va perseguita e deprecata in quanto avvilisce la società ledendo l'integrità fisica e morale delle persone, specialmente di quelle che abitano le regioni più povere del mondo.

Gli infermieri sono professionisti della solidarietà che riconoscono nei loro valori e nella loro identità la cultura della donazione, tanto è vero che nel loro Codice deontologico gli infermieri italiani ne dichiarano in modo inequivocabile la volontà e l'impegno.

Il Codice deontologico dell'infermiere e la donazione

Il Codice deontologico dell'infermiere (CDI) rappresenta il punto di riferimento fondamentale per orientare i comportamenti nelle attività infermieristiche, tecniche, educative e relazionali, al fine di operare in modo consapevole, responsabile ed etico.

L'attuale CDI approvato da Comitato Centrale della Federazione Nazionale Collegi Infermieri (delibera n. 109 del 10 gennaio 2009) e dal Consiglio Nazionale dei Collegi IPASVI (17 gennaio 2009) dà riferimenti precisi e puntuali al tema della donazione, orientando a una riflessione sul ruolo fondamentale dell'infermiere nel processo donazione-trapianto.

Già nella versione precedente del CDI (marzo 1999, art. 4.18) l'infermiere veniva identificato come professionista impegnato culturalmente nella tematica relativa alla donazione di organi e nell'assistenza e il prendersi cura delle persone nel percorso di donare e ricevere.

L'art. 40 del nuovo CDI recita testualmente: "l'infermiere favorisce l'informazione e l'educazione sulla donazione di sangue, tessuti e organi quale atto di solidarietà e sostiene le persone coinvolte nel donare e nel ricevere".

Questo articolo, nella sua vastità applicativa, conduce a riflettere sul fatto che l'infermiere si dedica al *prendersi cura* di tutte le persone coinvolte nel processo donazione-trapianto, sottolineando l'importanza dell'educazione e dell'informazione che si svolgono in collaborazione con le Associazioni pubbliche che si occupano di donazione.

Per questa opera rivolta alle persone direttamente coinvolte, il CDI viene in aiuto con l'articolo n. 19: "l'infermiere, attraverso l'informazione e l'educazione, promuove stili di vita sani e la diffusione del valore e della cultura della salute; a tal fine attiva e sostiene una rete di rapporti tra servizi ed operatori".

L'infermiere fornisce e favorisce l'informazione sulla cultura della donazione e dei trapianti nella sua globalità, informando i familiari e il donatore sul percorso e sull'evento donazione per aiutarli ad acquisire maggiore consapevolezza sugli stili di vita che il trapianto comporta.

Sempre sull'informazione, gli articoli n. 23, 24 e 25 offrono importanti spunti di riflessione.

L' articolo 23 fa riferimento all'informazione integrata e multiprofessionale, rendendo ragione del fatto che l'infermiere lavora sempre in équipe con gli altri professionisti sanitari.

L'articolo 24 indica l'aiuto e il sostegno dell'infermiere alla persona attraverso un'informazione sugli aspetti tecnici e relazionali del percorso diagnostico-terapeutico.

Infine, l'articolo 25 affronta il tema del diritto della persona sulla scelta di non essere informata sul suo stato di salute purché questo non sia un pericolo per sé o per gli altri.

Il CDI fornisce altri importanti elementi di analisi e di riflessione. In particolare, l'articolo 39 recita: "l'infermiere sostiene i familiari e le persone di riferimento dell'assistito, in particolare nell'evoluzione terminale della malattia e dal momento della perdita e dell'elaborazione del lutto".

L'articolo 39 e l' articolo 40 guidano alle delicate fasi della comunicazione e della relazione d'aiuto ai familiari in caso di morte cerebrale e prelievo degli organi.

Oltre agli aspetti educativi e relazionali, che trovano ampia applicazione nel processo di donazione, il CDI affronta anche argomenti tecnico-assistenziali e gestionali del professionista infermiere, che sempre si attuano nel contesto della sfera relazionale delle persone assistite.

L'articolo 2 descrive la multiprofessionalità del processo di assistenza infermieristica in ambito trapiantologico: "l'assistenza ... si realizza attraverso interventi specifici, autonomi e complementari di natura intellettuale, tecnico-scientifica, gestionale ed educativa".

Altro elemento importante del CDI è che fa riferimento (vedi art. 27) alla continuità dell'assistenza e al contributo per gli interventi necessari alla realizzazione di "... una rete di rapporti interprofessionali e di gestione degli strumenti informativi".

La continuità dell'assistenza si realizza con l'adeguato supporto, alla persona e alla famiglia, nella fase di *follow-up* al fine di migliorare la qualità del percorso diagnostico-terapeutico e prevenire le complicanze.

Il CDI si esprime anche sulla specifica formazione dell'infermiere (vedi art. 11), nonché sulla ricerca e la sperimentazione clinico-assistenziale (vedi art.31).

Infine, gli articoli 14 e 42 fanno riferimento all'importanza del lavoro d'équipe e all'integrazione multidisciplinare dei professionisti sanitari, indispensabile per la realizzazione delle varie fasi del processo donazione-trapianto.

Con queste premesse il CDI dell'infermiere rappresenta uno strumento di riferimento che aiuta e guida l'infermiere in tutte le fasi del processo donazione-trapianto di organi, tessuti e cellule.

Bibliografia

Barbieri G, Pennini A (2009) Le responsabilità dell'infermiere. Carocci, Roma

Canu G (2008) Il nuovo codice deontologico – Infermiere e trapianto. Professione Infermiere Umbria 9(8):26-29

Carnevale A, D'Ovidio C (2005) La professione di infermiere – Aspetti giuridici, medico-legali, etico-deontologici. Piccin, Padova

Gruppo Orientamento CDL Infermieristica (2009) Università degli Studi di Firenze – Facoltà di Medicina e Chirurgia. Depliant informativo per il Corso di Laurea in Infermieristica

Federazione Nazionale dei Collegi Infermieri (2009) Il Codice Deontologico dell'Infermiere. IPASVI, Roma

Furlan M, Bernardi M, Pegoraro R (2009) Etica delle professioni sanitarie. Piccin, Padova

Rocco G, Stievano A (2007) L'infermiere e i nuovi bisogni di assistenza del cittadino. L' Arco di
    Giano – Istituto per l'Analisi dello Stato Sociale 52:165-176
Tartufolo E (2009) Sfide del 3° Millennio: L'infermiere tra scienza e coscienza. Relazione 1° Con-
    gresso Provinciale IPASVI, Viterbo, 11-12 dicembre

Riferimenti normativi

Legge 341/90
D.Lgs 502/92 e successive modificazioni
Legge 251/2000
Legge 42/99
D.M. 739/94
D.M. 509/99
D.M. 270/2004
Legge 1/2002
Legge 43/2006

Donare un rene: le determinanti della scelta

27

Emanuela Saita, Susanna Zanini

Un po' di storia

Il primo trapianto di rene fra soggetti viventi fu effettuato nel dicembre 1954, a Boston, e coinvolse due gemelli. Fu questo un evento cruciale in un'epoca pionieristica, poiché poco si sapeva della compatibilità tissutale, della conservazione degli organi e della terapia immuno-depressiva. Negli ultimi trent'anni molto è cambiato, al punto che questa tipologia di trapianto da pratica chirurgica con successi limitati è divenuta un valido strumento terapeutico con rischi assai ridotti e vantaggi specifici[1]. Anche il dibattito scientifico a essa relativo risulta assai ricco: dall'ambito strettamente medico per ciò che concerne le procedure da adottare e la problematica del rigetto, al campo etico relativamente alle tematiche della liceità del prelievo; dal settore giuridico per quel che riguarda la normativa[2], alla sfera più strettamente psicologica. È pro-

---

[1] Il trapianto di rene da donatore vivente presenta concreti vantaggi rispetto a quello da donatore cadavere: è programmabile, può essere effettuato prima dell'inizio del trattamento dialitico, presenta una ripresa funzionale di norma più rapida grazie alla riduzione dei tempi chirurgici, ha un rischio ridotto di rigetto e consente migliori risultati in termini di sopravvivenza sia del paziente sia dell'organo trapiantato.

[2] In riferimento agli aspetti normativi del trapianto d'organi relativi alla donazione da vivente, citiamo il DPR 458 del 1967: "Trapianto del rene tra persone viventi", che introdusse un'importante novità in tema di donazione di organi. Per la prima volta, infatti, venne disciplinato il trapianto di un organo tra persone viventi in deroga all'articolo 5 del Codice civile, che vieta rigorosamente gli atti di disposizione del proprio corpo quando da questi derivi un danno permanente.

→

E. Saita (✉)
Università Cattolica del Sacro Cuore di Milano, Milano
e-mail: emanuela.saita@unicatt.it

S. Zanini
Azienda Ospedaliera Niguarda Ca' Granda, Milano

G. Castelnuovo, R. Menici, M. Fedi, *La donazione in Italia*,
© Springer-Verlag Italia 2011

prio su quest'ultimo aspetto che vogliamo soffermare la nostra riflessione, e ciò sia in ragione delle finalità del presente volume sia a causa dell'indeterminatezza che ancora aleggia sulla valutazione del donatore, nonostante sia circa un decennio che i Centri trapianti richiedono le valutazioni psicologiche dei candidati alla donazione di rene, in accordo con le linee guida per il trapianto renale da donatore vivente elaborate dal Centro Nazionale Trapianti (CNT)[3].

Di fatto sussiste un *gap* tra la chiarezza degli obiettivi della valutazione psicologica, così come essi sono indicati da tali linee guida, e le concrete modalità utilizzate per perseguire i suddetti obiettivi. È inoltre di immediata evidenza come, più in generale, il tema della donazione di parti del proprio corpo metta in gioco dinamiche emotive complesse.

Scopo del presente contributo è focalizzare l'attenzione sulle specificità che la donazione di un rene presenta, quindi dare risalto ai processi più propriamente psicologici e alla necessità di un lavoro di standardizzazione dell'*assessment* psicologico in tali contesti. Tale riflessione sarà avvalorata dai risultati di una ricerca sulle caratteristiche di personalità e le specifiche motivazioni dei donatori assistiti[4], nonché sulla valutazione delle informazioni attualmente fornite ai potenziali donatori. La letteratura più recente ha evidenziato come proprio la valutazione della motivazione del donatore vivente costituisca elemento imprescindibile dell'*assessment* psicologico: accanto a logiche chiaramente altruistiche, sono infatti riscontrabili dinamiche intrapsichiche e intersoggettive cariche di ambivalenza che costituiscono potenziali sorgenti di difficoltà personali e relazionali sia *pre*- sia *post*-trapianto (Schroder, 2008). È pertanto evidente come a una buona valutazione medica dei candidati riceventi e donatori (immuno-istologica e relativa alla qualità dell'organo

---

→ La Legge n. 458 del 26 giugno 1967, pertanto, disciplina il prelievo di rene da donatore vivente. La legge italiana, come in Grecia e in Spagna, specifica i requisiti che deve avere il donatore. Rispetto alle legislazioni europee, la legge italiana può essere riconosciuta tra le più garantiste e dettagliate, poiché non solo rispetta l'esecuzione del trattamento medico-chirurgico su adulto consenziente, ma vieta in modo assoluto che un minorenne o una persona incapace di intendere e di volere possa approvare atti di disposizione del proprio corpo che ledano l'integrità psicofisica in maniera permanente. Occorre precisare che in Norvegia, per esempio, il donatore può essere minore, mentre la Svezia approva la donazione da un incapace. In Portogallo l'espianto di organi è previsto anche in soggetti incapaci per infermità mentale.

[3] Il 20 marzo 2009 si è svolto a Roma il primo convegno nazionale organizzato dalla Società Italiana di Psicologia e Psichiatria dei Trapianti d'Organo (SIPsiTO), finalizzato principalmente alla presentazione a al confronto delle esperienze in ambito trapiantologico, per promuovere l'omogeneità degli interventi relativi agli aspetti psicologici implicati in questo contesto.

[4] Si è trattato di un lavoro frutto della collaborazione tra specialisti psicologi psicoterapeuti e nefrologi che si sono posti il comune intento di fornire la massima chiarezza e completezza delle informazioni sull'intero percorso del trapianto, valutare l'idoneità fisica e psicologica, rendere disponibile un'assistenza integrata continuativa dal periodo pre-trapianto fino ai *follow-up* periodici e permanenti. Precisiamo le tappe storiche essenziali del trapianto di rene da vivente all'Ospedale di Milano Niguarda Ca' Granda, ambito nel quale si è svolta la ricerca oggetto del nostro contributo: 1979, primo trapianto da consanguineo (sorella); 1987, primo trapianto da donatore non consanguineo (moglie); 1994, anastomosi su arteria iliaca comune del ricevente; 2003, nefrectomia del donatore in video-laparoscopia (VDL) *hand-assisted*.

proposto) vada affiancata una precisa valutazione psicologica, specificamente orientata alla comprensione sia delle dinamiche motivazionali sottostanti la donazione, sia dei processi relazionali che si sviluppano tra le persone.

L'obiettivo del trapianto, infatti, non è solo quello di garantire la sopravvivenza, ma anche di assicurare ai pazienti uno stato di salute simile a quello di cui godevano prima della malattia, perseguendo un equilibrio tra la funzionale efficacia del trapianto e l'integrità psicologica e fisica del paziente. Il raggiungimento di questo obiettivo non può tuttavia prescindere dalla garanzia di una buona qualità di vita anche per il donatore[5].

Da qui la recente necessità di modificare la valutazione dell'intervento medico nel settore dei trapianti d'organo, così come accaduto in altri settori della medicina. I parametri utilizzati in passato, come per esempio il giudizio clinico, biochimico e strumentale, nonché la considerazione del tasso di sopravvivenza, sono stati coniugati con altri indicatori al fine di valutare il rapporto tra i costi (sia umani sia economici) e i benefici di qualsiasi intervento in termini di qualità della vita (Kanwal et al., 2004). Il tradizionale "modello biomedico" della salute basato sulla biologia molecolare, genetica, biochimica e fisiologia è dunque integrato con il "modello delle scienze sociali" della salute, basato anche su fattori psicologici, sociali ed economici (Wilson e Cleary , 1996). Ancor più che altrove risulta evidente come la psicologia della salute, un "nuovo oggetto" della scienza psicologica, abbia comportato una ridefinizione epistemologica e metodologica del rapporto tra salute e malattia da cui consegue una prassi medica relazionalmente orientata (Cigoli et al., 2006).

Il trapianto di rene: presupposti e ripercussioni

Il trapianto di rene consiste nell'inserire all'interno dell'organismo di un individuo, detto ricevente, un rene sano proveniente da un individuo detto donatore. Tale intervento ha l'obiettivo di ripristinare la funzionalità renale del ricevente, compromessa da un processo patologico. Diverse sono le patologie che possono esitare in un'insufficienza renale cronica e causare il blocco della funzionalità renale. In passato tale blocco comportava l'inevitabile morte del paziente; oggi, una diagnosi precoce consente di indirizzare i pazienti a un trattamento conservativo volto a preservare il più a lungo possibile la situazione di parziale funzionalità renale. Quando la *clearance* della creatinina (cioè

---

[5] In generale, per quanto attiene la donazione di rene, possiamo asserire che la maggior parte dei donatori segnala, dopo l'espianto, una buona qualità di vita, un incremento dell'autostima e un maggiore senso di benessere. In termini statistici la quasi totalità dei donatori considerati nelle ricerche ritiene positiva l'esperienza; persino studi di *follow-up* a lungo termine, effettuati 20-30 anni dopo la donazione del rene, non hanno rilevato differenze significative nei donatori rispetto ai non donatori sia rispetto a parametri bio-medici sia rispetto a variabili psicosociali (Najarian, 2005).

la quantità di sangue depurata dal rene in un'unità di tempo) raggiunge un valore insufficiente, i pazienti vengono sottoposti a un trattamento sostitutivo della funzione renale: dialisi extra-corporea o emodialisi; dialisi peritoneale; trapianto renale[6].

Sono ormai numerosi gli studi che hanno focalizzato l'attenzione sulla situazione psicologica del dializzato, dei *caregiver* e dei curanti (Zanini et al., 2006), mentre assai limitate sono le ricerche specificamente rivolte alle dinamiche psicologiche connesse al trapianto, benché quest'ultimo costituisca la "soluzione ottimale" per i pazienti, percepita come *life extending* per il suo valore di allontanamento della morte e di via d'uscita dalle limitazioni della dialisi (Lefebvre et al., 1993). Sebbene il trapianto di rene non possa essere considerato una terapia salvavita come quello di cuore o di fegato, costituisce attualmente una terapia di elezione: gli studi internazionali dimostrano infatti che il trapianto – rispetto al trattamento dialitico sia peritoneale sia extracorporeo – offre migliori probabilità di sopravvivenza del paziente, una migliore qualità di vita, un migliore reinserimento sociale e lavorativo e, oltre a ciò, permette un risparmio economico e sociale (Montanaro, 2007).

Ne consegue che la donazione di rene da vivente è in costante incremento, tanto che recentemente negli Stati Uniti si è assistito alla prevalenza del trapianto renale da vivente sul trapianto di rene da cadavere. Oltre ad aumentare il pool dei reni disponibili, essa si associa a un più alto tasso di sopravvivenza[7] rispetto alla donazione da cadavere, consente di ridurre al minimo i rischi di trasmissione di infezioni o neoplasie poiché il donatore vivente può essere studiato accuratamente prima della donazione e offre la possibilità di scambi di rene tra coppie di donatori/riceventi compatibili (Terasaki et al., 1995); inoltre, per la maggior parte dei donatori i rischi della donazione di rene a breve e a lungo termine possono essere considerati assai limitati.

Il prelievo di un rene da un donatore vivente viene effettuato su esplicita, motivata, libera richiesta del donatore e del ricevente dopo una corretta e completa informazione sui potenziali rischi per il donatore e sul beneficio terapeutico del paziente; in ogni caso non dà luogo a compensi né diretti né indiretti, né a benefici di qualsiasi altra natura. Il CNT sorveglia che il trapianto da vivente sia svolto nel rispetto dei principi cardine dei trapianti: trasparenza, equità, sicurezza, qualità. Possono essere valutati come potenziali donatori: fratelli/sorelle; figli maggiorenni; parenti prossimi (zii, cugini); coniugi o conviventi (con un rapporto di familiarità stabile da almeno tre anni); soggetti "affettivamente vicini" (*emotionally related*) al paziente.

Numerosi sono gli studi che hanno analizzato gli elementi socio-demogra-

---

[6] Il momento del passaggio dal trattamento conservativo alla dialisi o al trapianto viene valutato con il paziente sulla base di un bilancio relativo ai costi e benefici di una cura piuttosto che di un'altra, tenendo in considerazione soprattutto l'impatto sulla qualità della vita del paziente stesso.
[7] Per esempio consente di ridurre al minimo i possibili danni al rene derivanti dalla conservazione dell'organo al freddo senza l'apporto di sangue.

fici nel trapianto da vivente. In sintesi, esiste una marcata asimmetria tra i sessi dei donatori: le donne "donano" in misura maggiore rispetto agli uomini, soprattutto se si considerano le donazioni all'interno della coppia; inoltre le donatrici appartengono spesso a classi socio-economiche modeste[8]. Le spiegazioni addotte per dare ragione di tale diversità sono riconducibili a cause mediche (gli uomini rappresentano una quota maggiore dei pazienti che soffrono di uremia terminale e di ipertensione, controindicata alla donazione di rene), sociali (gli uomini rappresentano spesso la principale fonte di reddito della famiglia nucleare) e psicologiche (le donne presentano attitudini più marcatamente altruistiche). La normativa (Documento Conferenza Stato-Regioni-GU n. 144 del 21 giugno 2003) prevede, inoltre, l'obbligo per ogni Centro Regionale per i Trapianti (CRT) di istituire una *Commissione di parte terza* per la valutazione delle motivazioni e della disponibilità di un consenso libero e informato nel donatore sulla coppia donatore-ricevente, successiva alla valutazione di psicologi-psichiatri del Centro trapianti, rilevante per le sue implicazioni psicologiche, etiche e giuridiche. Terminata la valutazione psicologica del candidato donatore, la legge italiana prevede che, come ultimo atto, il donatore attesti la gratuità e la spontaneità del suo gesto davanti al giudice. Dopo quest'ultima verifica il Centro trapianti riceve l'autorizzazione legale a programmare il doppio intervento chirurgico (espianto e impianto).

La scelta di donare un rene: dimensioni intrapsichiche e aspetti relazionali

Esperienze di sofferenza, spesso condivise dai congiunti, un progressivo aggravarsi dell'insufficienza renale, lunghi tempi di attesa per il trapianto da cadavere, la certezza che l'unica alternativa al trapianto, la dialisi, preclude uno stile di vita normale per il malato e per la sua famiglia, la comparsa di complicazioni, come le infezioni renali e le difficoltà di allestimento degli accessi vascolari (Zanini 2007): è questo il contesto in cui ha luogo la scelta di donare.

In ambito trapiantologico la donazione di rene viene comunemente considerata un "dono", inteso nel suo senso etimologico che indica (dal latino *donatio-onis*) l'atto e l'effetto del donare, il dare qualcosa a qualcuno spontaneamente, senza aspettarsi compensi o retribuzioni. Si assiste, infatti, in questa tipologia di trapianto, all'esplicazione di una potenzialità propriamente umana di aprirsi all'altro senza garanzia di restituzione: lo scopo del dare, in tale prospettiva, rimanda fortemente al legame tra le persone (Cigoli, 2006). Così,

---

[8] La possibilità che la donazione di un rene a un soggetto non legato da vincoli di consanguineità acquisisca le caratteristiche di uno scambio di beni è un rischio reale. Sono purtroppo numerose le documentazioni giornalistiche relative al traffico di organi; più complesso è documentare l'entità del problema da un punto di vista scientifico, anche per le evidenti implicazioni etiche, sociali e, soprattutto, giuridiche.

quando si pensa alla donazione, intuitivamente si è portati a considerare questo gesto in termini positivi, a connotarlo con valenze ideali e altruistiche. La donazione richiede il superamento dell'istinto naturale della conservazione, filogeneticamente ben radicato, che si esplica tramite la tutela dell'incolumità e dell'integrità corporee.

Proprio in ragione delle profonde sfumature emozionali proprie della donazione, costituisce un'azione imprescindibile fornire a un potenziale donatore un supporto informativo dettagliato e competente durante il processo decisionale, e di ciò si dà evidenza in tutte le linee guida per i trapianti da donatore vivente. È tuttavia assai frequente incontrare soggetti candidati alla donazione che possiedono scarse informazioni circa le modalità e le implicazioni dell'intervento di espianto (durata, difficoltà tecniche, rischi, complicanze ecc.), nonché sulle possibili conseguenze date dalla mancanza di un rene. Questo apparente disinteresse contrasta palesemente con le precauzioni e le abituali richieste di qualunque paziente che deve sottoporsi a un intervento chirurgico. Si tratta di un atteggiamento che non va riferito a una possibile carenza di informazione da parte dei medici, né va ricondotto al fatto che le conseguenze fisiche della donazione siano del tutto trascurabili. Sembra piuttosto connesso alla tendenza di molti potenziali donatori a non compromettere alcune modalità difensive di controllo dell'ansia che si esplicano nella tendenza a minimizzare la probabilità di complicanze intra- e post-operatorie e nell'attribuzione di priorità alla salute del ricevente, anche a discapito della propria (Pradel et al., 2003). Già da tempo Russell e Jacob (1993) avevano evidenziato come i potenziali donatori mostrassero una inclinazione a non "ascoltare" le comunicazioni relative ai rischi, come se avvertissero l'esigenza di offrire la propria disponibilità alla donazione senza voler considerare e comprendere i pericoli a essa connessi. Ciò in palese contrasto con la necessità e l'obbligo (vedi il consenso informato) che i potenziali donatori comprendano in modo chiaro e inequivocabile le informazioni fornite loro[9].

Dicevamo che fornire a un potenziale donatore un supporto informativo competente costituisce un'azione imprescindibile, ma non certo sufficiente, perché sono sempre in gioco variabili intrapsichiche e relazionali che vanno a incidere sul processo decisionale stesso (Privitera, 2004). È per esempio evidente come i pensieri, i sentimenti e le emozioni favorevoli alla donazione siano gratificanti, consci e condivisibili, perché in sintonia con l'ideale dell'Io, in quanto sostengono l'idea di generosità e altruismo; al contrario, i sentimenti di rifiuto, di paura, di esitazione sono più complessi e faticosi da riconoscere, da accettare e da mettere in comune con altri, perché rimandano all'egoi-

---

[9] In riferimento a questa problematica il Servizio di Psicologia, congiuntamente al Servizio di Nefrologia di Niguarda, dal 2005 ha predisposto una "Scheda informativa per il candidato alla donazione di rene" (SICADR), periodicamente rivista per garantire la migliore chiarezza espositiva, che contiene tutte le informazioni rilevanti e le possibili problematiche legate alla donazione per il potenziale donatore (Minetti et al., 2004). Tale scheda è stata sottoposta a una valutazione che ha evidenziato la sua efficacia quale strumento informativo (Zanini et al., 2009).

smo e alla grettezza. Tuttavia, solo se vi è stata *esperienza* dell'alternativa di rifiuto, cioè se ci si è dati la possibilità di pensare che negare il dono del rene è una scelta possibile, la decisione è meglio elaborata, quindi più stabile e consapevole, ed è più tollerabile l'eventualità di dover fronteggiare l'insuccesso o le complicanze che si possono verificare.

Il rischio di ridurre il dono di un rene a mera gratificazione personale o a obbligo familiare inalienabile è tutt'altro che trascurabile. La pratica clinica permette, infatti, di osservare disponibilità alla donazione che sottendono dinamiche relazionali "patologiche" o motivazioni "auto-centrate", riconoscibili in una concezione di donazione come necessità riparatrice (come nel caso in cui sia una madre a offrire un rene al figlio, quasi a fornire "riparazione" ai sentimenti di colpa per non avergli garantito una costituzione perfettamente sana), o nell'ipervalorizzazione di sé e nella necessità di auto-affermazione, per esempio quando un membro della famiglia sente il bisogno di richiamare l'attenzione su di sé al fine di garantirsi "considerazione", quasi a dare significato alla propria esistenza attraverso il gesto di donare (Shanteau et al., 1992).

Peraltro le motivazioni alla donazione prive di autentiche connotazioni altruistiche, che solo una valutazione psicologica approfondita è in grado di cogliere, spesso comportano controindicazioni degne di rilievo[10]. Di contro, vi sono casi in cui la decisione di dare aiuto attraverso la donazione del rene è espressione di un autentico e profondo legame emotivo con il ricevente, ed è considerato dal donatore così naturale che eventuali richieste di informazioni rispetto alla motivazione possono essere percepite come ridondanti (Slobodan e Avramovic, 2002). Tuttavia, nel caso di esito sfavorevole del trapianto (per esempio, a causa di un rigetto), un tale atteggiamento può portare a reazioni depressive o paranoiche (descritte dai ricercatori come "antitesi emotiva").

Da un'analisi degli studi presenti in letteratura è possibile sommariamente distinguere tra tipologie di motivazione connesse al ruolo. Per esempio, la scelta dei genitori di donare un organo a un figlio sembra per lo più costituire un gesto naturale, estensione del parto e finalizzato alla tutela della prole; laddove il donatore sia un fratello o una sorella sembrerebbe più probabile l'atti-

---

[10] Si tratta di "donazioni" finalizzate a richiamare l'attenzione dei familiari da parte di persone emotivamente trascurate o escluse dal contesto familiare: surrettiziamente, tramite l'atto di donazione e con il sacrificio che ne deriva acquisiscono rispetto; tuttavia, con il trascorrere del tempo l'importanza del loro atto tende a scemare, ossia l'attenzione e l'ammirazione nei loro confronti viene "diluita". Tutto ciò porta inevitabilmente a una nuova, nonché profonda, delusione che va a enfatizzare in questi casi la cosiddetta "sindrome post-operatoria blu" nel periodo successivo alla donazione (Calia et al., 2006): in essa il donatore è deluso di non essere più al centro dell'attenzione, allorché il ricevente, la famiglia e l'équipe medica rivolgono la loro attenzione principalmente dell'evoluzione del trapianto e, pertanto, al soggetto ricevente. Tale fenomeno accentua nel donatore la sensazione di essere respinto e può determinare manifestazioni patologiche depressive o di odio nei confronti del ricevente. Alcuni membri della famiglia possono essere altresì motivati a donare il rene indotti da un inconsapevole senso di colpa: sono stati descritti casi in cui un membro della famiglia "lotta" per donare un rene al fine di compensare precedenti negligenze e incomprensioni nei confronti del ricevente o della famiglia stessa, oppure di compensare "danni" procurati alla famiglia: è questo il caso del "donatore-pecora nera" (Corley et al., 2000).

vazione di un processo di identificazione con il ricevente; la motivazione di un coniuge risulta maggiormente connessa al miglioramento della qualità della vita della coppia (Feltrin et al., 2008).

La motivazione risulta sempre intrecciata ad aspetti di relazione, cioè ad esperienze pregresse che condizionano sia il presente sia la visione del futuro e che presentano – nel caso della donazione di un rene – un complesso bilanciamento tra il donare e il ricevere. Cigoli (1992) ha evidenziato come gli eventi critici non costituiscano il punto di partenza di una vicenda, bensì rappresentino un elemento parte di un articolato intreccio che contraddistingue la storia di una famiglia. In questo senso il *donare/ricevere* un rene assume un valore peculiare, il cui senso è dato dalla specificità dei rapporti *tra* ed *entro* le generazioni.

Donare una parte del proprio corpo senza riceverne compenso: innanzitutto perché mai è posta direttamente la domanda da parte di chi ne ha bisogno, anche se non sono poche le situazioni nelle quali il potenziale ricevente assume un ruolo attivo, seppur silente, nell'individuazione di un donatore designato. Ricevere, cioè accettare: la propria situazione di bisogno e le implicazioni personali e relazionali che comporta l'accogliere ciò che viene offerto (compreso il senso di colpa, qualora il donatore dovesse avere problemi di salute in conseguenza al "dono"). Ed è il femminile a giocare un ruolo dominante sia tra le generazioni (sono più spesso le madri a donare ai figli rispetto ai padri) sia entro la coppia (mogli *versus* mariti), a sottolineare la funzione procreativa, il dare la vita e il garantirla, come peculiarità del compito materno.

Tale atto, dunque, può essere realmente compreso solo cogliendone gli aspetti di reciprocità; lo scambio, infatti, non può riguardare solo parti del corpo, ma anche cure, affetti e valori. Si tratta di una mutualità spesso caratterizzata da obbligo, sia nel senso della costrizione (per esempio, membri della famiglia che sentono di non poter negare la propria disponibilità, pur sperando in un'incompatibilità medica), sia nel senso dell'impulsività affettiva, che spinge a donare in assoluta assenza di razionalità, sotto l'influenza di una forte componente emotiva.

Comprendere come l'evento tocca e modifica la natura delle relazioni familiari, quali tensioni produce, come – con quali risorse – le difficoltà vengono affrontate è compito imprescindibile affinché la scelta della donazione possa essere considerata responsabile. L'accompagnamento psicologico deve, dunque, favorire la riflessione sulle differenti implicazioni che un simile proposito comporta (aspetti di conoscenza), consentire l'emergere dei bisogni e delle prospettive che accompagnano l'evento (aspetti affettivi ed emozionali), supportare la condivisione delle decisioni assunte (aspetto relazionale)[11].

---

[11] Per esempio, come si evince dalle linee guida per la valutazione del donatore di rene vivente, la decisione di non donare l'organo dovrebbe essere comunicata alla famiglia e al ricevente secondo modalità che garantiscano la riservatezza. Così, è preferibile formulare una frase come: "il donatore non è clinicamente idoneo" anche per situazioni di inidoneità correlate alle motivazioni.

L'*assessment* del donatore: dati preliminari di una ricerca

Quantunque in letteratura il tema dell'*assessment* psicologico sia stato ampiamente trattato, le prassi utilizzate nel caso di trapianto di rene rimandano a protocolli valutativi non standardizzati e potenzialmente assai diversi (Kessler, 2008).

Se ci si rifà alle linee guida dell'*American Society of Transplant Surgeons* (2003), i potenziali donatori devono essere valutati da un'équipe multidisciplinare che include nefrologi, chirurghi e psicologi; questi ultimi hanno il compito di valutare l'idoneità del potenziale donatore sul piano psichico, emozionale e sociale. Tuttavia, a fronte di precisi parametri bio-medici, poca chiarezza accompagna l'analisi delle dimensioni psicologiche. Proprio a partire da questa considerazione volgiamo lo sguardo ai risultati preliminari di una ricerca che si configura come uno studio di *follow-up* retrospettivo. Si tratta di un lavoro che consente di descrivere alcuni aspetti relativi agli scenari in cui la donazione di rene ha luogo. Pur nella consapevolezza che tale evento comprende ambienti, circostanze e trame soggettive assai complessi, è privilegiato il punto di vista del donatore, cioè di colui, tra i due soggetti in gioco, che maggiormente può essere sottoposto a "sollecitazioni" morali, cognitive, affettive e sociali, esortazioni che – inevitabilmente – pesano sulla scelta. Più precisamente, il nostro obiettivo è quello di esplorare il processo di donazione, così come sperimentato dai donatori viventi che hanno subìto la nefrectomia: valutare l'importanza che essi attribuiscono alle informazioni ricevute, individuare le motivazioni che spingono alla donazione, verificare la presenza di correlazioni tra motivazioni e caratteristiche della personalità.

Più in generale, i dati raccolti hanno consentito una riflessione sulla metodologia della valutazione psicologica del donatore, che assume particolare rilevanza proprio per la mancanza di test specifici e protocolli validati in letteratura[12].

Una sia pur sintetica esposizione dei risultati offre la possibilità di sottolineare l'importanza attribuita dai donatori alle informazioni ricevute durante il processo decisionale. In particolare, i nostri soggetti sottolineano la necessità che i medici siano precisi e franchi, soprattutto non inducano con le loro parole una sottostima del dolore fisico conseguente alla nefrectomia. In sostanza è

---

[12] Sono stati individuati tutti i donatori di rene che hanno subìto la nefrectomia presso la Struttura complessa di nefrologia e terapia del trapianto renale dell'Ospedale Niguarda Ca' Granda di Milano nel periodo compreso tra il 1993 e il 2004. Tutti questi soggetti hanno ricevuto una lettera nella quale venivano fornite delle spiegazioni rispetto alla natura e allo scopo dello studio con allegata una scheda informativa che illustrava le informazioni che un potenziale donatore di rene riceve affinché siano chiarite le problematiche connesse all'intervento di espianto. Sono poi stati contattati telefonicamente al fine di verificare la loro disponibilità e, in caso positivo, fissare un appuntamento per un'intervista telefonica della durata di 20-30 minuti. Tutte le interviste sono state condotte per via telefonica, mentre le risposte sono state trascritte dagli intervistatori. I dati sono stati raccolti tra l'ottobre del 2007 e il dicembre dello stesso anno in collaborazione con il Laboratorio di Psicologia Clinica dell'Università Cattolica del Sacro Cuore di Milano.

ribadita la necessità di salvaguardare gli aspetti di conoscenza, con una specifica centratura sull'esperienza del dolore: in essa si intrecciano stati emozionali e fisici, quindi deve essere descritto con precisione, al fine di perseguire
l'obiettivo di aiutare i potenziali donatori a decidere in maniera autonoma e
consapevole, ma anche a superare eventuali pregiudizi nei confronti della sofferenza.

Considerando il tema della motivazione, in prevalenza i donatori dichiarano di aver accettato l'espianto del rene per migliorare lo stato di salute del congiunto; tale motivazione risulta ancor più "forte" quando il ricevente è un
figlio. Questo dato sottolinea l'importanza del legame affettivo tra donatore e
ricevente, di cui già ampiamente si è detto. In generale la donazione rappresenta un'esperienza positiva, sebbene il 10% dei nostri soggetti sostenga che
avrebbe desiderato un supporto psicologico più prolungato nel tempo sia per
sé sia per i riceventi. Infine, sono state evidenziate delle correlazioni tra le
motivazioni alla donazione e alcuni fattori di personalità; in particolare, tra le
variabili considerate risultano discriminanti due aspetti: la capacità di controllare le proprie emozioni e gli impulsi, l'apertura alle nuove idee e alle nuove
esperienze che la vita propone. Tali caratteristiche risultano correlate al non
aver sentito la donazione come unica scelta possibile, cioè al non aver vissuto
la donazione come un imperativo, un dovere imprescindibile. In particolare
quest'ultimo dato ci sembra offra indicazioni importanti rispetto al "profilo
ideale" del donatore.

In conclusione, ci sembra possibile affermare che la donazione di rene da
parte di un soggetto vivente a una persona con insufficienza renale cronica è
un processo che non si esaurisce con l'espianto e il successivo trapianto.
L'esito favorevole deriva da un'adeguata considerazione di molteplici componenti, a cui concorrono specificamente donatore, ricevente, familiari ed équipe sanitaria. I parametri sinora utilizzati per la valutazione di tale processo
hanno privilegiato gli aspetti medico-sanitari, limitando la considerazione
degli aspetti psicosociali, che risultano tuttavia imprescindibili se si assume
come modello teorico di riferimento quello bio-psico-sociale. La "conoscenza", intesa come capacità di comprendere e individuare le relazioni tra soggetti, gli eventi del proprio ambiente e il complesso iter trapiantologico, costituisce un parametro fondamentale per valutare la libera determinazione alla
donazione e rappresenta, nel contempo, tutela legale e psicologica dei donatori d'organo viventi.

Bibliografia

Calia R, Ferrarese D, Zecchini J et al (2006) Vissuti Psicosociali nel Trapianto di rene: Pazienti in
        lista di attesa, nel post-trapianto e nel ri-trapianto. Accademia Lancisiana, Roma
Cigoli V (1992) Il corpo familiare. Franco Angeli, Milano
Cigoli V (2006) L'albero della discendenza. Clinica dei corpi familiari. Franco Angeli, Milano
Cigoli V, Saita E, Margola D (2006) La psicologia della salute in azione. In: Rovetto F, Moderato
        P (eds) Progetti di intervento psicologico. McGraw-Hill, Milano

Corley M, Elswick R, Sargent C et al (2000) Attitude, self-image, and quality of life of living kidney donors. Nephrology Nursing Journal 27:143-149

Feltrin A, Pegoraro R, Rago C et al (2008) Experience of donation and quality of life in living kidney and liver donors. European Society for Organ Transplantation 21:466-472

Kanwal F, Hays RD, Kilbourne AM et al (2004) Are physician-derived disease severity indices associated with health-related quality of life in patients with end-stage liver disease? American Journal of Gastroenterol 99:1726

Kessler M (2008) Aspects psychologiques de la transplantation rénale avec donneur vivant. Néphrologie & Thérapeutique 4:52-54

Lefebvre P, Crombez JC, Lebeuf J (1993) Psychological dimension and psychopatological potential of acquiring a kidney. Canadian Psichiatric Association Journal 18:495-500

Minetti E, Zanini S, Civati G (2004) Scheda informativa per il potenziale donatore vivente di rene. Abstract Book della Riunione tecnico-scientifica Nord Italia Transplant, Milano

Montanaro D (2007) Il trapianto renale da donatore vivente. Ado-Fvg Informa, Udine

Najarian JS (2005) Living donor kidney transplants: personal reflections. Transplantation Proceedings 37:3592

Pradel FG, Mullins CD, Bartlett ST (2003) Exploring donors and recipients attitudes about living donor kidney transplantation. Prog Transplant 13:203

Privitera S (2004) La donazione di organi. Storia, etica, legge. Città Nuova, Roma

Russell S, Jacob R (1993) Living-related organ donation: The donor's dilemma. Patient Education and Counseling. In: Fisher PA, Kropp DJ, Fleming EA (eds) Impact on living kidney donors: quality of life, self-image and family dynamics. Nephrology Nursing Journal 21:89-99

Schroder NM (2008) Consideration of psychosocial factors in the evaluation of living donors. North American Transplant Coordinators Organization, Lenexa

Shanteau J, Harris RJ, Vandenbos GR (1992) Psychological and behavioral factors in organ donation. Hospital and community psychiatry 43:211-213

Slobodan I, Avramovic M (2002) Psychological aspects of living donor kidney transplantation. Medicine and Biology 9:195-200

Terasaki PI, Cecka MJ, Gjertson DW et al (1995) High survival rates of kidney transplants from spousal and living unrelated donors. N Engl J Med 333:333-336

Wilson I, Cleary P (1996) Linking clinical variables with healthrelated quality of life. JAMA 273:59

Zanini S (2007) Research and evaluation of psychological, management and education aspects related to vascular access experience. Congresso Internazionale EDTNA/ERCA, Firenze

Zanini S, Ajmone C, Margola D et al (2006) Il paziente emodializzato e il caregiver familiare. Percezioni a confronto sulla malattia cronica. Il Giornale Italiano di Nefrologia 3:291-300

Zanini S, Ajmone C, Minetti E et al (2009) Valutazione di efficacia di una scheda informativa per il candidato alla donazione di rene. Paper presentato al I Convegno SIPsiTO, Roma, 20 marzo

Predittori psicologici del rigetto d'organo

28

Rosaria Calia, Paola Aceto, Massimiliano Luciani, Silvia Lai, Carlo Lai

Premessa

Il trapianto d'organo è oggi un'efficace terapia in grado di migliorare la qualità di vita di pazienti cronicamente malati, anche se è ancora alto lo squilibrio tra il numero di persone in lista di attesa e gli organi disponibili, il che fa sì che la stessa permanenza in lista sia spesso lunga e fonte di continua tensione. Quanto più l'organo è simbolicamente importante, tanto più è investito di significati psicologicamente rilevanti. Inoltre, la garanzia di continuità nell'aiuto psicologico, dal momento dell'inserimento in lista fino ai *follow-up* successivi, contribuisce a una buona riuscita dell'intervento stesso, migliorandone la *compliance* e favorendo un maggiore adattamento e, generalmente, un miglioramento della qualità di vita del paziente.

Per molti pazienti il trapianto rappresenta l'unica strada per una "liberazione personale", per riprendere il controllo della loro vita e di loro stessi; esso rappresenta la "vita", soprattutto quando è l'unica alternativa a una malattia invalidante e, a volte, a prognosi infausta.

È ovvio, quindi, che esso evochi, già nella fase di attesa, dubbi, ansia e angoscia che, nel periodo post-operatorio, possono anche esitare in paure

C. Lai (✉)
Dipartimento di Psicologia Dinamica e Clinica, Università di Roma La Sapienza, Roma
e-mail: Carlo.Lai@uniroma1.it

R. Calia, M. Luciani
Istituto di Clinica Chirurgica, UCSC, Roma

P. Aceto
Istituto di Anestesiologia e Rianimazione, UCSC, Roma

S. Lai
Dipartimento di Nefrologia, Università di Roma La Sapienza, Roma

G. Castelnuovo, R. Menici, M. Fedi, *La donazione in Italia*,
© Springer-Verlag Italia 2011

eccessive per le infezioni, timori per il rigetto e per la fine di una speranza dagli esiti imprevedibili e drammatici.

Ogni trapianto tocca in profondità le capacità di resistenza, fisiche e psichiche, del paziente e coinvolge i suoi familiari, i medici e il personale infermieristico coinvolti in tale evento. Spesso la perdita del supporto sociale può essere considerata una relativa controindicazione all'accettazione del trapianto, in quanto potrebbe generare depressione e aumento di morbilità e mortalità.

Lo studio della personalità del paziente e della sua rete diventano, dunque, fattori importanti da valutare per evitare che il trapianto possa esitare in disagi psichici.

Nella moderna trapiantologia il trapianto di fegato rappresenta la punta di diamante nella pratica chirurgica, sia per la complessità delle procedure sia per il numero sempre maggiore di pazienti per i quali rappresenta l'unica valida soluzione terapeutica.

Nel vissuto del paziente va indagata una molteplicità di fattori che contribuiscono a differenziare la tecnica operatoria del trapianto da altre tecniche chirurgiche: in questo caso viene messa in discussione non solo l'identità del *corpo reale*, ma anche quella del *corpo vissuto*, cioè la nostra identità corporea.

Un'attenta valutazione cognitiva, emotiva e relazionale pre-trapianto può consentire di programmare con la dovuta razionalità un percorso riabilitativo che tenga conto di esigenze, risorse e limiti propri di ciascun malato, consentendo di far emergere tempestivamente situazioni particolarmente problematiche che rischiano di compromettere l'esito della terapia.

In una serie di studi effettuati presso l'Unità Operativa dei Trapianti d'Organo dell'Università Cattolica del Sacro Cuore di Roma – Policlinico Gemelli si è cercato di scoprire se e come lo stato psicologico (ansia, introversione-estroversione, psicoticismo, antisocialità, disturbi psico-fisiologici, paure, depressione, ossessioni e compulsioni) al momento dell'inserimento in lista d'attesa può avere un ruolo come indicatore del possibile rigetto dell'organo una volta trapiantato.

Inoltre, è in corso un protocollo di studio finalizzato a verificare se il coinvolgimento del paziente nel complesso processo di pianificazione del regime terapeutico immunosoppressivo possa favorire un incremento della qualità di vita e un migliore atteggiamento nei confronti del trapianto.

Le fasi del programma di trapianto

I pazienti vengono candidati al trapianto d'organo solo in seguito a patologie molto gravi, generalmente ad andamento cronico. L'esperienza di una grave malattia fisica, minacciosa per la sopravvivenza, investe inevitabilmente tutte le dimensioni di vita del soggetto, determinando cambiamenti sostanziali nell'assetto intrapsichico e interpersonale.

Occorre anzitutto tenere presente un assunto di fondo:

"La persona umana, quando è ammalata, lo è nella sua totalità. Essa, in sostanza, reagisce, anche affettivamente, a qualunque modificazione del suo stato fisiologico di base e l'insorgere della malattia, quindi, finisce inevitabilmente per incidere sia sul piano fisico sia su quello psicologico; talvolta le persone si ammalano proprio in funzione delle difficoltà psichiche e psicosociali che incontrano nel corso della loro esistenza. Condizioni di disagio psico-sociale, eventualmente preesistenti, vengono aggravate e possono influire negativamente sull'intero percorso che va dalla valutazione di idoneità al trapianto al processo di riabilitazione." (Mai, 1993)

Il programma di trapianto d'organo si articola attraverso diverse fasi, per ognuna delle quali è possibile identificare specifiche istanze e problemi di natura psico-sociale (Kuhn et al., 1988; Kuhn et al., 1990):

• proposta del trapianto;
• valutazione di idoneità all'intervento;
• lista d'attesa;
• fase post-trapianto.

L'intero iter del programma di trapianto si inserisce quindi, nella maggioranza dei casi, nel contesto di un percorso di malattia che sul piano psicosociale ed esistenziale ha comportato paure e vissuti di perdita dettati da:

• paure e ansie nei confronti del futuro;
• perdita di integrità fisica;
• perdita dell'indipendenza e dell'autonomia;
• ristrutturazione dei propri obiettivi futuri;
• assunzione del "ruolo di malato" e ridefinizione o perdita dei propri ruoli a livello sociale, lavorativo, familiare.

Comunemente, per *comportamento nella malattia* si intendono le reazioni del paziente all'esperienza di malattia, mentre il *ruolo d'ammalato* è quello che la società attribuisce all'ammalato in quanto tale. Per esempio, nella nostra attuale organizzazione sociale l'essere ammalato dispensa da particolari attività e responsabilità lavorative e autorizza la richiesta di un aiuto medico e/o di un ricovero ospedaliero. Il comportamento nella malattia e il ruolo d'ammalato rispondono al modello bio-psico-sociale (Rupolo et al., 1996), in quanto essi sono influenzati dalle precedenti esperienze di malattia, ma anche dalla personalità del paziente e dal significato che egli conferisce alla malattia, nonché dalle dinamiche familiari e dall'influenza esercitata dal contesto socioculturale.

La percezione dello stato di salute e di malattia è diversa da uomo a uomo e molto dipende dalla cultura della persona: per tale ragione risulta facilmente intuibile che ansia, paura, angoscia e disperazione siano stati patologici di coscienza che il soggetto elabora *personalmente* in un laboratorio individuale in cui si mescolano le sostanze disparate della "vita". Questo laboratorio è la sede della malattia e quindi, di conseguenza, ogni terapia, per essere efficace, è chiamata ad articolare i suoi modi e le sue tecniche entro le maglie della *soggettività* del malato. La malattia, dunque, in ultima analisi, è la coscienza del corpo, come coscienza di Sé e il mondo.

La proposta del trapianto

Il percorso che porterà il paziente al trapianto inizia con la proposta dell'intervento come modalità terapeutica. Questa prima fase termina con la decisione di effettuare o meno il trapianto, da parte dell'équipe medica con il consenso del malato. La comunicazione da parte dei medici della possibilità e/o necessità di effettuare il trapianto spesso "rivela" al paziente la gravità della malattia; questa presa di coscienza può mettere in crisi eventuali difese basate sul diniego (Kuhn et al., 1988).

In questo periodo il soggetto deve affrontare un compito adattivo fondamentale: accettare il fatto che un intervento di trapianto d'organo è necessario per la sua sopravvivenza. Le reazioni emotive più frequenti alla notizia della necessità di effettuare una valutazione medica per una possibile candidatura al trapianto comprendono incredulità, agitazione, rabbia, riemergere della speranza di sopravvivenza, timore di non poter effettuare l'intervento (Kuhn et al., 1988). Kuhn e collaboratori (1990) notano come la risposta emotiva e comportamentale alla proposta del trapianto sia spesso modulata dalla natura della condizione clinica che ha portato all'insufficienza d'organo. A questi stati emotivi si aggiunge un'intensa angoscia di morte. Nei pazienti che invece hanno avuto un percorso di malattia di lunga durata, spesso prevale un senso di speranza e di gratitudine per la possibilità di non doversi rassegnare definitivamente all'idea di dover morire precocemente. Come spiega Trabucco (2001) in uno dei suoi lavori, in questa fase occorre pianificare un'attenta valutazione cognitiva, emotiva e relazionale che consenta di programmare con la dovuta razionalità un percorso riabilitativo che tenga conto delle esigenze, delle risorse e dei limiti propri di ciascun malato. È stato, infatti, comprovato da recenti studi che esiste una stretta correlazione tra i livelli di ansia e gli episodi di rigetto; pertanto, la valutazione e la preparazione psicologica del paziente, compiute da uno specialista, sono un presupposto irrinunciabile e un valido aiuto per ottenere una buona *compliance*, un efficace adattamento e una soddisfacente qualità di vita (Dew, 1998; Dew et al., 1999, 2001). Nei casi in cui il trapianto risulti l'unica prospettiva terapeutica praticabile, è necessario conoscere a fondo lo stato psicologico e la situazione personale, familiare e sociale di ciascun paziente.

Come osserva Kuhn (1988), la personalità del soggetto può influenzare l'accettazione del trapianto. I pazienti con uno stile di personalità ossessivo-compulsivo spesso possono gestire l'ansia dell'idea dell'intervento ponendo molte domande tecniche sul trapianto e manifestando svariati dubbi e indecisioni. Tratti narcisistici marcati possono rendere difficile per il soggetto accettare il trapianto d'organo, che viene associato alla presenza di una propria imperfezione. Per i pazienti con tratti paranoidi l'intervento può essere vissuto addirittura come un attacco alla propria integrità fisica. Nei disturbi di personalità auto-frustranti il trapianto può rappresentare un'esperienza discordante con il proprio sistema di convinzioni, in quanto implica il ricevere un organo "a scapito" di un'altra persona.

Quando viene formulata la proposta di trapianto è molto importante il supporto ricevuto dalla famiglia. In alcuni casi possono essere necessari diversi giorni prima che il paziente e i suoi familiari riescano a decidere se effettuare o meno la valutazione di idoneità all'intervento (Mai, 1993; Kuhn et al., 1990).

La valutazione di idoneità al trapianto

Questa fase fondamentale va dalla decisione del paziente di sottoporsi alla valutazione di idoneità al trapianto fino all'esito di tale valutazione, che qualora positivo può condurre all'inserimento in lista d'attesa.

Il compito adattivo principale per il paziente consiste nella risoluzione dell'ambivalenza rispetto al trapianto e nella presa di decisione di accettare o meno l'intervento (Kuhn et al., 1988).

Durante lo *screening* per la valutazione di idoneità all'intervento sono presenti, sotto il profilo psico-sociale, alcune tematiche principali:
- stress psico-fisico indotto dalle continue e numerose indagini strumentali e laboratoristiche, spesso invasive, dirette a valutare la condizione e la funzionalità di tutti gli apparati;
- congruente paura che la gravità dell'insufficienza d'organo o le condizioni di salute generale non permettano l'inserimento in lista d'attesa;
- timore che durante lo *screening* venga riscontrata la presenza di ulteriori patologie inabilitanti, fino ad allora non diagnosticate.

In questa fase si colloca anche la valutazione di idoneità psicologica all'intervento volta a escludere la presenza di controindicazioni psicologiche o psichiatriche.

La fase di lista d'attesa

L'inserimento in lista d'attesa per il trapianto viene vissuto in una prima fase in termini di "sollievo". Tuttavia, lo stress non scompare e spesso si palesano altre forme di disagio psicologico, come documentato da alcuni studi scientifici (Mai, 1993; Kuhn et al., 1988).

Rispetto alla popolazione generale, i soggetti in lista d'attesa per il trapianto presentano una prevalenza di disturbi ansiosi e depressivi significativamente superiore.

Diversi fattori biologici e psico-sociali possono favorire il distress psicologico, caratterizzato prevalentemente da sintomi ansiosi, durante la fase di lista d'attesa (Mai, 1993; Kuhn et al., 1988):
- sensazione di impotenza o perdita di controllo, o di essere "prigioniero" nel proprio corpo, causata dalla progressiva disabilità;
- consapevolezza che la possibilità di effettuare il trapianto dipende dalla morte di un'altra persona, il che può portare paradossalmente i pazienti ad

augurare ad altri incidenti, con conseguenti forti sensi di colpa;

- presa di coscienza di trovarsi in una "condizione terminale" (solo per alcuni tipi di insufficienza d'organo) e che il trapianto ha, per la propria sopravvivenza, carattere di indispensabilità. Secondo alcune evidenze scientifiche questa sarebbe la variabile che incide maggiormente sul benessere dei pazienti in lista d'attesa;
- paura di non riuscire a sopravvivere fino al trapianto;
- limitazione nei propri spostamenti e senso di dipendenza non solo dalle altre persone, ma anche dagli "ausili" medici (farmaci, personale sanitario, apparecchiature per la terapia sostitutiva).

Gli spostamenti da casa sono ridotti non solo per la disabilità fisica, ma anche per un senso di dipendenza dalla vicinanza di ospedali e per la necessità di essere costantemente reperibili telefonicamente in caso di eventuale disponibilità di un organo compatibile.

La fase post-trapianto

Nell'immediata fase post-operatoria, fino al 25% dei pazienti sviluppa un quadro clinico transitorio ascrivibile alla categoria dei disturbi mentali organici: delirium, allucinazioni, alterazioni della capacità mnestica e dello stato di coscienza generalmente sono indotti dall'uso di farmaci immunosoppressori o da fattori metabolici (Mai, 1993). Nei primi mesi dopo il trapianto in letteratura è stata descritta la presenza in alcuni pazienti di una fase psicologica cosiddetta di "luna di miele", caratterizzata da euforia e da uno stato di aumentato benessere fisico e psicologico. La consapevolezza di avere superato l'intervento, la sensazione di un netto miglioramento nella funzionalità fisica, unitamente all'effetto di alcuni farmaci assunti dopo il trapianto (steroidi, ciclosporina ecc.) possono indurre una condizione di ottimismo e di innalzamento dell'umore tali da portare spesso il paziente a "sopravvalutare" la qualità della propria situazione di vita.

Tuttavia, quando sopraggiunge la consapevolezza che, nonostante il miglioramento della qualità e della prospettiva di vita, il paziente dovrà continuare a confrontarsi con una condizione di dipendenza da controlli medici e terapie farmacologiche, possono subentrare sintomi di sofferenza psicologica (preoccupazioni, sintomi depressivi, facile irritabilità) (Christopherson, 1987; Rupolo et al., 1996).

È stata distinta una "sindrome psichiatrica paradossale", spesso a insorgenza entro tre mesi dal trapianto, caratterizzata da disturbi psichiatrici nei pazienti sottoposti a trapianto (anche nei donatori nel caso dei trapianti da donatore vivente), nonostante il successo dell'iter chirurgico e l'assenza di complicanze, che parrebbe correlata ad ambivalenza, sentimenti di colpa nei confronti del donatore e difficoltà a verbalizzare emozioni conflittuali. Prima del trapianto il desiderio di sfuggire alla morte farebbe sperimentare le ambivalenze legate alla prospettiva della donazione; dopo, superata la paura della morte, i conflitti riguardanti il donatore diventano più evidenti. Ansia, depressione, insonnia, difficoltà relazionali sono risultate maggiori dopo il trapianto, ove presenti già prima.

A un anno dall'intervento almeno un disturbo psichiatrico, classificato secondo i criteri del DSM-IV (*American Psychiatric Association* [APA], 1994), è stato riscontrato nel 18% dei soggetti, con una prevalenza di disturbi ansiosi (Grandi et al., 2001). I disturbi d'ansia rappresentano la comorbilità psichiatrica più frequente e interessano circa un quinto dei soggetti. I livelli di ansia, misurati con questionari autocompilativi, sono significativamente superiori nei trapiantati di cuore rispetto alla popolazione generale (Chacko et al., 1996). Gli studi scientifici e l'esperienza clinica suggeriscono che le preoccupazioni dei soggetti trapiantati sembrano attribuibili soprattutto a:

*   paura del rigetto e di contrarre infezioni;
*   incertezza riguardante il futuro;
*   insicurezze di natura economica.

Un'altra frequente reazione psicologica al trapianto è costituita dai disturbi depressivi, dato come appurato il ruolo predisponente della depressione maggiore rispetto a un aumento del rischio di scarsa adesione ai protocolli farmacologici antirigetto, che nei casi più gravi può portare al "suicidio per omissione", ovvero alla deliberata omissione di comportamenti necessari alla sopravvivenza (Lipowski, 1974). Alcuni Autori (Dew et al., 1999; Zipfel et al., 2002) e l'esperienza clinica suggeriscono che la depressione nel periodo posttrapianto sembra riconducibile a due fattori principali:

*   aspettative irrealistiche sulla qualità di vita dopo l'intervento;
*   presa di coscienza della persistenza di una condizione di dipendenza dalla terapia farmacologica.

Per Kuhn (1988) vi sono poi alcuni compiti adattativi con cui i pazienti sottoposti a trapianto devono confrontarsi: "il lutto per la perdita del *vecchio* organo e l'integrazione psicologica del nuovo".

Secondo Chiesa (Chiesa, 1989), inoltre, la possibilità di integrare l'organo donato nella propria immagine corporea passa attraverso la progressiva maturazione dei processi difensivi, cioè l'abbandono da parte dei pazienti di meccanismi arcaici, come il diniego, e l'utilizzo da parte del malato delle capacità dell'Io di funzionare secondo i processi secondari di obiettività e neutralizzazione. Solo così il trapianto, da un punto di vista cognitivo-affettivo, può realizzarsi, mediante una lenta metabolizzazione, a partire dallo stadio iniziale, in cui l'organo è avvertito come "corpo estraneo", oggetto ambivalente "buono da incorporare" e al tempo stesso "investito di diffidenza" per il suo essere intrusivo, attraverso la fase di incorporazione parziale e giungendo quindi a quella di "incorporazione completa" quando il nuovo organo è divenuto parte integrante del funzionamento fisiologico e, pertanto, dell'immagine corporea; quindi il nuovo organo entra a far parte integrante del senso del Sé.

Negli ultimi anni, inoltre, è stata documentata una presenza significativa di forme di sofferenza psicologica "sottosoglia" che, nonostante non soddisfino i criteri diagnostici dei disturbi psichiatrici, possono incidere negativamente sul decorso clinico del trapianto peggiorando la qualità di vita e la *compliance* (Dew et al., 1999). Seguendo i Criteri Diagnostici per la Ricerca in Psicosomatica (DCPR) (Fava et al., 1995), che identificano variabili psicologiche dotate di valore prognostico nei disturbi medici, è emerso che tra i pazienti con trapianto cardiaco il 32% presenta uno stato psicologico di demoralizzazione, mentre il 18% riporta umore irritabile (Grandi et al., 2001).

Secondo alcuni studi (Shapiro et al., 1995), un buon supporto sociale e uno stile di *coping* adattivo hanno un ruolo predittivo rispetto alla sopravvivenza nei soggetti sottoposti a trapianto, mentre la presenza di disturbi psichiatrici è associata a un aumento del tasso di ospedalizzazioni e a una minore adozione di comportamenti salutari dopo il trapianto.

Il ruolo della valutazione psicologico-clinica nel processo di selezione dei candidati a trapianto

L'importanza di sottoporre a *screening* psicologico-psichiatrico i pazienti candidati all'inserimento in lista d'attesa per il trapianto d'organo è stata riconosciuta fin dalle prime esperienze di trapianto (Olbrisch et al., 1995). Mai (1993) nota come, tuttavia, negli anni '70 la valutazione psichiatrica fosse limitata al consenso informato e a identificare la presenza di depressione grave e di tendenze suicidiarie (Christopherson, 1987). Gli unici criteri psichiatrici di esclusione dalla lista d'attesa erano la presenza di un grave ritardo mentale e i disturbi psicotici attivi e floridi. La scoperta della ciclosporina nel 1981 e la conseguente enorme diffusione dei trapianti d'organo hanno portato in primo piano il problema della scarsità delle risorse e la necessità di individuare criteri di allocazione degli organi ai soggetti che avrebbero potuto trarne maggiori benefici.

Numerosi studi hanno ormai documentato che variabili psico-sociali connesse alla capacità di aderire ai protocolli terapeutici, alle funzioni cognitive, al supporto sociale e, più in generale, alla capacità di adattamento psicologico al trapianto possono influenzare notevolmente l'esito clinico dell'intervento (Dew, 1998).

Per questi motivi l'*assessment* psicologico-psichiatrico è diventato attualmente un intervento di routine nel processo di valutazione dell'idoneità al trapianto (Olbrisch et al., 1995). Tuttavia, Olbrisch e Levenson (1995) notano come il ruolo delle variabili psico-sociali e della loro valutazione nella selezione dei candidati al trapianto, nonostante le notevoli implicazioni etiche, non sia diventato oggetto di dibattito pubblico, rimanendo limitato all'interno delle riflessioni della medicina dei trapianti. Basti pensare, a tale proposito, all'attenzione pubblica ricevuta dalla selezione dei pazienti candidati alla dialisi e ai tempi dell'introduzione di questa tecnica per i pazienti con grave insufficienza renale.

Secondo Kay e Bienenfeld (1991), la valutazione psico-sociale dei pazienti candidati a trapianto è finalizzata a due obiettivi principali:

1. individuare le caratteristiche psicologiche che possono favorire il processo di riabilitazione e la qualità di vita, data la ristrettezza di organi disponibili unita all'enorme costo umano e finanziario del trapianto che impon-
   gono di limitare l'intervento ai soggetti con fattori predittivi di buon esito
   clinico;
2. identificare *pattern* comportamentali che, pur non essendo di gravità tale
   da rappresentare un criterio di esclusione dalla lista d'attesa, possono peg-
   giorare la *compliance* e il decorso post-operatorio. In questi casi appare
   necessario approntare specifici interventi psicologico-clinici o psico-far-
   macologici atti a ridurre l'impatto di tali variabili comportamentali sull'e-
   sito clinico.

Secondo Olbrisch e Levenson (1995), la valutazione dei fattori psico-sociali nei candidati a trapianto cardiaco deve avere la stessa finalità dello *screening*
clinico strumentale: assicurarsi che i potenziali benefici superino i rischi del-
l'intervento. Le rassegne della letteratura (Kay et al., 1991) indicano che in più
del 70% dei programmi di trapianto cardiaco vengono esclusi pazienti dall'inserimento in lista d'attesa a causa di problemi di natura psico-sociale o psichiatrica.

Se la valutazione psico-sociale pre-trapianto è oramai ampiamente diffusa
e di importanza tale da poter condizionare l'inserimento dei candidati al trapianto in lista d'attesa, è stata da più parti sottolineata la mancanza di unifor-
mità dei criteri di esclusione adottati (Kay et al., 1991; Mai, 1993).

Questo problema appare di particolare importanza nell'ambito del trapianto di cuore, settore in cui l'esclusione di candidati per motivi psico-sociali
risulta più probabile rispetto ad altri tipi di trapianto. In un'analisi comparati-
va tra trapianto di cuore, fegato e rene (Olbrisch et al., 1995) sono stati infatti documentati tassi di preclusione alla lista d'attesa per controindicazioni di
natura psico-sociale doppi nel trapianto di cuore (5,6%) rispetto al trapianto di
fegato (2,8%) e di rene (3%).

Oltre alla variabilità dei criteri psicologico-psichiatrici di esclusione dal
trapianto, alcuni di questi sono divenuti, nel corso degli anni, sempre meno
restrittivi in taluni programmi di trapianto (Kay et al., 1991).

Queste discrepanze si sono tradotte in una letteratura relativamente scarsa
sull'identificazione dei criteri psicologico-psichiatrici per l'inserimento in
lista d'attesa. Poche ricerche sono state dedicate all'individuazione dei fattori
psico-sociali dotati di valore prognostico sull'esito clinico del trapianto cardiaco e ancora meno contributi scientifici riguardano la valutazione della validità e dell'attendibilità di eventuali criteri di esclusione psicologico-clinici
(Olbrisch et al., 1995). Attualmente nel processo di selezione dei candidati al
trapianto vengono riconosciute controindicazioni di natura psico-sociale assolute e relative (Rupolo et al., 1996).

Le prime portano all'esclusione dall'inserimento in lista d'attesa in quanto
è stato ampiamente documentato il loro impatto negativo sulla capacità di adesione ai protocolli terapeutici, sia in fase di lista d'attesa sia nel periodo post-
trapianto.

Le controindicazioni relative sono soggette a una maggiore variabilità di opinione circa l'incompatibilità con l'adattamento al decorso del trapianto; inoltre, dal punto di vista operativo la loro identificazione porta a maggiori difficoltà decisionali, e spesso non si esclude definitivamente la possibilità di inserire il soggetto in lista d'attesa, ma si può decidere di posticipare l'intervento.

Nei casi in cui la natura dei problemi psico-sociali lo permetta, al soggetto viene offerto un intervento psico-terapeutico e/o psico-farmacologico mirato alla modificazione della controindicazione psicologica. In alcuni casi, il trattamento psicologico-clinico può essere effettuato contemporaneamente all'inserimento in lista d'attesa.

Non è tuttavia possibile considerare i concetti di controindicazione assoluta e relativa in modo definitivo, almeno per buona parte delle variabili psico-sociali. Anche su un fenomeno clinico quale la presenza di un disturbo psicotico florido, non vi è completo accordo: il 92,3% dei programmi di trapianto preclude l'inclusione dei soggetti con tale diagnosi dalla lista d'attesa, per il 5,1% rappresenta una controindicazione relativa e il 2,6% dei centri ammette l'inserimento di pazienti psicotici nella lista d'attesa (Stilley et al., 1999).

Metodologie adottate nei protocolli di ricerca

In questa linea di ricerca sono state prese in considerazione quattro definizioni di rigetto, che corrispondono a quattro tipi diversi di rigetto dell'organo trapiantato:

1. rigetto generale: si definisce come la presenza nel campione analizzato di almeno uno o più dei tre tipi di rigetto di seguito definiti;
2. rigetto acuto: origina dalla reazione immunitaria dei linfociti e dei macrofagi del ricevente verso gli antigeni tissutali del nuovo organo e può manifestarsi teoricamente in qualsiasi momento dopo il trapianto, ma più frequentemente tra 1 settimana e 4 mesi dall'intervento. La prevalenza varia a seconda dell'organo trapiantato e interessa il 25-70% dei casi. Nel sospetto di rigetto acuto la conferma diagnostica si ottiene, per ogni tipo di trapianto (nel nostro caso fegato e rene), dall'esame istologico della biopsia d'organo;
3. rigetto cronico: rappresenta un evento meno comune rispetto al rigetto acuto, si manifesta tra i 6 e i 12 mesi dopo il trapianto e si presenta in percentuale molto diversa a seconda dell'organo trapiantato. Dal punto di vista immunologico sono coinvolti sia i linfociti sia le citochine. Le alterazioni istologiche comuni a tutti gli organi sono rappresentati dal graduale ispessimento della parete dei vasi dell'organo trapiantato, che causa riduzione del flusso ematico e dell'apporto di ossigeno alle cellule dell'organo, con necrosi delle stesse. Il peggioramento della funzione d'organo, confermato dall'alterazione degli indici biumorali e di quelli morfologici, ha un anda-

mento progressivo e, nella maggior parte dei casi, lento. Tuttavia, l'esito finale è la non funzione irreversibile dell'organo;

4. rigetto psicologico: si può manifestare nel momento in cui il soggetto non percepisce il nuovo organo come una parte di se stesso. Secondo Chiesa (1989), la possibilità di integrare l'organo donato nella propria immagine corporea passa attraverso la progressiva maturazione dei processi difensivi, cioè l'abbandono di meccanismi arcaici, come il diniego e l'utilizzo da parte del paziente delle funzioni dell'Io agenti secondo i processi secondari di obiettività e neutralizzazione. Solo così il trapianto, da un punto di vista cognitivo-affettivo, può realizzarsi, mediante una lenta metabolizzazione. Inizialmente l'organo viene avvertito come "corpo estraneo investito di diffidenza" e allo stesso tempo come oggetto "buono da incorporare". Il processo con il quale il paziente arriva ad accettare l'organo si caratterizza per la complessa elaborazione di tale ambivalenza emozionale.

La procedura utilizzata al fine di individuare predittori psicologici del rigetto consiste in una valutazione psicologica pre-trapianto utilizzando la batteria di test *Cognitive Behavioural Assessment* (CBA) 2.0 e valutando successivamente, tramite analisi statistiche inferenziali, quale tra le variabili psicologiche considerate permette di discriminare o meno (analisi della varianza), e quindi, di predire o meno (regressione lineare), i tipi di rigetto descritti. Inoltre, un *assessment* della qualità di vita e della percezione del trapianto è stato svolto prima e dopo cambiamenti del regime immunosoppressivo in cui il paziente aveva/non aveva partecipato al processo decisionale.

Conclusioni

Nell'attività di ricerca svolta negli ultimi 7 anni sono emersi alcuni dati interessanti. Nel rigetto d'organo sono stati individuati predittori differenti a seconda dell'organo trapiantato (fegato o rene). In entrambi i tipi di trapianto il ruolo della paura sembra essere rilevante. Nel trapianto di rene, pazienti con alti livelli di psicoticismo e paure inespresse hanno una maggiore probabilità di andare incontro a un rigetto acuto. Nel trapianto di fegato, pazienti che invece esprimevano senza riserve sentimenti di paura avevano maggiore probabilità di andare incontro a un rigetto acuto. Infine, il coinvolgimento del paziente nei processi decisionali relativi alla gestione della terapia immunosoppressiva sembra aumentarne la disponibilità a condividere l'esperienza del trapianto in modo più aperto e spontaneo, migliorando quindi le relazioni sociali e la qualità di vita. Nei pazienti in cui il cambiamento della terapia era dettato da motivi clinici si notava un deterioramento della vitalità e della positività e un aumento della preoccupazione, con ripercussioni ovvie sulla qualità di vita.

Questa linea di ricerca ha fornito diversi elementi di riflessione sul lavoro dello psicologo clinico nell'ambito dei trapianti d'organo, per quanto concerne sia la branca tecnico-applicativa sia quella di rilevanza teorica.

Lo stato dell'arte sui correlati psichiatrici e psicologico-clinici del trapianto d'organo ha evidenziato la presenza di numerose ricerche mirate all'analisi delle variabili *qualità di vita* e *morbilità psichiatrica* in pazienti inseriti nei programmi di trapianto. Tali studi suggeriscono l'importanza dell'*assessment* psicologico-psichiatrico nel contesto della valutazione di idoneità all'intervento. È stato infatti ampiamente documentato che la presenza di problemi psico-sociali in candidati in fase di lista d'attesa, quali abuso di sostanze e scarsa *compliance*, esercitano un ruolo prognostico negativo sull'esito del trapianto.

Allo stato attuale, tuttavia, i diversi Centri trapianti a livello internazionale seguono differenti iter di valutazione di idoneità psicologico-psichiatrica al trapianto d'organo. Ciò determina l'impossibilità di utilizzare un protocollo unanime e condiviso di valutazione con linee guida comuni, che possano evidenziare controindicazioni assolute o relative al trapianto. Sono emersi, infatti, alcuni punti di criticità metodologica anche relativamente agli strumenti psicometrici utilizzati. Gli studi sulla morbilità psichiatrica hanno adottato interviste strutturate condivise a livello internazionale, mentre i contributi sulla qualità della vita mostrano una notevole disomogeneità nei questionari somministrati. Le differenze nella definizione delle componenti della qualità di vita possono quindi ostacolare il confronto dei risultati tra studi condotti in centri diversi.

Dalla letteratura analizzata, inoltre, non emergono studi relativi alle variabili psicologiche in grado di predire un possibile rigetto dell'organo trapiantato, tema centrale della nostra linea di ricerca.

Gli studi clinici di Rocchi (Rocchi et al., 2004) su pazienti in attesa di trapianto cardiaco hanno già evidenziato come la presenza di una non adeguata qualità di vita eserciti un possibile ruolo prognostico sull'esito del trapianto di cuore. Tali ricerche hanno infatti fatto emergere come la variabile *diminuzione di benessere psicofisico* (B2, CBA-H) sia associata a una ridotta vitalità (VT, SF-36), a una ridotta attività fisica (AF, SF-36) e a un peggioramento nella percezione della salute in generale (SG, SF-36) e della salute mentale (SM, SF-36). Inoltre, gli Autori hanno riscontrato che la percezione di vita stressante (B3, CBA-H) influenza e limita la vitalità, lo stato emotivo (RE, SF-36) e la salute mentale.

Coerentemente con i risultati da noi osservati, abbiamo anche individuato come la variabile *psicoticismo* abbia un effetto significativo sul rigetto acuto nei pazienti sottoposti a trapianto di rene.

Per concludere, pur sottolineando che esistono indicatori del rigetto psicologicamente evidenziabili, è necessaria la prosecuzione del lavoro in due direzioni parallele: sul piano clinico deve essere mantenuta e possibilmente aumentata la presenza della competenza psicologica nell'area della chirurgia dei trapianti, allo scopo di prevenire e supportare con trattamento psicologico i pazienti trapiantati; sul piano scientifico, vanno definite variabili psicologiche predittive del rigetto sempre più valide e specifiche. Più precisamente, l'individuazione della possibilità di un contributo psicologico al fenomeno del rigetto non deve ergersi come controindicazione, ma piuttosto come una previsione negativa che può essere trattata convenientemente con trattamenti psicoterapeutici focalizzati su specifiche problematiche.

Bibliografia

American Psychiatric Association (1994) DSM-IV Diagnostic and Statistical Manual of Mental Diosorders, 4th edn. Washington, APA

Chacko RC, Harper RG, Gotto J et al (1996) Psychiatric interview and psychometric predictors of cardiac transplant survival. American Journal of Psychiatry 153:1607-1612

Chiesa S (1989) Il trapianto d'organo: crisi e adattamento psicologico, Psichiatria e Medicina, 10:15-21

Christopherson LK (1987) Cardiac transplantation: a psychological perspective. Circulation 75:57-62.

Dew MA (1998) Quality-of-life studies: organ transplantation research as an exemplar of past progress and future directions. Journal of Psychosomatic Research 44:189-195

Dew MA, Kormos RL, DiMartini AF et al (2001) Prevalence and risk of depression and anxiety-related disorders during the first three years after heart transplantation. Psychosomatics 42:300-313.

Dew MA, Kormos RL, Roth LH et al (1999) Early post-transplant medical compliance and mental health predict physical morbidity and mortality one to three years after heart transplantation. Journal of Heart and Lung Transplantation 18:549-562

Fava GA, Freyberger HJ, Bech P et al (1995) Diagnostic criteria for use in psychosomatic research. Psychotherapy and Psychosomatics 63:1-8

Grandi S, Fabbri S, Tossani E et al (2001) Psychological evaluation after cardiac transplantation: the integration of different criteria. Psychotherapy and Psychosomatics 70:176-183

Kay J, Bienenfeld D (1991) The clinical assessment of the cardiac transplant candidate. Psychosomatics 32:78-87

Kuhn WF, Brennan AF, Lacefield PK et al (1990) Psychiatric distress during stages of the heart transplant protocol. Journal of Heart Transplantation 9:25-29

Kuhn WF, Davis ME, Lippmann SB (1988) Emotional adjustment to cardiac transplantation. General Hospital Psychiatry 10:108-113

Lipowski ZJ (1974) Physical illness and psychopathology. International Journal of Psychiatry in Medicine 5:483-497

Mai FM (1993) Psychiatric aspects of heart transplantation. British Journal of Psychiatry 163:285-292

Olbrisch ME, Levenson JL (1995) Psychosocial assessment of organ transplant candidates. Current status of methodological and philosophical issues. Psychosomatics 36:236-243

Rocchi S, Scalini S, Boraso A et al (2004) Anxiety, depression and stressed life in patients awaiting heart transplantation: are these factors to be considered? Monaldi archives for chest disease 62:1-6

Rupolo G, Svaldi M, Balestrieri M (1996) Il trapianto d'organi: un paradigma biopsicosociale. In: Todarello M, Porcelli P (eds) Medicina psicosomatica: valutazione scientifica, integrazione organizzativa e costo sociale. Franco Angeli, Milano

Shapiro, PA, Williams DL, Foray AT et al (1995) Psychosocial evaluation and prediction of compliance problems and morbidity after heart transplantation. Transplantation 60:1462-1466

Stilley CS, Miller DJ, Manzetti JD et al (1999) Optimism and coping styles: a comparison of candidates for liver transplantation with candidates for lung transplantation. Psychotherapy and Psychosomatics 68:299-303

Trabucco G (2001) L'intervento psicologico nell'Ospedale. Il Sole 24 Ore-Sanità, 6-12 novembre

Zipfel S, Schneider A, Wild B et al (2002) Effect of depressive symptoms on survival after heart transplantation. Psychosomatic Medicine 64:740-747

Alessandra Berzuini, Alessandro Gerosa, Piergiorgio Duca, Agostino Colli, Daniele Prati

Introduzione

I donatori di sangue in occasione della donazione, e quindi potenzialmente più volte all'anno, vengono sottoposti a controlli clinici finalizzati a valutare la sicurezza del sangue donato. Il controllo sanitario rappresenta spesso una delle motivazioni principali alla donazione di sangue, ed è elemento importante per la fidelizzazione del donatore. Questi controlli (clinici, anamnestici, morfometrici, comportamentali e biochimici) costituiscono un momento estremamente importante per la salute del donatore, in quanto permettono di individuare non solo patologie in atto, ma anche fattori di rischio che possono portare all'insorgenza in futuro di eventi anche gravi. Per molti donatori di sangue, specialmente se giovani e in buona salute, il momento della donazione rappresenta pressoché l'unico controllo sanitario al quale si sottopongono.

Il programma di *screening* finalizzato alla conferma dell'idoneità del sangue donato e al controllo individuale dello stato di salute del donatore ha una valenza aggiuntiva: rende infatti possibile l'attuazione di programmi di prevenzione relativi a fattori di rischio e malattie a elevato impatto sociale e sanitario. Inoltre, la popolazione dei donatori costituisce il terreno ideale per studi epidemiologici, essendo rappresentativa della popolazione giovane e sana. Ogni tipo di studio può inoltre essere supportato dall'analisi biochimica, geno-

A. Berzuini (✉), A. Gerosa, D. Prati
Dipartimento di Medicina Trasfusionale ed Ematologia, Ospedale A. Manzoni, Lecco
e-mail: a.berzuini@ospedale.lecco.it

P. Duca
Istituto di Statistica e Biometria, Università degli Studi, Ospedale Sacco, Milano

A. Colli
Dipartimento di Medicina, Ospedale A. Manzoni, Lecco

G. Castelnuovo, R. Menici, M. Fedi, *La donazione in Italia*,
© Springer-Verlag Italia 2011

mica e proteomica dei campioni conservati: il materiale biologico fornito dai donatori – sangue, plasma, acidi nucleici – può contribuire al potenziamento di una bio-banca i cui campioni possano essere utilizzati per studiare la patogenesi e il decorso delle malattie e per valutare l'efficacia di nuovi marcatori biochimici e di nuovi farmaci.

Uno dei campi nei quali le strutture trasfusionali hanno esercitato un forte e positivo impatto sanitario e sociale è quello delle malattie del fegato: le epatopatie da causa infettiva o tossica sono largamente diffuse e hanno un'elevata incidenza nella popolazione: sono indicate quale prima causa di morte nelle fasce di età più produttive (tra i 35 e i 44 anni), e in Italia si verificano 21.000 decessi all'anno per cirrosi epatica e tumori del fegato. Lo *screening* pre-donazione ha contribuito significativamente alla riduzione della trasmissione delle epatiti da virus B (HBV) e da virus C (HCV) nella popolazione generale, da una parte riducendone la diffusione con la trasfusione e, soprattutto, evidenziando le infezioni nei portatori inconsapevoli e riducendone quindi la diffusione interpersonale.

I virus dell'epatite B e dell'epatite C hanno rappresentato per molti anni le cause di epatopatia più comuni e più studiate nel nostro Paese. Tuttavia, durante l'ultimo decennio – grazie al miglioramento delle condizioni igienico-sanitarie, all'introduzione di test sempre più sensibili per la selezione dei donatori di sangue e alla vaccinazione anti-epatite B – l'incidenza dell'epatite virale è andata incontro a una progressiva riduzione, in special modo nelle fasce di età più giovani. Parallelamente, si è assistito a un sostanziale incremento delle epatopatie non virali, per lo più riferibili all'uso di alcol e alle diverse forme di steatosi epatica non alcolica (in inglese, *Non Alcoholic Fatty Liver Disease*, NAFLD). La prevalenza di NAFLD si colloca intorno al 20-30% e circa il 10% dei casi presenta evidenza di steatoepatite, caratterizzata da infiltrato infiammatorio e/o fibrosi. Il forte aumento dei casi di NAFLD è da imputare all'incremento di sedentarietà, obesità e sindrome metabolica che si osserva da alcuni decenni nei Paesi occidentali. Il meccanismo principale che lega queste condizioni alla NAFLD è l'insulino-resistenza. I dati recenti indicano che i soggetti con NAFLD sono a rischio di sviluppare epatopatie gravi e presentano un'aumentata incidenza di danni cerebrovascolari.

Come è noto, l'epatopatia cronica (indipendentemente dalle cause che l'hanno provocata) rimane asintomatica per la maggior parte del suo decorso. Nelle fasi iniziali di malattia l'uso diagnostico della biopsia epatica non è naturalmente proponibile, in quanto rischioso e invasivo. L'identificazione di segni di malattia è pertanto possibile soltanto attraverso indagini biochimiche o strumentali, in particolar modo l'ecografia. Le alterazioni metaboliche che inducono danno tossico al fegato e al sistema cardiovascolare agiscono in modo silente: proprio su questo terreno così delicato i Centri trasfusionali possono esercitare un'efficace opera sanitaria e sociale di prevenzione: monitorando i parametri ematochimici ma anche le caratteristiche morfometriche e le abitudini di vita, ne possono controllare l'andamento nel tempo, sensibilizzando il donatore sulle misure in grado di ridurre il problema e verificandone l'efficacia.

Vi è un grande interesse intorno alla definizione dei profili diagnostici nei soggetti con epatopatia iniziale. L'uso dei parametri biochimici necessita di essere rivisitato, in quanto i criteri di interpretazione dei valori degli enzimi epatici sono stati per lo più dettati 20-30 anni fa, ben prima dell'identificazione di entità cliniche di grande rilevanza quali l'epatite C e la NAFLD. Inoltre, la maggior parte degli studi è stata condotta in pazienti con evidenza clinica di malattia epatica, mentre sono pochi i dati disponibili circa i soggetti con segni clinici modesti o assenti. Accanto alla valutazione degli enzimi epatici e all'e-cografia, appare molto promettente l'impiego di tecniche non invasive per la stima e il monitoraggio dei livelli di fibrosi: pannelli biochimici ed elastogra-fia transiente (Fibroscan).

La diagnosi e la cura delle malattie del fegato costituisce da molti anni una delle aree di eccellenza dell'ospedale A. Manzoni di Lecco, frutto della colla-borazione tra il Dipartimento di Area Medica e il Dipartimento di Medicina Trasfusionale ed Ematologia. Nel corso degli anni il nostro gruppo ha accumu-lato un'ampia e pluriennale esperienza sull'identificazione e la gestione clini-ca delle malattie del fegato tra i donatori di sangue e i pazienti ematologici. Negli ultimi anni abbiamo dimostrato che le indagini periodiche eseguite sui donatori di sangue costituiscono l'osservatorio ideale per caratterizzare la malattia di fegato – soprattutto nelle sue fasi iniziali – e ciò ha permesso di migliorare e affinare gli strumenti diagnostici e gli approcci terapeutici. In par-ticolare, lo studio dei donatori di sangue con infezione da HCV o altri virus ha permesso di studiare la storia naturale delle infezioni, valutarne la risposta alla terapia e formulare linee guida sulla gestione clinica. In uno studio trasversa-le sui parametri biochimici di 6835 candidati alla donazione, il nostro gruppo ha ridefinito le soglie di "normalità" biochimica dell'alanina aminotrasferasi (ALT), il parametro più utilizzato per lo screening e il monitoraggio delle epa-topatie. I risultati sono stati successivamente confermati in differenti casisti-che e sono stati adottati nella stesura delle principali raccomandazioni nazio-nali e internazionali sulla gestione dei pazienti con epatopatia. Non sono dis-ponibili studi sull'uso del Fibroscan in aggiunta alle indagini biochimiche in questi soggetti.

Le epatopatie nei donatori di sangue: precedenti esperienze del nostro gruppo

Recentemente abbiamo condotto uno studio pilota per valutare i valori di rife-rimento per l'elastografia transiente (Fibroscan). Il Fibroscan è una procedura che si sta sempre più diffondendo in quanto, misurando il grado di consisten-za del tessuto epatico, si è dimostrato un valido strumento di aiuto nella dia-gnosi e nel *follow-up* dell'epatopatia cronica. L'indagine è indolore e non inva-siva, di breve durata (pochi minuti), e fornisce un risultato immediato che con-siste in un valore numerico, denominato *liver stiffness,* che corrisponde al grado di consistenza del tessuto epatico. La *liver stiffness* aumenta in tutti i

casi in cui il fegato abbia subìto un insulto acuto o cronico. Analisi preliminari, condotte nell'ambito del nostro ambulatorio, hanno verificato che il dato
fornito dal Fibroscan, in mani esperte, è riproducibile sia che l'esame venga
effettuato dal medesimo operatore sia che venga condotto da più operatori .

Il campione di soggetti che abbiamo analizzato con il Fibroscan era rappresentato da più di 1000 donatori di sangue senza evidenza di malattia epatica.
In un terzo di questi donatori è stato monitorato l'andamento della *liver stiffness* con successivi controlli nel tempo.

Il 98% dei donatori a cui è stata richiesta l'adesione all'indagine con il
Fibroscan ha manifestato gradimento verso l'iniziativa, che viene considerata
come un mezzo efficace per prevenire una patologia potenzialmente invalidante.

I donatori sono stati sensibilizzati, durante la visita di idoneità alla donazione, sul rischio di epatopatia e sulla possibile prevenzione. È stato creato un
database dedicato, che raccoglie, accanto alla *liver stiffness* i parametri metabolici del donatore ma anche i dati ematologici, la funzionalità epatica e renale, i test di identificazione delle malattie virali . Sono inoltre state memorizza-
te le informazioni anamnestiche, i dati antropometrici (peso, altezza, circonfe-
renza addominale, indice di massa corporea [*Body Mass Index*, BMI]), così
come le abitudini comportamentali: il tipo di alimentazione, l'assunzione di
alcolici, l'attività fisica settimanale, l'uso di farmaci. Questi preziosi dati, che
caratterizzano il donatore nel suo insieme, sono stati raccolti anche grazie
all'intervista condotta durante la visita di idoneità.

Attraverso gli esami biochimici, l'esame obiettivo, i questionari e le valutazioni antropometriche sono stati identificati i donatori a rischio o con segni
evidenti di malattia epatica: nell'ambito della popolazione generale di donatori attivi, è stata infatti individuata una quota significativa di donatori affetti da
epatopatia subclinica associata a elevati valori di *liver stiffness*, pari al 3%
della popolazione generale dei donatori. Questa coorte di soggetti è stata sottoposta a ulteriori accertamenti: ecografia e altre tecniche di *imaging*, appro-
fondimenti biochimici, biopsia epatica in casi selezionati.

I dati raccolti sono stati analizzati statisticamente mediante analisi univa-
riata e analisi multivariata, dalle quali è scaturito che la *liver stiffness* è correlata significativamente al valore della ALT, indice di funzionalità epatica, ed è
mediamente maggiore nel sesso maschile che, metabolicamente e antropome-
tricamente, ha caratteristiche significativamente diverse da quelle del sesso
femminile.

Altre possibili applicazioni dello studio della *liver stiffness* possono riguardare la relazione della malattia epatica subclinica con la steatosi, la sindrome
metabolica e la resistenza all'insulina. Tali studi possono fornire dati aggiun-
tivi utili a rivalutare il significato clinico, non ancora chiarito, delle alterazioni isolate di altri parametri di laboratorio (ALP, γ-GT) .

Bibliografia

American Association for the Study of Liver Disease (AASLD) (2007) Practice Guidelines: Chronic Hepatitis B. Hepatology 45:507-539

Associazione Italiana Studio Fegato (AISF) (2007) Epidemiologia delle epatopatie acute e croniche in Italia. http://webaisf.org/commconl.htm

Capelli C, Prati D, Bosoni P et al (1997) Sexual transmission of hepatitis C virus to a repeat blood donor. Transfusion 37:436-440

Chen BP, Rumi MG, Colombo M et al (1999) TT virus is present in a high frequency in Italian hemophilic patients transfused with plasma-derived clotting factor concentrates. Blood 94:4333-4336

De Filippi F, Colombo M, Rumi MG et al (1997) High rates of hepatitis G virus infection in multitransfused patients with hemophilia. Blood 90:4634-4637

Kim HC, Nam CM, Jee SH et al (2004) Normal serum aminotransferase concentration and risk of mortality from liver diseases: prospective cohort study. BMJ 328:983

Prati D, Capelli C, Silvani C et al (1997) The incidence and risk factors of community-acquired hepatitis C in a cohort of Italian blood donors. Hepatology 25:702-704

Prati D, Capelli C, Zanella A et al (1996) Influence of different hepatitis C virus genotypes on the course of asymptomatic hepatitis C virus infection. Gastroenterology 110:178-183

Prati D, Capelli C, Zanella A et al (1997) Asymptomatic hepatitis G virus infection in blood donors. Transfusion 37:1200-1204

Prati D, Colli A, Conte D (2003) Healthy ranges for alanine aminotransferase. Ann Intern Med 138:156-157

Prati D, Gerosa A, Porretti L (2006) Occult HBV infection and blood transfusion. J Hepatol 44:818

Prati D, Lin YH, De Mattei C et al for the Cooleycare Cooperative Group (1999) A prospective study on TT virus (TTV) infection in transfusion-dependent patients with beta-thalassemia. Blood 93:1502-1505

Prati D, Shiffman ML, Diago M et al (2006) Viral and metabolic factors influencing alanine aminotransferase activity in patients with chronic hepatitis C. J Hepatol 44:679-685

Prati D, Taioli E, Zanella A (2002) Updated definitions of healthy ranges for serum alanine aminotransferase levels. Ann Intern Med 137:1-10

Prati D, Zanella A, Bosoni P et al for the Cooleycare cooperative group (1998) The incidence and natural course of transfusion-associated GB virus C/hepatitis G virus infection in a cohort of thalassemic patients. Blood 91:774-777

Prati D, Zanella A, De Mattei C et al (1999) Chronic hepatitis C virus infection and primary cutaneous B-cell lymphoma. Br J Haematol 105:841

Prati D, Zanella A, Zanuso F for the Donor Surveillance Study Group (2000) Sustained response to interferon alfa-2a monotherapy of young blood donors with minimal to mild chronic hepatitis C. J Vir Hepat 7:352-360

Puoti C, Guido M, Mangia A (2003) The Committee on HCV carriers with normal aminotransferase levels of the Italian Association for the Study of the Liver. Clinical management of HCV carriers with normal aminotransferase levels. Dig Liv Dis 35:362-369

Rockey DC (2008) Noninvasive assessment of liver fibrosis and portal hypertension with transient elastography. Gastroenterology 134:8-14

Tosti ME, Solinas S, Prati D et al (2002) An estimate of the current risk of transmitting blood-borne infections through blood transfusion in Italy. Br J Haematol 117:215-219

Zanella A, Conte D, Prati D et al (1995) Hepatitis C virus RNA and liver histology in blood donors reactive to a single antigen by second generation recombinant immunoblot assay. Hepatology 21: 913-917

Zeuzem S, Alberti A, Rosenberg W et al (2006) Review article: management of patients with chronic hepatitis C virus infection and "normal" alanine aminotransferase activity. Aliment Pharmacol Ther 24:1133-1149

Zeuzem S, Diago M, Gane E for the PEGASYS Study NR16071 Investigator Group (2004) Peginterferon alfa-2a (40KD) and ribavirin in patients with chronic hepatitis C and normal aminotransferase levels. Gastroenterology 127:1724-1732

Come i non donatori percepiscono
e si relazionano alla donazione del sangue

Mauro Turrini, Andrea Lorenzet, Gloria Pravatà*

I non donatori: una prospettiva controcorrente e utile sulla donazione di sangue

Il sangue costituisce per la medicina contemporanea un supporto indispensabile che, almeno all'interno dei confini dei Paesi a tecnologia avanzata, viene raccolto quasi esclusivamente su base volontaria e gratuita[1]. Resa possibile all'inizio del Novecento grazie a scoperte scientifiche e sospinta da esigenze sanitarie, la donazione di sangue si afferma storicamente a livello di massa anche grazie al suo profondo significato simbolico. Il "donare una parte di sé" attiva canali di comunicazione biologici e sociali, "irrorando" fisicamente e, al contempo, simbolicamente l'intero corpo sociale e rafforzandone così non solo la condizione generale di salute, ma anche la coesione morale e il senso di appartenenza. Negli anni '20 e '30 si costituiscono le prime organizzazioni di donatori volontari non retribuiti in molti Paesi, tra cui l'Italia, in cui nel 1927

---

* Questo capitolo è basato sui dati raccolti nel corso di una ricerca commissionata dal Centro Nazionale Sangue a *Observa Science in Society*.
[1] Per completezza d'informazione, è necessario ricordare che la compravendita del sangue è una pratica tuttora diffusa regolarmente in molti Paesi. Riferendoci alla sola America Latina e Centrale, gli unici due Paesi in cui una parte significativa della raccolta avviene su base volontaria sono il Brasile e Cuba (Sullivan, 2005).

A. Lorenzet (✉)
Observa Science in Society
e-mail: andrea.lorenzet@unipd.it

M. Turrini
Università di Padova, Padova

G. Pravatà
Centro Nazionale Sangue

G. Castelnuovo, R. Menici, M. Fedi, *La donazione in Italia*,
© Springer-Verlag Italia 2011

viene fondata l'AVIS, Associazione Volontari Italiani Sangue. Il sistema di raccolta del sangue gratuito e volontario, tuttavia, convive a lungo con quello retribuito. Diffusosi in occasione e in seguito al secondo conflitto mondiale, quando "il dono del sangue viene associato ai valori della democrazia e dell'antifascismo" (Starr, 1998), tale pratica oblativa s'impone negli anni '70 quale *gold standard* nella raccolta del sangue decretata con la risoluzione 28.72 dell'Organizzazione Mondiale della Sanità del 1975. In particolare, nel Regno Unito la donazione volontaria e gratuita vede il maggiore sviluppo grazie a un'intensa riflessione sul suo significato sociale e a un determinante appoggio politico fin dagli '30, quando in vari ospedali di Londra sono attive le prime banche del sangue che introducono il principio dell'anonimato nella gestione del sangue.

In *The Gift Relationship*, lo scienziato sociale inglese Richard Titmuss (1971) celebra la donazione stabilendo, attraverso un confronto tra il sistema di raccolta e distribuzione del sangue inglese, nazionalizzato e completamente volontario, e quello statunitense, per lo più privato e basato sulla vendita di prelievi di persone della *underclass*, la superiorità del primo in termini di maggiore efficienza e sicurezza. Elevato a personificazione delle virtù civiche, il donatore che versa il proprio sangue in modo gratuito e anonimo mette in pratica una sorta d'"intercorporeità civile" (Weiss, 1999), ponendo le condizioni ottimali per fare circolare il sangue senza sprechi e riducendo al minimo i potenziali rischi. La donazione come pratica che esprime il valore della cittadinanza consegnata da Titmuss ha un'enorme influenza sia politica sia scientifica, inaugurando un nuovo filone di ricerche che, rivolto all'analisi della figura del donatore (il suo profilo sociale, le sue motivazioni ecc.), muove i primi passi in occasione del lungo processo di riforma che porta al divieto della commercializzazione del sangue negli Stati Uniti (Oswalt, 1977; Piliavin, 1990; Gillespie, Hillyer, 2002).

A fronte di questo interesse è mancata un'eguale attenzione nei confronti dei non donatori, il cui punto di vista, benché maggioritario, è da sempre considerato in termini prescrittivi come un comportamento irresponsabile derivato dalla mancanza di una corretta applicazione delle norme sociali. Il senso comune e le scienze sociali interpretano la non donazione in modo univoco e negativo come un freno, un ostacolo o un'occasione mancata nei confronti di una propensione naturale verso una pratica considerata spesso solo in termini positivi. La ricerca qui presentata intende investigare la molteplicità dei significati e dei valori sociali, culturali e politici veicolati dalla donazione. I freni alla donazione si coniugano spesso con le opinioni e i sentimenti che il non donatore, pur essendo lontano da questo mondo, rielabora sull'argomento, costruendo un rapporto nei confronti della donazione che va dal distacco al senso di rischio, dal rifiuto al conflitto.

Da queste considerazioni prende le mosse la presente indagine, il cui oggetto di studio riguarda *come i non donatori percepiscono e si rapportano alla donazione*. Si tratta di una prospettiva tanto meno praticata quanto più utile per analizzare un problema di fondo circa i metodi tradizionali che hanno promosso in vari modi tale pratica oblativa. La diffusione della consapevolezza secondo cui, rieccheggiando gli slogan delle campagne pro-donazione, il "sangue può salvare vite umane" incontra enormi difficoltà a tradursi in pratica, sollevando alcune questioni di fondo circa gli obiettivi, le strategie e le modalità di promozione della donazione, su cui si è investito a lungo in questi anni. Come mai la maggioranza dei non donatori persiste nella propria indifferenza pur essendo consapevole dell'utilità dell'atto di donare il sangue? Come si relazionano i non donatori alla donazione? Quale immagine e quale idea ne hanno? Indagare la percezione della donazione da parte dei non donatori offre un punto di vista analitico inusuale e pertanto capace di dare stimoli innovativi alla progettazione di iniziative rivolte al reclutamento di nuovi donatori, a fidelizzare quelli esistenti e, in generale, a sensibilizzare l'opinione pubblica circa il valore medico, sociale e civico di questa pratica oblativa.

Corpo e cittadinanza: metodo d'indagine e coordinate analitiche della tipologia dei non donatori

L'indagine qui presentata è stata realizzata attraverso la conduzione di cinque *focus group* sul territorio nazionale, di cui quattro con partecipanti non donatori e uno, di controllo, con partecipanti donatori. Il *focus group* è una tecnica di rilevazione per la ricerca sociale di tipo qualitativo, basata sulla discussione tra un piccolo gruppo di persone. Essa consiste nel coinvolgere un numero limitato di persone in una discussione su un argomento prescelto da esaminare in profondità. Tale discussione, guidata da uno o più moderatori, ha lo scopo di far emergere opinioni, atteggiamenti, esperienze e comportamenti delle persone nei confronti di una determinata tematica, nonché di approfondire e spiegare le motivazioni che li sottendono. Diversamente dal colloquio individuale e ancor più dalla semplice intervista con questionario, il *focus group* permette di innescare delle dinamiche di gruppo, quindi delle interazioni, che consentono una maggiore spontaneità, una caduta delle resistenze dei partecipanti, un maggiore confronto e di conseguenza una migliore comprensione di problematiche, aspettative e reali opinioni relativamente all'oggetto di discussione (Corrao, 2000).

Gli incontri organizzati nell'ambito della ricerca hanno avuto luogo tra dicembre 2008 e febbraio 2009 e hanno coinvolto un totale di 53 partecipanti, di cui 27 femmine e 26 maschi, 41 non donatori e 12 donatori, nelle città di Roma, Torino (Moncalieri), Padova, Cosenza e Firenze (*focus group* con non donatori).

Per introdurre il gruppo a un confronto collettivo sulla donazione, i partecipanti sono stati invitati a riportare su foglietti adesivi le immagini e i concetti che ritenevano più rilevanti in relazione a tale pratica. Le parole citate più frequentemente si riferiscono ad aree semantiche omogenee relative ai concetti di "altruismo", "solidarietà", "umanità" e "dono". A un livello generale, la percezione della donazione da parte dei non donatori concorda con quella di donatori e riceventi rilevata da molte altre ricerche, secondo cui tale pratica è considerata "un genere speciale di volontariato che implica qualcosa di più che

non tempo e denaro" (Healy, 2000, p. 1641). Il *qualcosa di più* incorporato nel
sangue è al centro della presente indagine volta a comprendere come mai la
donazione, pur rispondendo a una necessità sanitaria e sociale di cruciale
importanza, stenta a tradursi nell'ambito dell'esperienza personale.
Circolando fisicamente e simbolicamente dentro e fuori il corpo individuale e
sociale, il sangue veicola e modella una pluralità di valori sociali, culturali,
politici ed economici che non sempre concordano e, talvolta, si scontrano con
l'immagine monolitica della donazione come pratica civica per eccellenza. Lo
stesso legame storico della donazione con la cittadinanza, a cui si è accennato
nel paragrafo precedente, si presenta come motivo di debolezza nell'attuale
frangente storico in cui questo istituto, una volta esaurita la propria spinta pro-
pulsiva, sembra mostrare i propri limiti di fronte alla pluralità culturale della
società. La cittadinanza, piuttosto che apparire quale orizzonte aperto in cui
includere i diversi interessi sociali, sta attraversando una fase regressiva scan-
dita dalla segmentazione e da tendenze centrifughe. Questo salto risulta evidente rileggendo l'osservazione scientifica e, al contempo, politica da cui
prendeva le mosse Titmuss (1970, p. 15), secondo cui il sangue costituiva "il
legame simbolico in grado di unire uomini e donne in un modo così ravvicina-
to e intimo che, al suo cospetto, impallidiva ogni differenza di colore, credo
religioso e patrimonio culturale". Gli scandali del sangue infetto da HIV e da
epatite che negli anni '80 hanno sconvolto tutti i Paesi tecnologicamente avanzati, dal Giappone alla Francia, hanno trasformato radicalmente il valore delle
banche di sangue, che sono passate dal rappresentare "risorse collettive di
salute" a "spazi di rischio condiviso", di cui sono considerati responsabili
determinati gruppi di popolazione, tossicodipendenti, lavoratori del sesso e
omosessuali, marcati da una "bioidentità" (Waldby et al., 2004) definita a partire dal legame con il corpo e la vita. L'immagine del cittadino-donatore-di-
sangue si mostra qui quale dispositivo di esclusione che traccia i confini del-
l'appartenenza civica a partire dal Sé intimo e incorporato.

La donazione *in*scrive la sua rilevanza squisitamente civica nella corporeità stessa del donatore. Da qui l'ambivalenza e la ricchezza dei significati della
donazione di sangue, una pratica al contempo della cittadinanza e dell'intimità. In continuità con il recente percorso di riflessione dell'antropologo Fabio
Dei (Dei et al., 2008), il rapporto con la donazione del sangue è analizzato a
partire da due piani concettuali: da un lato "le reti semantiche riguardanti il
corpo, la salute e la malattia, la purezza e l'impurità, la sicurezza e il rischio"
e dall'altro le "concezioni localmente determinate della cittadinanza, dei valori civici e religiosi, del senso di appartenenza a una comunità, della solidarietà e dell'aiuto" (Dei, 2008, p. 22). Attraverso una duplice dimensione dei
significati e dei valori della donazione si ritiene che sia possibile analizzare *le
ragioni di chi non dona* oltre l'immagine di facciata della donazione di sangue
quale pratica civica virtuosa.

Sulla base del differente tipo di rapporto che i non donatori hanno dimostrato di avere nei confronti della donazione, la nostra ricerca ha permesso di
rielaborare tre profili di non donatori: i pigri, gli scettici e gli anticonformisti

o minoritari (Tabella 30.1). Si tratta ovviamente di strumenti interpretativi validi innanzitutto sul piano della discussione teorica, i cui tratti sono spesso sovrapposti nella realtà empirica. Tuttavia, se la generalizzazione proposta deve considerarsi valida anzitutto a livello analitico a cui si è scelto di operare, non va dimenticato che effettivamente i tre tipi di non donatori individuati corrispondono grosso modo alle tre categorie in cui è possibile raggruppare gli atteggiamenti emersi durante le discussioni analizzate. Ordinati progressivamente in ordine crescente sulla base della criticità rivolta alla donazione, i tre profili sono funzionali alla distinzione di tutte le diverse soluzioni che, proposte in sede di discussione dagli stessi non donatori, sono state poi intrecciate ai dibattiti delle scienze sociali riguardo al mondo della raccolta e della distribuzione del sangue e non solo, in modo da ricavare una gamma di strategie specifiche e plurali per la sensibilizzazione, la fidelizzazione e la sollecitazione alla donazione del sangue.

Tabella 30.1 Le ragioni di chi non dona: tipologia dei non donatori sulla base del loro rapporto con la donazione del sangue

	Corpo	Cittadinanza
Pigri	Inerzia	Distacco
Scettici/emotivi	Rischio	Diffidenza
Anticonformisti/minoritari	Violazione	Non riconoscimento

Tipologia dei non donatori

I pigri e la difficoltà di mettersi in gioco

Per *pigrizia* s'intende la difficoltà a mettersi in gioco all'interno di un mondo estraneo e non particolarmente attraente. D'altronde, l'atto del dono, nonostante la sua utilità e valenza sociale, si consuma nella sfera privata e individuale nel rapporto con il personale medico o paramedico. Fanno eccezione solo alcuni aspetti legati alle attività delle associazioni di volontari che danno visibilità alla presenza dei donatori, oppure le giornate dedicate alla donazione che sono nate con il preciso intento di dare un rilievo collettivo a tale pratica. Al di fuori della partecipazione a questi spazi marginali e a questi momenti sporadici, la donazione di sangue rimane una pratica che, sebbene mossa da intenti altruistici e squisitamente sociali, è scarsamente riconosciuta come tale. Nel caso dei pigri, la labilità del rapporto con la sfera sociale e pubblica diviene un vero e proprio *distacco* che segna la lontananza della loro esistenza rispetto della donazione. Ad aggravare la situazione concorre l'aspetto corporeo della donazione. L'*inerzia* fa riferimento appunto alla tendenza a conservare la propria integrità fisica e a non metterla a repentaglio neppure attraverso tecniche innocue per la propria condizione di salute, quale appunto il prelievo di sangue. Tale aspetto che, per utilizzare un termine emerso a più riprese non solo nei *focus group* dei non donatori, ma anche in quello di controllo dei donatori, si potrebbe definire "scabroso" contribuisce a scoraggiare i pigri a mettersi in gioco, a "fare il passo", a "superare la barriera".

> *Io non dono il sangue per pigrizia, ma anche perché non ci sono occasioni per far donare il sangue, per* superare la barriera, *perché spesso credo che non sia una questione di principio, ma [...] un* superamento della barriera.
> Antonio, Padova, tra i 35 e i 49 anni[2]

In questo caso, il distacco e l'inerzia del non donatore procedono di pari passo con l'apprezzamento della donazione, la quale, però, non è affatto scontata. La lontananza dalla sfera collettiva, pur essendo diversa dall'avversione nei confronti della donazione, può talvolta generare una sua *svalutazione*. Nella seguente citazione, per esempio, la donazione è accostata allo *shopping*, un'attività del tempo libero.

> *Secondo me vince la pigrizia nel momento in cui penso che il mio tempo sia qualcosa che io possa e debba e voglia spendere interamente per me, piuttosto che dedicarla agli altri. Io ho un'ora di tempo libera? Preferisco andare a fare* shopping.
> Grazia, Roma, tra i 20 e i 35 anni

Della citazione si vuole qui enfatizzare non tanto la subordinazione della donazione allo *shopping*, ma piuttosto il paragone tra due mondi così distanti. Il confronto con un'attività ricreativa come lo shopping svuota la donazione del suo valore civico e sociale. In termini sociologici, la donazione è in questo caso collocata nell'ambito della "cornice interpretativa" (Goffman, 1974) dello svago individuale, in continuità con i significati che sono attribuiti all'esperienza degli acquisti. Una rimozione analoga, anche se più ironica e bonaria, ha luogo nel seguente scambio di battute sulla peculiare indolenza dei meridionali.

> - *Sicuramente a sud siamo più pigri, c'abbiamo il sole, non vogliamo uscire di casa.*
> - *Per me la pigrizia è il numero uno.*
> - *Per me se qualcuno venisse a lavoro e mi dicesse, guarda facciamo una raccolta, però se venissero al posto di lavoro, se venissero avrebbero sicuramente un sacco di sangue.*
> - *Io su questo, ti ripeto, non c'ho problemi proprio a dirlo, andando verso sud si è più pigri, poi non so se è un'indole generica, sicuramente... andare incontro alla gente è più fruttuoso.*
> Focus group di Roma

Al di là dell'ironia, la conversazione pone in modo chiaro un legame tra le ragioni di chi non dona e le possibili strategie per indurli a donare, una que-

---

[2] Per identificare i soggetti sono stati impiegati nomi di fantasia.

stione spinosa a cui, come sarà discusso nei paragrafi successivi, gli stessi non donatori danno risposte diverse.

Battere la pigrizia: incentivi o occasioni?
Sulla pigrizia converge il dibattito sull'opportunità degli incentivi economici alla donazione, che accanto alle campagne promozionali è una delle soluzioni principali volte a incrementare il numero dei volontari. Nella realtà italiana vi sono diverse forme d'incentivo: alcune, come le analisi del sangue, riguardano tutti i donatori; altre, come le giornate di permesso retribuite, sono previste solo per alcune categorie di lavoratori; altre ancora, come l'organizzazione di attività ricreative di gruppo (gite, pranzi ecc.), sono previste per i volontari di alcune associazioni. Su queste misure si è aperta un'annosa discussione che vede contrapposti da una parte coloro che credono che una qualche forma di risarcimento possa rappresentare un impulso, un motivo in più, un "controdono" per rompere l'isolamento di molte persone, e dall'altra coloro che credono che qualsiasi oggetto di scambio per il sangue versato rappresenti la degenerazione della logica altruistica e gratuita del dono. La stessa contrapposizione si è ripresentata tra i partecipanti dei *focus group*. C'è chi ha menzionato la possibilità, peraltro già prevista, di ottenere gratuitamente gli esami del sangue e chi ha fatto riferimento a biglietti del teatro.

- *Qualche forma di incentivo... se mi dessero un biglietto per il teatro Regio...*
- *Ma anche gli esami del sangue, se no uno spende 50-60 euro!*
- *Sì, ma al di là degli esami del sangue, magari uno passa una serata piacevole... che può essere qualsiasi altra cosa.*
  Focus group di Moncalieri

Di converso, il rifiuto di ogni forma tangibile di ricompensa costituisce la garanzia del mantenimento dei valori civici di solidarietà sociale.

È importante però il discorso della donazione, nel momento in cui uno viene pagato non è più una donazione. Testimonia che c'è una società, voglio dire, dietro... che non c'è sempre soltanto un valore di scambio dietro, secondo me è significativo.
Gina, Cosenza, tra i 35 e i 49 anni

Non è questa la sede in cui tentare di dare una risposta definitiva a una questione la cui analisi meriterebbe una o più ricerche *ad hoc*. I dati emersi delle discussioni, però, indicano che tale atteggiamento è piuttosto diffuso e conduce talvolta a mettere in discussione le motivazioni dei donatori regolari.

Io un paio di donatori li conosco... uno è un parà della Folgore... e lo fa soprattutto perché gli danno i giorni liberi da lavoro.
Gina, Cosenza, tra i 35 e i 49 anni

Tra i non donatori è emersa l'esigenza di estromettere la gratuità della donazione di sangue da ogni logica di scambio e da ogni forma tangibile di ricompensa. Nello stesso tempo, va sottolineato che i giudizi sull'utilità di queste misure non prescindono dalla modalità di erogazione dell'incentivo e dalle specificità di ogni singola realtà locale. Non a caso, come mostra la citazione precedente, a essere maggiormente criticati sono stati gli incentivi riservati esclusivamente ad alcune categorie professionali, in specie se queste sono già di per sé considerate privilegiate.

Altre forme d'incentivazione estranee a qualsiasi meccanismo di compensazione non incontrano alcuna obiezione, anzi sono espressamente richieste dai non donatori pigri. Volendo utilizzare le parole contenute nella prima citazione del paragrafo precedente, si tratta in questo caso di *"occasioni* per far donare il sangue", vale a dire le manifestazioni pubbliche che da anni le associazioni di volontari dedicano alla donazione del sangue. Altre occasioni segnalate, inoltre, sono quelle fornite dalla comodità e dalla vicinanza del luogo, come per esempio evitare d'impegnarsi eccessivamente per andare alla ricerca del luogo in cui poter donare il sangue e avere la possibilità di recarsi in un posto vicino e legato alla propria quotidianità.

> *Per donare comunque devi andare in ospedale, in una città come Roma probabilmente ci metti un'ora solo ad arrivare. Se tu invece sai che c'è questa possibilità nei quartieri in cui stai, secondo me le possibilità aumentano, cioè bisogna essere più capillari.*
> Elena, Roma, tra i 35 e i 49 anni

> *Nelle camionette, davanti a scuola, mi sembra una cosa più normale, della vita quotidiana... il passo ho provato a farlo, ma se devo andarmelo a cercare...*
> Sara, Moncalieri, tra i 20 e i 34 anni

Secondo alcuni partecipanti, fondamentale sarebbe poi la presenza di un certo "spirito di comunità" associato alla pratica della donazione. In questo senso, è nel contesto dei piccoli centri che l'azione delle associazioni di donatori si fa più efficace allo scopo di reclutare nuovi donatori.

> *Diciamo che se non c'è una sezione dell'AVIS in un paese piccolino può essere un problema, perché avendola vicino uno si incoraggia anche di più, è una specie di contagio... inizio a farlo io, poi ne parlo con gli altri, incoraggi gli altri, porto qualcuno che dona, diventa più facile il meccanismo di trasmissione, di incoraggiamento a donare.*
> Emilio, Cosenza, tra i 20 e i 35 anni

La necessità di attribuire rilievo pubblico alla donazione sembra muoversi in continuità con quella di inserire tale pratica nella quotidianità. I non donatori, per essere spronati a versare il sangue, non esprimono tanto l'esigenza di ricevere incentivi, quanto piuttosto di occasioni presenti nella concretezza delle reti dei legami locali.

Gli scettici/emotivi

Oltre la memoria degli scandali del passato: lo scetticismo come cesura irreversibile

Se la pigrizia si presenta come una difficoltà di mettersi in gioco, lo scetticismo riguarda piuttosto un sentimento di pericolo e rifiuto verso la donazione. Si tratta di un fenomeno storicamente radicato negli scandali da sangue infetto da HIV e da epatite che a metà degli anni '80 hanno turbato pressoché tutte le società tecnologicamente avanzate (Starr, 1998). A distanza di più di vent'anni, si conserva ancora il ricordo di quegli avvenimenti che hanno portato ad associare il sangue, oltre che alla vitalità, al contagio e alla contaminazione fisica.

- *C'è stato quel periodo a metà degli anni ottanta, che veramente...*
- *Ma manco dal dentista andavi più quasi quasi...*
- *Eh sì! [...] c'è stato questo periodo, almeno a livello di percezione, io non so se questa cosa è fondata oppure no...*
  Focus group di Roma

Lo stesso tema è toccato dalla seguente citazione che, oltre a essere una toccante testimonianza personale, getta luce sulla rielaborazione dei meccanismi della memoria storica.

Io ho avuto sia mio padre sia mia madre che hanno contratto l'epatite con i vecchi sistemi di tanti anni fa, perché comunque non c'era quel controllo, quella sicurezza; io comunque parto dal presupposto che ora questi controlli ci siano.
Sara, Roma, tra i 50 e i 60 anni

Questo spaccato di vita mostra con chiarezza il valore di questa tragedia che, oltre a essere un brutto ricordo, ha segnato una cesura irreversibile nell'immagine delle banche del sangue. Tali avvenimenti, sebbene appaiano allontanati e rabboniti dal tempo trascorso, hanno introdotto nei sistemi di raccolta e di distribuzione del sangue il germe del *rischio*, come dimostra, nella precedente citazione, l'insistenza dei riferimenti al "controllo" e alla "sicurezza". Le celebri analisi di Mary Douglas (1985) hanno insegnato che la natura del rischio non è solo oggettiva, ma anche e soprattutto culturale. In altre parole, non è importante che il pericolo sia fondato o meno, ma piuttosto come sia *percepito*. La frase che chiude la prima citazione del paragrafo condivide sostanzialmente quest'approccio. Ne segue che il rischio, una volta insinuatosi nel sistema di raccolta del sangue, non lo ha più abbandonato, e anzi la percezione di pericolo prolifera e si diffonde nonostante che le garanzie siano andate intensificandosi per evitare nuove contaminazioni di sangue. "Come un sasso lanciato in uno stagno – scrive David Lee (2006, p. 146) – il rischio ha propagato in modo espansivo la sua influenza coinvolgendo sia gli attori e le istituzioni attivi nella raccolta del sangue sia, in modo più estremo, l'intero complesso industriale e sociale di questo settore".

Sono molte le voci che, in modo analogo alla seguente testimonianza, mettono in rilievo la rischiosità delle banche del sangue.

Io ho pensato più che, altro alla trasfusione, mi sono immedesimato in una persona che si sveglia da un incidente, e dicono che gli hanno fatto la trasfusione, secondo me c'è un atteggiamento ancora restio nei confronti di questa cosa qua. Nel senso che c'è un lato abbastanza di paura, secondo me.
Daniele, Moncalieri, tra i 20 e i 34 anni

Anche secondo me... la trasfusione la vedo come una cosa molto rischiosa.
Antonia, Padova, tra i 50 e i 60 anni

Pur essendo solo di chi riceve il sangue, il rischio si espande all'intero universo della donazione del sangue, gettando sopra di esso un'ombra di scetticismo, come dimostra esemplarmente la reazione di un donatore regolare sessantatreenne americano che non si sente nient'affatto rassicurato ma infastidito dal bollettino della sua banca del sangue che annuncia nuovi controlli del sangue: "Negli ultimi anni il mio centro del sangue ha reso il processo di donazione così sporco e ripugnante che ho deciso di smettere di donare" (Starr, 1998, p. 345).

La donazione passa dall'essere un emblema dell'altruismo a uno del rischio, e la biobanca da una risorsa di una salute comunalizzata e condivisa a una di rischio comunalizzato e condiviso. Il riferimento a una cittadinanza unita da solidi legami di fiducia lascia il passo a un diffuso sentimento di *diffidenza* che si allarga ai luoghi e al personale del prelievo, alle strutture organizzative, fino a minare la cultura della donazione nei suoi stessi principi di solidarietà e altruismo. I non donatori scettici fanno pertanto riferimento all'inadeguatezza delle strutture sanitarie, spesso lontane dal soddisfare i requisiti di igiene e di decoro propri di una pratica medica.

> *... il centro trasfusionale... uno dice, io qua prendo più malattie che altro, nel senso che, come te lo faccio a spiegare [...] il centro trasfusionale dell'ospedale era proprio fatiscente, ok? Adesso, siccome è stato spostato, è molto più bello, mentre lì dov'era prima era... anche la sediolina stessa, dove ti devi sedere, io non dico che deve essere nuova, però... certo non con l'ovatta che poi si vede...*
> Maria, Cosenza, tra i 20 e i 35 anni

Un piccolo strappo nel rivestimento della sedia viene percepito come una possibile fonte di trasmissione di malattie. Il dettaglio racchiude significati paradigmatici relativi alla capacità di propagazione del rischio che superano il ragionamento razionale. A monte vi è una cornice interpretativa che associa al pericolo l'intero sistema di raccolta, e non solo la fase della trasfusione di sangue. Lo stesso donatore, quindi, si considera in un certo senso minacciato dalle banche del sangue, nonostante sia praticamente impossibile infettarsi versando il sangue. Una volta stabilito questo legame con il rischio, bastano alcuni particolari estetici – la struttura architettonica "fatiscente" e, in particolare, la sedia sbrecciata "con l'ovatta che si vede" – a risvegliare la paura o, almeno, il sospetto.

> *Io l'avevo soprannominato l'esattore delle tasse... "il vampiro", perché lo vedevi e ti veniva proprio l'idea del vampiro. Bianco, cadaverico, con tutte le vene fuori.*
> Maria, Cosenza, tra i 20 e i 35

La stessa strutturazione organizzativa genera talvolta un atteggiamento fobico. In particolare, quello che spaventa è l'idea di entrare in un percorso lento e macchinoso, fatto di attese e di moduli da compilare.

... mi terrorizza l'idea di andare, fare la fila, dover attraversare un processo buro-
cratico di qualunque tipo. Il pensiero di andare in una cosa che ha dei passaggi, dei
tempi morti, dei moduli, delle cose... per me è terribile.
Grazia, Roma, tra i 20 e i 35 anni

Proseguendo il percorso sul sentimento di dubbio e timore scaturito, non si
può fare a meno di digredire brevemente sulle avversioni legate al prelievo del
sangue. Si tratta di un fenomeno che, pur essendo indubbiamente legato al
carattere e alla predisposizione individuali, interroga anche l'influenza di fattori storico-sociali.

La paura dell'ago e del sangue: fobie individuali o sociali?
Tra i non donatori, molti manifestano fobie nei confronti del prelievo del sangue.

Il mio problema è la paura degli aghi. È una tragedia farsi gli esami del sangue in
generale... quindi vince la fobia sul fatto di affrontare un gesto di solidarietà e
aiuto, assolutamente.
Laura, Padova, tra i 20 e i 34 anni

La "paura dell'ago" non è l'unica ad animare le ansie del prelievo. Un'altra
diffusa preoccupazione deriva dall'"idea del sangue".

Non è tanto l'ago... è l'idea del sangue che a me ogni volta... mi annienta... ogni
volta che devo fare le analisi del sangue per me è una tragedia.
Damiano, Moncalieri, tra i 35 e i 49 anni

In prima battuta, si tende ad associare queste repulsioni a fenomeni psichici legati alla personalità individuale. Tuttavia, la situazione può far pensare a
tendenze più generali legate al rischio e al sospetto impliciti nel sistema pubblico di "circolazione interindividuale" del sangue. Sarebbe interessante
approfondire l'influenza sociale sulla diffusione della paura dell'ago o del sangue. In questa sede, però, ci limitiamo a un'osservazione che concerne ancora
una volta l'estetica.

... anche io ho lottato per anni con l'ago. Quello che m'inibisce è il controllo... il
camice bianco, gli scenari.
Sara, Moncalieri, tra i 20 e i 30 anni

La paura è qui connessa alla situazione, al personale sanitario e agli scenari che fanno da sfondo alla donazione. Al di là della disputa sulla natura psichica sociale delle fobie dell'ago o del sangue, è interessante notare come le
soluzioni emerse dalle discussioni convergano sostanzialmente con quelle proposte nell'ambito del rischio di contagio relative all'estetica dell'organizzazione del prelievo.

Ristabilire la fiducia: sicurezza, informazione ed estetica

Gli scandali del sangue infetto hanno prodotto una frattura che da subito è stata percepita come una cesura irreversibile che ha introdotto il seme del rischio nell'intero sistema pubblico di raccolta del sangue. A ricucire questo strappo hanno concorso numerose campagne informative che, pubblicizzando i nuovi e più efficaci controlli sul sangue donato, sono rivolte a rassicurare la cittadinanza circa la sicurezza del servizio pubblico. Si tratta sicuramente di strumenti che hanno contribuito a ricostruire un rapporto di fiducia fortemente incrinato e tuttavia indispensabile alla donazione. Come abbiamo visto precedentemente, nei *focus group* sono arrivati segnali in questo senso da parte di una persona che, dopo che il padre e la madre sono stati contagiati da sangue trasfusa, è disposta a scommettere sugli attuali sistemi di controllo della "circolazione" del sangue.

Tuttavia, si è già notato che il rischio non deriva semplicemente da un calcolo razionale, ma da una complessa percezione culturale che, nel caso del sangue, si è visto provenire, tra le altre cose, dall'estetica stessa dell'organizzazione preposta al prelievo. La struttura burocratica e qualche particolare riconducibile all'inefficienza sono piccoli segnali che, pur passando spesso inosservati, possono suscitare il rischio del contagio e dell'infezione anche durante il momento della donazione. Pur senza sottovalutare la valenza di altre misure, la sensibilità estetica dei luoghi di accoglienza del donatore gioca un ruolo centrale per (dis-)incentivare la donazione. Non a caso gli ex donatori individuano nell'"ambientazione" e nell'"aspetto" le cause della loro rinuncia a donare il sangue.

> ... l'ambientazione è molto importante, *mi ricordo che la mia prima esperienza è stata particolarmente positiva, perché ero andata nel mio paese piccolo, c'erano tutte persone che comunque conoscevo ed è stata un'esperienza positiva...* in effetti vista l'esperienza negativa che ho avuto all'ospedale, sono partita con l'ansia di trovarmi in un luogo non caldo, no, freddo... così... probabilmente se avessi continuato ad abitare in quel paesino, magari avrei continuato a donare.
> Maria, Moncalieri, tra i 35 e i 49 anni

Una volta individuata nell'estetica dell'organizzazione una misura per incoraggiare le donazioni, non mancano delle perplessità circa il gusto da adottare. Il senso di calore, che emerge quale priorità nella precedente testimonianza, va bilanciato con il senso di professionalità e igiene che altri ravvedono in luoghi asettici come gli ospedali.

> *Poi magari la fiducia si basa su pregiudizi, positivi o negativi. Secondo me la difficoltà è conciliare l'aspetto che è uscito prima della quotidianità con la garanzia di fare il proprio mestiere...* io preferirei andare a donare il sangue in ospedale, bianco e asettico, *purché abbia la prova che sono in un ambiente protetto.*
> Giovanni, Moncalieri, tra i 35 e i 49 anni

Tessere nuovi legami fiduciari in grado di vincere lo scetticismo nei confronti della "circolazione interindividuale" del sangue è un problema ampio che va affrontato attraverso tutti i canali capaci di veicolare un senso di tutela collettiva. Senza sottovalutare il ruolo preponderante che le campagne pubblicitarie hanno svolto finora, i dati raccolti dalle discussioni pongono l'attenzione su un canale cruciale nel convogliare senso di protezione e garanzia, ovvero il messaggio estetico veicolato dall'architettura e dalla disposizione materiale di un'organizzazione. Dibattito aperto solo recentemente all'interno degli studi organizzativi (Strati, 1999), la questione dell'estetica merita di essere affrontata nell'ambito della donazione del sangue per il ruolo cruciale che assolve in una situazione impersonale e simbolicamente densa qual è quella della donazione del sangue. L'attenzione estetica sembra un punto significativo sia per la riqualificazione dell'immagine sia per la valorizzazione della fiducia e della garanzia sociale di questa pratica.

Anticonformisti/minoritari e il rifiuto della figura eroica del donatore

Gli scandali del sangue infetto hanno determinato un'altra importante conseguenza nella "circolazione pubblica" del sangue: l'esclusione dal reclutamento di determinate categorie sociali. A esserne colpiti sono in prima battuta i consumatori di droghe per via endovenosa e gli omosessuali, ma i criteri hanno riguardato mano a mano altri comportamenti a rischio come i rapporti sessuali promiscui o, addirittura, la pratica dei tatuaggi e dei *piercing*, per i quali era previsto fino a pochi anni fa un periodo di sospensione piuttosto lungo che solo recentemente è stato ridotto a 4 mesi. Per il valore civico implicito in questa pratica oblativa, tale rifiuto ha determinato ripercussioni sociali e culturali più generali, innestandosi nel rifiuto di un modello di cittadinanza unico che, nel contesto di una società sempre più plurale, appare sempre più omologante e restrittivo. "Accostare la donazione del sangue alla superiorità morale – scrive Valentine (2005, pp. 165-166) – è ovviamente vantaggioso per la valorizzazione dei donatori e corrisponde sia al senso comune sia alle teorie della donazione come altruistica: trascura tuttavia la specificità dei criteri per la donazione, e ha conseguenze su coloro che non possono donare".

I dati della presente ricerca consentono la seguente considerazione: la connotazione morale con cui è non solo percepita ma anche comunicata la donazione del sangue viene letta da alcuni non donatori nel segno del paternalismo, del perbenismo e del conformismo dei costumi. La definizione di questi non donatori come *minoritari* e *anticonformisti* intende appunto porre luce su quelle categorie che *non si riconoscono* nell'immagine eroica del cittadino-donatore. L'esclusione di alcune categorie a rischio è contestata dagli anticonformisti e dai minoritari quale forma di riproduzione di discriminazioni derivate da pregiudizi sociali e retaggi culturali.

Io mi ricordo che proprio un anno fa era successo un episodio di discriminazione,
proprio qui a Cosenza, perché mi ricordo che era andato a donare il sangue un omo-

sessuale e praticamente avevano fatto delle resistenze, questo mi ha fatto oltremodo incazzare, perché individuare delle categorie a rischio vuol dire anche affermare in qualche modo un retaggio... infatti io ho scritto superstizione proprio per evidenziare l'ignoranza che c'è proprio legata a una visione, soprattutto da noi qui al sud, negativa rispetto a determinati valori, quindi questa va estesa anche rispetto ad azioni positive che una persona può fare. In seguito a questo ho deciso di evitare di interfacciarmi con strutture in cui c'è gente ignorante.
Carlo, Cosenza, tra i 35 e i 49 anni

La donazione del sangue è identificata da questi non donatori con una struttura che avalla le tendenze più reazionarie della società, disinteressandosi allo stesso tempo di una garanzia efficace della sicurezza del sangue donato. A essere preso di mira è in particolare il *questionario* proposto ai nuovi donatori e il modo in cui viene somministrato.

Ho avuto modo di guardare il famoso questionario che danno a chi si presenta... per esempio la domanda rispetto all'orientamento sessuale non c'è più, è stata tolta, però ce n'è un'altra rispetto al fatto se si hanno o meno rapporti promiscui... e comunque a me leggere questo questionario mi ha dato un po' l'impressione dello stesso test che si faceva al servizio militare tanti anni fa, cioè mi sembra un grande cavolata...
Aldo, Cosenza, tra i 35 e i 49 anni

Il questionario finisce così per essere associato a uno strumento invasivo nella propria intimità e il prelievo a una *violazione del corpo*. La pratica della donazione viene qui considerata e valutata nei termini di un'intrusione.

La violazione di sé e il questionario, *per quella che io ho chiamato* intrusività nella privacy... *ci sono anche questi due disincentivi... è assolutamente giusto, razionale, questa cosa del farti le domande, però ad esempio è una cosa che a me, quando ho compilato, è una cosa che mi ha messo a disagio [...]. E l'intrusività è questa cosa della* violazione di sé... *la privacy deve essere assolutamente garantita.*
Emanuela, Moncalieri, tra i 35 e i 49 anni

Anziché poggiare sullo spirito intersoggettivo della comunità nazionale, l'intercorporeità civile realizzata dall'economia gratuita del sangue viene intesa da questi non donatori come il prodotto di una violazione fisica individuale.

Siccome in qualche maniera non è come aprire un rubinetto, perché in qualche modo si è violati ...o si consente di avere un momento d'invasività, *diciamo, del corpo, quindi superare questo...*
Marzio, Padova, tra i 50 e i 60 anni

Da queste parole si comprende bene il motivo per cui gli anticonformisti e i minoritari siano i non donatori che si oppongono più attivamente alla donazione del sangue. Partendo dalla loro percezione, tuttavia, è possibile rielaborare strategie in grado di sensibilizzare e indurre anche queste fasce a rivolgersi a tale pratica oblativa. A proposito, non va dimenticato come spesso le persone ritenute comunemente meno adatte a donare possano utilizzare la stessa donazione per accedere a un maggiore riconoscimento nella sfera pubblica.

Rendere plurale la figura del donatore

Gli anticonformisti e i minoritari appaiono quindi come i non donatori più difficili da convincere a donare il sangue e, come tali, richiedono tecniche radicalmente innovative che siano in grado di rovesciare alcuni stereotipi socialmente radicati. Già da tempo i questionari sono stati modificati, almeno dal punto vista formale, in modo da apparire specifici nella definizione dei criteri di reclutamento e neutrali nei confronti di alcuni orientamenti sessuali. Oltre alle modiche formali dei questionari, va modellata una nuova immagine del donatore che sia meno eroica e più aperta e tollerante nei confronti della diversità. Senza nulla togliere all'utilità medica e al valore sociale, culturale e politico della donazione del sangue, spesso l'enfasi sulla superiorità morale di una categoria che, comunque, è minoritaria e ha scarso rilievo sociale può suonare ridicola ai non donatori.

- *Il discorso di alcuni donatori, che conducono una vita sana, mi è sembrato francamente megalomane... sinceramente mi è venuto da dire:* io non voglio essere così sano! Io ho scoperto che uno dei miei migliori amici è donatore. Ogni domenica praticamente va in sauna e fa sesso frequentemente... per cui questa è vita sana!
- *Anche io ho esperienza di persone che conducono stili di vita non perfettamente sobri; in particolare ce n'è uno che se non è alcolizzato ci manca poco... infatti quando ho saputo che è donatore ho detto... ma tu che vai a donare il sangue o l'alcol?*
  Focus group di Cosenza

Per recuperare il profondo valore civico della donazione, forse, le campagne di promozione dovrebbero proporre tale pratica oblativa come una forza innovatrice ed espansiva di riconoscimento civico. In questa direzione si muovono alcuni Paesi come il Regno Unito o l'Australia, dove la figura del donatore è raffigurata come multietnica, giovanile e appartenente a sottoculture.

Conclusioni

La costruzione di una tipologia di non donatori ha permesso, in primo luogo, di comprendere più dettagliatamente i freni e le motivazioni sociali della non donazione e, in secondo luogo, di pensare a misure *ad hoc* e diversificate per sensibilizzare, fidelizzare e spingere la popolazione che ancora non lo fa a donare il sangue. Per ogni tipo ideale di non donatore si sono individuate una o più strategie di bilanciamento, alcune innovative, altre tradizionali.

Per quanto riguarda la pigrizia, le strategie individuate riguardano l'attivazione o la riattivazione di *rituali collettivi* che ribadiscano e potenzino la valenza pubblica della donazione e, soprattutto, il sostegno e l'impulso a strutture intermediarie specifiche come le piccole comunità di donatori.

Per vincere lo scetticismo si segnala, oltre all'insistenza nelle *campagne informative* tese a ricostruire la fiducia nel sistema di raccolta e distribuzione del sangue e a ribadire l'indispensabilità della donazione del sangue, una *maggiore attenzione estetica dell'organizzazione del prelievo*, che può essere un fattore associato al rischio della contaminazione del sangue.

Infine, venendo agli anticonformisti e ai minoritari, si sottolinea l'importanza di incoraggiare *immagini del donatore meno tradizionaliste* e più aperte alle nuove tendenze di trasformazione della società nei momenti di presentazione del mondo della donazione quali sono le iniziative pubbliche di sensibilizzazione o la somministrazione dei questionari.

In conclusione, l'elenco dei tipi, ordinato secondo una scala crescente in riferimento al grado di opposizione alla pratica della donazione, rivela così anche un'organizzazione di secondo livello sulla base del grado d'innovazione delle strategie individuate e, in definitiva, un orientamento comune: abbandonare ogni pretesa edificazione della superiorità morale della donazione a favore di misure tese a conciliare la donazione con la quotidianità e le trasformazioni socio-culturali.

Bibliografia

Corrao S (2005) Il focus group. Franco Angeli, Milano

Dei F (2008) Introduzione. Il dono del sangue tra realtà biomedica, contesti culturali e sistemi di cittadinanza. In: Dei F et al (eds) Pacini Editore, Ospedaletto, pp 9-40

Dei F, Aria M, Mancini GL (eds) (2008) Il dono del sangue. Per un'antropologia dell'altruismo. Pacini Editore, Ospedaletto

Douglas M (1991) Come percepiamo il pericolo. Antropologia del rischio. Feltrinelli, Milano

Gillespie T, Hillyer C (2002) Blood Donors and Factors Impacting the Blood Donation Decision. Transfusion Medicine Reviews 16:115-130

Goffman E (1974) Frame analysis. L'organizzazione dell'esperienza. Armando Editore, Roma

Healy K (2000) Embedded altruism: Blood collection regimes and the European Union's donor population. American Journal of Sociology 105:1633–1657

Lee D (2006) Perception of blood transfusion risk. Transfusion Medicine Review 20:141-148

Oswalt RM (1977) A Review of blood donor motivation and recruitment. Transfusion 17:123-135

Piliavin JA (1990) Why do they give the gift of life? A review of blood donation research since Oswalt (1977). Transfusion 30:444-459

Starr D (1998) Blood: An epic history of medicine and commerce. Alfred A. Knopf, New York

Strati A (1999) Organization and aesthetics, Sage. London and Thousand Oaks

Sullivan P (2005) Developing an administrative plan for transfusion medicine: a global perspective. Transfusion 45:224-240

Titmuss R (1970) The gift relationship. In: Ashton J, Oakley A (eds) (1997) Human body to social policy, 2nd edn. LSE Books, London

Valentine, K (2005) Cittadinanza, identità e donazione del sangue. In: Dei F et al (2008) Pacini Editore, Ospedaletto, pp 151-170

Van der Poel CL, Seifried E, Schaasberg WP (2002) Paying for blood donations: Still a Risk? Vox Sanguinis 83:285-293

Waldby C, Rosengarten M, Treloar C et al (2004) Blood and bioidentity: ideas about self, boundaries and risk among blood donors and people living with hepatitis C. Social Science and Medicine 59:1461-1471

Weiss G (1999) Body images: embodiment as intercorporeality. Routledge, London

La conoscenza dell'AVIS e la propensione alla donazione dei giovani

a cura di AVIS Nazionale

Metodologia

Il nostro Istituto SWG ha realizzato un'indagine quantitativa per mezzo di un questionario strutturato. L'indagine è stata condotta online (sistema Computer Assisted Web Interview, CAWI) con la somministrazione del questionario solo alle persone regolarmente invitate. Ogni rilevazione è stata preceduta da una fase pilota volta a mettere in luce e a eliminare eventuali problemi nella somministrazione del questionario. I campioni da noi contattati sono stati campioni per quote, estratti dalla lista dei nominativi riportati sugli elenchi telefonici dell'intera rete nazionale. I metodi usati per l'individuazione delle unità finali sono di tipo casuale, come per i campioni probabilistici, e riguardano tre livelli di stratificazione:

* sesso;
* zona geografica;
* classe di ampiezza demografica del comune.

Tutti e tre i parametri sono stati uniformati ai dati forniti dall'ISTAT (Censimento Generale della Popolazione e Annuario Statistico Italiano). Sulla base di questi parametri sono stati localizzati dei Comuni campione, all'interno dei quali vengono svolte le interviste prefissate, nell'ambito delle indicazioni emerse dalla stratificazione di cui sopra. Questa indagine è stata condotta all'interno di un campione di 650 soggetti di età compresa tra i 18 e i 34 anni.

AVIS Nazionale (✉)
e-mail: avis.nazionale@avis.it

G. Castelnuovo, R. Menici, M. Fedi, *La donazione in Italia,*
© Springer-Verlag Italia 2011

Sintesi dei risultati

L'impegno sociale e il volontariato

Dall'ultimo rapporto ISTAT relativo all'anno 2006 sulle abitudini e gli stili di vita degli italiani emerge che la quota di popolazione attiva nel sociale ha registrato un significativo incremento in virtù di una maggiore propensione al volontariato e alla solidarietà in genere. In particolare, è stato registrato negli ultimi anni un sostanziale aumento della quota di partecipazione giovanile che – nella fascia d'età compresa tra i 18 e i 35 anni – ha superato il 15%. In questo senso la ricerca condotta dal nostro istituto non solo trova un forte riscontro nei dati ufficiali, ma mette anche in evidenza un *trend* decisamente in crescita.

Il 22% degli intervistati è oggi attivo nel sociale e il 31% lo è stato in passato. In particolare, la percentuale dei giovani che praticano attività di volontariato aumenta tra i maschi, tra i soggetti di età compresa tra i 30 e i 34 anni e tra quanti lavorano. Supera inoltre il 35% tra i cattolici praticanti, mentre scende sotto il 15% nel meridione. Sebbene si possa ipotizzare un sovrastima del dato generale imputabile al *target* di popolazione a cui è stata rivolta l'indagine (ovvero giovani internauti generalmente più informati e naturalmente più esposti e predisposti alle forme di partecipazione attiva), si tratta comunque di un dato rilevante, che attesta l'efficacia delle numerose campagne di sensibilizzazione promosse in questi anni. Il volontariato rimane comunque un'esperienza praticata da meno del 25% dei ragazzi intervistati; il restante 75% giustifica il proprio disimpegno non solo con la mancanza di tempo e la pigrizia (61%), ma anche con la limitata conoscenza delle associazioni *no profit* (in particolare al Sud). Proprio su questo – forse – varrebbe la pena di investire in termini di informazione.

Le attività dei volontari

La grande diversificazione dell'offerta e la presenza capillare sul territorio delle associazioni fa sì che quasi la metà dei volontari operi in più di un settore; inoltre, nonostante si registri un forte radicamento del volontariato nelle regioni settentrionali, va segnalata una significativa attenzione al sociale anche nel Mezzogiorno.

È il settore *socio-assistenziale* quello che esercita la maggiore attrazione sui giovani: ben il 48% dei volontari (pari a poco meno del 10% del campione) si impegna infatti nell'*assistenza sociale*, il 15% (4% del campione) in quella *socio-sanitaria* e un altro 11% in quella *ospedaliera*. Nonostante la forte concentrazione di soggetti attivi nel sociale, viene comunque rilevata una quota consistente di giovani che opera in settori meno "tradizionali", come la cultura (23% delle citazioni), l'ambiente (19%) e la solidarietà internazionale (16%), ambiti preferiti soprattutto dai maschi e da quanti dichiarano una scarsa partecipazione religiosa.

Chi opera nel volontariato in genere lo fa con particolare costanza: il 64% dei soggetti attivi nel sociale si dedica a questa attività almeno una volta alla settimana, il 28% almeno una volta al mese. I volontari più assidui sono in genere i maschi, quanti hanno tra i 25 e i 30 anni e i cattolici praticanti.

A conferma di come la fede religiosa rappresenti per i giovani un fattore di enorme spinta verso il sociale e la solidarietà, sono proprio le parrocchie e gli oratori i luoghi in cui quasi il 30% dei volontari svolge o ha iniziato la propria attività, mentre risultano meno referenziate altre importanti associazioni come la Croce Rossa (7%), le associazioni per disabili e quelle culturali (6%).

Va tuttavia segnalato che la quota di partecipazione all'*Associazione Volontari Italiani Sangue* (AVIS) è in realtà molto più elevata del 6% dichiarato spontaneamente da chi pratica volontariato (corrispondente all'1,4% sul totale del campione). La percentuale di donatori di sangue che – a domanda diretta – dichiara infatti di esserne membro sfiora il 34%, che corrisponde a quasi il 7% sul totale dei ragazzi intervistati. La spiegazione a nostro avviso più ragionevole per questa discordanza tra il ricordo spontaneo dell'AVIS e quello sollecitato è la percezione che i ragazzi stessi hanno della donazione. Un po' per la sua limitata frequenza, un po' per l'assenza di un rapporto diretto con il soggetto che ne beneficia, la donazione di sangue non viene infatti auto-percepita come una vera e propria attività di volontariato, ma più come un semplice, seppur importante, gesto di generosità nei confronti del prossimo.

Le associazioni semantiche

A conferma di quanto appena accennato, il "gioco" delle associazioni di parole fa emergere con estrema chiarezza l'aspetto motivazionale della donazione come impegno morale e non come dovere, come gesto d'amore compiuto per aiutare il prossimo e senza alcun fine. Questo almeno è quanto emerge dalle risposte dei volontari e in particolare dei donatori di sangue. Più pragmatiche e concrete, invece, le risposte degli altri ragazzi, che comunque dimostrano una certa sensibilità nei confronti del tema: la parola *dono* rievoca – in quasi il 20% dei casi – il tempo dedicato a fare qualcosa di utile per gli altri; per il 17% rimanda invece alla beneficenza, mentre per il 10% richiama alla mente un pensiero spontaneo. Risultano invece meno referenziati i rimandi ai classici regali, con in media il 14% delle preferenze. Nonostante poi la parola *donazione* venga associata prevalentemente a un'elargizione (66%), emerge con forza il rimando al dono degli organi e, nel caso specifico, alla donazione di sangue che nasce dallo stimolo di aiutare coloro che ne hanno bisogno superando talvolta anche le paure e i dubbi che spesso si celano dietro l'apparente rifiuto di voler fare qualcosa per gli altri.

La donazione di sangue

Secondo i più recenti dati, il numero di donatori di sangue in Italia si attesta intorno a 1.500.000, pari a circa il 5% della popolazione compresa nella fascia d'età in cui la donazione è consentita per legge.

Considerando non solo la maggiore idoneità fisica, ma anche la già segnalata propensione alla solidarietà, non stupisce che *il 20% dei giovani interpellati dichiari di avere* – almeno una volta – *donato il proprio sangue*. Di questi, il 69% (pari al 13% del campione) lo fa almeno una volta all'anno e un altro 13% (pari al 3% del campione) circa ogni due anni. Possiamo dunque stimare che i donatori "periodici" siano all'incirca il 15% del campione.

Si registrano naturalmente significative differenze di genere: il 25% dei volontari maschi dona infatti almeno tre volte all'anno, contro il 38% delle donne che non supera le due volte all'anno.

Dalle risposte dei volontari emerge inoltre con estrema chiarezza il valore della donazione sia come atto di generosità gratuita (70%), sia come gesto di cittadinanza attiva (19%), ma anche come momento di prevenzione per il proprio benessere (5%).

I numeri sono tuttavia ancora troppo piccoli rispetto alla costante crescita della domanda di emoderivati, mentre appaiono ancora consistenti le resistenze dovute alla pigrizia e alle paure; per questo sembra oggi più che mai importante proseguire con forme di comunicazione che mirino soprattutto a sensibilizzare i più piccoli sull'importanza della donazione. Proprio i neo-maggiorenni sono infatti generalmente meno propensi alla donazione, soprattutto a causa della mancanza di informazioni pratiche per poterla attuare. Va tuttavia sottolineato che sono moltissimi coloro che giustificano la loro scarsa propensione asserendo che si tratta, molte volte, di puro egoismo e disinteresse, ma anche di pigrizia o di paura di contrarre malattie.

Se si escludono, infatti, quanti dichiarano una mancata idoneità fisica (24%), tra il restante 76% dei non donatori il 31% ammette di avere paura, il 14% di non avere tempo, più del 25% di non essersi nemmeno posto il problema.

Le buone regole del donatore

La donazione è un gesto spontaneo di altruismo, che deve essere fatto con responsabilità per tutelare la salute del donatore e garantire la sicurezza del ricevente. Un buono stato di salute del donatore è un requisito fondamentale e avere delle sane abitudini è molto importante al fine di garantire una maggiore sicurezza trasfusionale. Esistono infatti delle condizioni cliniche che possono impedire – anche solo temporaneamente – la donazione, per cui chi decide di recarsi presso un centro per la raccolta del sangue deve essere prima di tutto consapevole di quali sono i comportamenti a "rischio" che possono compromettere la donazione stessa. In questo senso l'83% dei giovani sembra disposto a mantenere uno *stile di vita sano* pur di dare il proprio sangue, sebbene chi dona sia in genere molto più attento ad alcuni comportamenti e stili di vita che possono potenzialmente compromettere questa scelta.

Dall'indagine emerge che il livello di informazione dei giovani sui criteri di idoneità alla donazione è generalmente molto buono anche tra chi non è già donatore. L'importanza di un'*alimentazione sana* e corretta, così come la necessità di evitare *l'assunzione di droghe leggere* è condivisa mediamente da 9 giovani su 10. Anche un *viaggio in un Paese tropicale* è considerato a rischio dal 79% dei ragazzi, mentre solo il 56% (forse perché non è un 'abitudine che riguarda tutti) pensa che *tatuaggi e piercing* possano impedire le donazioni. Ciò che a nostro avviso è invece più preoccupante è che *quasi 1 ragazzo su 5* (in particolare tra i maschi e i non donatori) non è pienamente consapevole dei rischi legati alla trasmissione di *malattie per via sessuale*.

Fa riflettere, infine, anche quel 22% (percentuale che aumenta tra le donne ed è consistente anche tra gli stessi donatori) che dubita della *sicurezza igienico-sanitaria* della donazione.

La visibilità e le campagne informative dell'AVIS

L'importanza dell'AVIS nell'ambito delle associazioni impegnate nella raccolta del sangue è testimoniata non solo dalla quota rilevante dei suoi iscritti (dichiaratamente il 70% dei giovani donatori), ma soprattutto dalla sua popolarità anche tra chi non è attivo nel sociale e nel volontariato. Il 74% degli intervistati identifica infatti spontaneamente la parola AVIS con l'acronimo dei donatori di sangue, nonostante l'omonimia con un'azienda di autonoleggio. Nel suo settore l'AVIS risulta anche l'associazione più conosciuta, con il 73% delle citazioni, mentre non raccolgono più del 5% delle preferenze altre importanti organizzazioni come Fratres e Fidas, conosciute più al Sud e tra i giovanissimi. Poiché tuttavia la notorietà di un marchio non è sufficiente a promuovere efficacemente il prodotto, è indispensabile – come sottolinea la maggioranza degli intervistati – che l'AVIS aumenti la sua presenza nei più importanti luoghi di aggregazione giovanile, come le scuole (87%) e le università ('88%), ma anche nei luoghi di lavoro (82%) e nelle parrocchie (81%).

Molta della sua notorietà va certamente ascritta alla grande opera di sensibilizzazione e informazione in cui l'AVIS si è impegnata in questi anni con lo scopo di sviluppare in Italia una cultura della donazione solida e capillare. A testimoniarlo è oltre il 70% dei ragazzi che ricorda di aver visto una *campagna dell'AVIS* su manifesti (67%), sulla stampa (47%) e, solo in terza battuta, in TV (41%). Solo l'8% sa tuttavia indicare con precisione il nome di un personaggio famoso cha ha fatto da testimonial per i donatori di sangue, anche se tra i più citati vi sono Elisabetta Canalis (27%), Gianni Morandi (14%), Tiziano Ferro e Megan Gayle (8%).

Considerando quanto oggi i ragazzi siano mediaticamente bombardati da immagini, slogan e personaggi famosi che pubblicizzano ogni cosa, e quanto siano in genere poco attenti a forme di comunicazione sociale, si tratta certamente di un dato molto significativo e che decreta un sostanziale successo delle campagne dell'AVIS.

Anche perché, in fondo, ciò che è importante è che arrivi a questi ragazzi il messaggio di solidarietà (come sostiene oltre il 70% degli stessi giovani), qualunque sia il volto che lo promuove. E alla domanda su quale personaggio famoso sarebbe ideale per le campagne di sensibilizzazione dell'AVIS, il 30% non sa rispondere e il 9% ritiene che andrebbe bene qualunque persona, a condizione che sia sensibile al tema.

Per il 58% del campione, inoltre, le campagne dell'AVIS dovrebbero avere inoltre uno stile più sobrio e solidaristico (soprattutto per le femmine, con il 61%). Per il 35% dovrebbero essere invece più crude e realistiche (soprattutto per i maschi dai 25 ai 30 anni, con il 39%).

In caso di pubblicazione dei dati
Nota informativa ai sensi dell'articolo 2 della delibera n. 153/02/csp dell'Autorità per le garanzie nelle comunicazioni
Soggetto realizzatore: SWG Srl-Trieste
Committente e acquirente: Associazione Volontari Italiani Sangue
Data di esecuzione: 20 marzo- 2 aprile 2008
Tipo di rilevazione: sondaggio CAWI su un campione di 650 soggetti (su 2500 contatti, di età compresa tra i 18 e i 34 anni
Il documento completo è disponibile sul sito: www.agcom.it

Appunti per una "cultura del dono"

Giannino Piana

La dimensione del "dono" risulta, per molti aspetti, estranea alla nostra cultura, nella quale prevalgono le logiche dello scambio e dell'equivalenza e dove soprattutto il "fare" e l'"avere" hanno un deciso sopravvento sul "dare" e sull'"essere". La razionalità strumentale, divenuta egemone, sembra asservire a sé ogni cosa, non esclusi i rapporti umani, che vengono per lo più concepiti in un'ottica di mera funzionalità. La gratuità esula da questa visione della vita; appartiene a un altro ordine di realtà in cui la scala dei valori è radicalmente invertita.

Eppure, nonostante questo, non mancano esperienze (e sono numerose) che vanno controcorrente: il fiorire del volontariato in vari ambiti della vita sociale, il numero assai rilevante di iscritti ad associazioni come l'AVIS e l'AIDO, che hanno come obiettivo la donazione di parte di se stessi, testimoniano la persistenza di un bisogno che non può essere del tutto cancellato, perché appartiene costitutivamente alla natura dell'uomo.

In queste brevi note intendiamo far luce sulle ragioni profonde di questo bisogno, partendo anzitutto da una riflessione sulle motivazioni culturali che stanno alla base dell'odierna crisi dell'attitudine al dono (Paragrafo 32.1), ma soprattutto mettendo a fuoco le radici umane (Paragrafo 32.2) e religiose (Paragrafo 32.3) che vanno riscoperte se si vuole che la donazione recuperi uno spazio adeguato nei rapporti interumani e che le venga restituita piena possibilità di espressione.

Nel cuore della crisi

La crisi della cultura della gratuità e del dono non ha bisogno di essere dimostrata. La corsa all'accaparramento delle cose per sé, frutto di una malintesa

G. Piana (✉)
Università di Urbino e di Torino (già docente)
e-mail: gianninopiana@virgilio.it

G. Castelnuovo, R. Menici, M. Fedi, *La donazione in Italia*,
© Springer-Verlag Italia 2011

interpretazione del principio di proprietà privata concepito come possibilità di disporre dei propri beni illimitatamente e al di fuori di ogni regola – *ius utendi et abutendi* (diritto di uso e di abuso) come ritenevano i romani – e, più in generale, un atteggiamento diffuso di ricerca del proprio interesse e di indifferenza verso le situazioni di indigenza e di marginalità degli altri denunciano la presenza di una mentalità per la quale l'altro è considerato come incomodo e persino come nemico, come ostacolo alla propria realizzazione, e dunque come soggetto da tenere a distanza.

Le motivazioni del diffondersi di questa mentalità sono diverse e di diversa natura. Alla radice di tutto vi è anzitutto la *cultura rigidamente individualista* che ha contrassegnato di sé, a partire dagli inizi della modernità, la civiltà occidentale. L'assegnazione di centralità all'"io" e il riconoscimento della sua unicità e irripetibilità, dunque della sua assoluta dignità, costituisce senz'altro una grande conquista dell'Occidente. Da essa sono infatti derivate, grazie soprattutto all'illuminismo e alle rivoluzioni francese e americana, le grandi Carte dei diritti dell'uomo e del cittadino, che rappresentano tuttora un importante riferimento per la vita dei popoli e delle nazioni. Tuttavia ad avere il sopravvento, soprattutto a livello di costume, è stata la tendenza a identificare l'"io" con l'"individuo" scorporato dai legami sociali, e perciò dall'assunzione di una vera responsabilità nei confronti degli altri. Lo stesso rispetto dei diritti altrui è interpretato più come un'esigenza estrinseca, motivata dalla necessità di porre un freno allo stato di conflittualità permanente che si verrebbe altrimenti a creare – il famoso *bellum omnium contra omnes* (guerra di tutti contro tutti) di cui parla Hobbes – che da una tensione alla socialità inscritta nella "natura".

Nonostante l'affermarsi di spinte di segno opposto, che di tanto in tanto affiorano, questa prospettiva è lungi dall'essere accantonata; essa ha anzi ricevuto in questi ultimi decenni – dopo il periodo della contestazione studentesca e operaia della fine degli anni '60 del secolo passato – nuovo impulso. La cultura dominante di questi ultimi decenni è infatti tutta incentrata attorno alla sfera della soggettività; ha cioè come obiettivo prioritario il perseguimento dell'autorealizzazione individuale. Le parole d'ordine che la qualificano – bisogno, desiderio, piacere, felicità, eros ecc. – sono riconducibili a questa sfera, e i movimenti venuti alla ribalta nello stesso periodo – in primo luogo quello femminista – pongono al centro delle loro rivendicazioni la liberazione del soggetto dai vincoli che lo opprimono per restituirgli la possibilità di una piena espressione di sé.

Sono innegabili i risvolti positivi di questo processo che spinge l'uomo a recuperare in senso forte la propria identità, evitando la tentazione di evadere da se stesso proiettandosi oltre, come avviene quando si perseguono con eccessiva rigidità obiettivi di natura ideologica. Ma è altrettanto innegabile che, laddove prevale la tendenza a fare propria una concezione del tutto autoreferenziale, finisce per venire soffocata ogni forma di apertura all'altro, e perciò ogni esperienza di gratuità.

Non si può dimenticare che proprio questa concezione rappresenta la piattaforma sulla quale è venuta storicamente affermandosi e consolidandosi la cosiddetta *civiltà dei diritti* – si è già accennato alle Carte internazionali che ne sono la trascrizione sul piano giuridico – che ha favorito l'emancipazione di intere fasce di marginalità sociale che necessitavano di un effettivo riscatto: si pensi soltanto alle lotte operaie e alle conquiste a cui hanno condotto. Lo Stato sociale è nato e si sviluppato all'insegna di questo obiettivo: rimuovere gli ostacoli che impedivano (e tuttora in parte impediscono) – come ci ricorda l'articolo 3 della nostra Costituzione – a ogni cittadino di essere tale e di poter esercitare il proprio diritto di cittadinanza.

Questo processo, assolutamente necessario, ha corso tuttavia il rischio (e lo corre tuttora) di favorire lo sviluppo di un atteggiamento rivendicazionista, che conduce il diritto a chiudersi su se stesso, escludendo ogni forma di contropartita e finendo per opporre tra loro le categorie sociali, nonché – e questo è l'aspetto più deteriore – impedendo ai singoli di farsi carico della responsabilità collettiva. Separati dai doveri, i diritti si trasformano in istanze soggettive e favoriscono la crescita di una mentalità per la quale tutto è "dovuto"; una mentalità dove non vi è (e non vi può essere) spazio alcuno per ciò che è gratuito. La dinamica del dono è infatti strettamente connessa al riconoscimento del valore di ciò che non è esigibile in termini di diritto; alla percezione, in altre parole, che il diritto è soltanto un aspetto, per quanto importante, della regolazione dei rapporti tra persone, la cui promozione implica la capacità di andare oltre la mera perequazione dei diritti e di aprirsi ad esperienze di eccedenza destinate a umanizzare profondamente il vissuto relazionale.

A esercitare, infine, un ruolo decisivo nel costituirsi di un approccio alla realtà dal quale è *a priori* escluso ogni riferimento alla gratuità è oggi soprattutto il consolidarsi di una *visione economicista*, per la quale i criteri che presiedono alla conduzione della vita economica – criteri di chiara marca capitalista – vengono trasposti in tutti gli ambiti dell'esistenza, sia personale sia sociale. La globalizzazione, per il modo con cui si è storicamente attuata, ha esteso in senso universalistico questo modo di pensare. Il mercato unico mondiale si è tradotto nella nascita del cosiddetto "pensiero unico" – l'ideologia negativa divenuta egemone dopo il crollo delle grandi ideologie del Novecento – guidato, in senso esclusivo, dalla logica mercantile. Produttività e profitto, appropriazione dei beni e sfruttamento delle risorse naturali, nonché alimentazione esasperata dei consumi, sono i parametri che presiedono alla valutazione dei processi economico-sociali, e che vengono di fatto estesi anche all'ambito dell'esperienza quotidiana. L'utilitarismo è dunque il sistema al quale l'intera realtà viene ricondotta. La domanda che affiora quando si è posti di fronte a una decisione, non è in questo caso "Ha senso o no questa scelta?", ma "Serve o non serve?". È evidente come non vi sia qui posto per ciò che si presenta come gratuito. L'economia del dono è sradicata nei suoi presupposti; l'unico approccio possibile è lo scambio di equivalenti e talvolta persino la sola ricerca di un guadagno da ottenere esercitando la prevaricazione sui diritti dell'altro.

Verso una filosofia del dono

La reazione a questo modello culturale implica una profonda "svolta antropo-
logica" incentrata su una visione alternativa dell'uomo e della sua realizzazione. Il passaggio fondamentale è rappresentato dall'assunzione di una prospettiva "personalista" per la quale la relazione, lungi dall'essere concepita come
un dato accidentale o accessorio, è considerata un fattore costitutivo dell'identità soggettiva, un elemento essenziale di definizione dell'io. In questa visione
ciò che contraddistingue il soggetto umano è, da un lato, la singolarità, l'essere unico e irripetibile, e dall'altro la relazionalità, cioè l'essere *in* e *per* la relazione. La persona infatti si comprende e si realizza sempre soltanto rapportan-
dosi all'altro da sé e dando vita a una rete relazionale che le consente di sviluppare le proprie e le altrui potenzialità.

L'altro, considerato in questa luce, non è più esterno (e dunque estraneo)
all'io ma, in qualche misura, gli appartiene al punto di non poter prescindere da lui; anzi, dall'essere chiamato a sviluppare la propria attività nella direzione dell'approfondimento della relazionalità. L'eticità prende corpo in
questo spazio relazionale; ha cioè il suo fondamento ultimo nella promozione di relazioni vere che consentano la crescita di ciascuno e di tutti. La
responsabilità morale – dal verbo latino *respondere*, dare risposta – consiste
anzitutto nel "rispondere a qualcuno", nel farsi carico dei bisogni dell'altro
che – come opportunamente ci ricorda Paul Ricoeur – in un contesto di globalizzazione, perciò di interdipendenza universalistica, non è soltanto il
"vicino" (il prossimo in senso spaziale) ma ogni uomo vivente che reclama
il rispetto della propria dignità e la promozione dei propri diritti; e, in un
orizzonte più ampio, sono anche gli uomini che verranno, ai quali dobbiamo
consegnare un mondo abitabile.

Ora la relazione interumana – come già si è accennato – non si esaurisce
nella sola perequazione dei diritti: esige l'apertura all'altro nella sua singolarità, l'accoglienza radicale di ciò che egli è; esige, in definitiva, che lo scambio relazionale si sviluppi nella logica del "dono", che umanizza i rapporti
facendoli uscire dalla prospettiva della semplice equivalenza tra oggetti e
immettendoli nel vivo della dinamica intersoggettiva. L'altro non è infatti mai
oggettivabile, e il rapporto con lui diviene costruttivo solo nella misura in cui
lo si riconosce nella sua unicità e si scavalca il mero livello del bisogno e del
diritto per aprirsi all'accoglienza del desiderio mai totalmente circoscrivibile.
Il "non fare all'altro quello che non piace sia fatto a te" – la famosa "regola
d'oro" della tradizione ebraica presa a prestito dalla tradizione filosofica occidentale come paradigma fondamentale del comportamento etico – è soltanto il
punto di partenza, è la faccia negativa della medaglia, quella che segna il limite invalicabile; la pienezza dell'agire morale – la faccia positiva della medaglia – sta nel "fare all'altro", nell'impegno cioè a favorirne la crescita mediante l'attenzione a ciò di cui ha bisogno.

Ma c'è di più. La filosofia neoebraica di Emanuel Lévinas va oltre questo
assunto. Mettendo sotto processo il pensiero occidentale moderno che, avendo

posto – come si è detto – al centro della riflessione l'"io" ha provocato lo stato di grave conflittualità in cui viviamo, egli si fa portatore di un radicale ribaltamento di prospettiva. L'"altro" (e non l'"io") è il fondamento dell'agire morale, ciò a cui l'etica (che è per Lévinas "filosofia prima") va ricondotta. L'istanza etica si impone alla coscienza umana sotto la forma di un'imperatività, che ha la sua radice nell'indigenza dell'altro, il quale mi interpella in modo del tutto incondizionato. La risposta che sono chiamato a dare all'altro è conseguente alla domanda che mi rivolge; non può (e non deve) perciò essere commisurata alla sua capacità di corrispondere. L'imperativo morale non è legato alla reciprocità; scaturisce dalla semplice considerazione dell'esistenza dell'altro e dalla constatazione del suo bisogno che reclama la mia piena assunzione di responsabilità. La gratuità non è, in questo caso, qualcosa di sopraggiunto rispetto a un'istanza etica fondata anzitutto sulla giustizia commutativa, sul *do ut des*, ma è la sostanza stessa dell'eticità. La realizzazione di sé è la conseguenza di questa capacità di aprirsi incondizionatamente all'altro, della piena disponibilità al dono di sé.

Ma la possibilità di donarsi è, nell'ambito umano, limitata. Il dono di sé è sempre parziale; rappresenta, come ci ricorda Jacques Derrida, un'utopia, una meta irraggiungibile. La logica del dono si oppone all'utile e al piacere, dunque a tutte le etiche della felicità, e rifiuta soprattutto lo scambio – l'espressione entrata nell'uso "scambio dei doni" è un ossimoro – con il quale si rientra nel perimetro dell'equivalenza. L'impossibilità di raggiungere l'obiettivo, lungi dal destituire la gratuità di valore, la trasforma piuttosto in un traguardo permanentemente aperto, conferendo all'esistenza umana il carattere di un incessante processo di trasformazione e alla vita morale i connotati di un cammino inesauribile. Lo scarto esistente tra ciò a cui si è chiamati e ciò che si è, lungi dal poter essere motivo di scoraggiamento e di paralisi, deve diventare stimolo a proseguire nella ricerca, rispettando la legge della gradualità strettamente connaturata al limite della condizione umana, ma anche alla perfettibilità che qualifica l'esperienza umana nel mondo.

"Gratuitamente avete ricevuto, gratuitamente date"

La logica della gratuità ha la sua più alta espressione nella rivelazione ebraico-cristiana, dove l'"essere dono" coincide con la natura stessa di Dio. La storia della salvezza è la storia del dono infinito che Dio fa di se stesso all'uomo. Già nel Primo Testamento la scelta (la "elezione") di Israele non è motivata dalla superiorità rispetto ad altri popoli, ma è frutto di un amore incondizionato: "Il Signore si è legato a voi e vi ha scelti, non perché siete più numerosi degli altri popoli – siete infatti il più piccolo di tutti i popoli –, ma perché il Signore vi ama e perché ha voluto mantenere il giuramento fatto ai vostri padri" (Dt 7, 7-8). La conferma di questa opzione sta nella fedeltà assoluta di Jahvé nei confronti del popolo, anche quando quest'ultimo si comporta in modo del tutto incoerente rincorrendo gli idoli morti o andando dietro alle divinità straniere. L'amore di Dio è un amore a senso unico, senza attesa di contropartita; un amore "impossibile" che persegue senza sosta l'amata – come ci ricorda la vicenda autobiografica di Osea e di Gomer – nonostante i suoi tradimenti (Osea 2, 16-22).

È tuttavia soprattutto il Testamento cristiano a rendere trasparente, in senso pieno e definitivo nella persona di Gesù, il significato della gratuità. Il Dio "con" noi dell'incarnazione – l'Emmanuele – diventa, nel mistero pasquale, il Dio "per" noi – il Salvatore –, colui che offre la sua vita per la nostra liberazione: "Egli, pur essendo nella condizione di Dio, non ritenne un privilegio essere come Dio, ma svuotò se stesso assumendo una condizione di servo, diventando simile agli uomini. Dall'aspetto riconosciuto come uomo, umiliò se stesso facendosi obbediente fino alla morte e a una morte di croce" (Fil 2, 6-8). Il Dio di Gesù Cristo non ama l'uomo perché è buono, ma vuole che sia buono perché lo ama. Per questo ci ha amati quando eravamo ancora nemici, soggetti alla potenza del peccato e del male: "Infatti, quando eravamo ancora deboli, nel tempo stabilito Cristo morì per gli empi. Ora a stento qualcuno è disposto a morire per un giusto; forse qualcuno oserebbe morire per una persona buona. Ma Dio dimostra il suo amore verso di noi nel fatto che, mentre eravamo ancora peccatori, Cristo è morto per noi" (Rom 5, 6-8).

Questa testimonianza radicale è la chiave della stessa comprensione del mistero del Dio cristiano. Giovanni ci ricorda infatti che in Dio l'amore non è soltanto un attributo, per quanto importante; è costitutivo della sua natura: in altre parole, che Dio non *ha* la carità ma *è* carità (4, 8), cioè dono assoluto. E lo è in quanto non è solitario ma vive in comunione di persone, il Padre, il Figlio e lo Spirito, le quali si costituiscono in quanto reciprocamente si donano. Trinità e carità, lungi dall'opporsi, si richiamano reciprocamente: il carattere relazionale di Dio è infatti ciò per cui il suo essere si identifica con l'atto del donare.

L'esperienza cristiana è dunque esperienza dell'essere amati in maniera incondizionata da un Dio che è, per definizione, dono. È l'esperienza di una gratuità che esige di essere ricambiata da altrettanta gratuità: "Gratuitamente avete ricevuto, gratuitamente date". La gratuità del dono fa appello alla gratuità della risposta; una risposta che passa attraverso la mediazione del volto del prossimo, di colui che reclama la nostra solidarietà: "Chi non ama il proprio fratello che vede, non può amare Dio che non vede" (1 Gv 4, 20). Il bisogno del fratello, il suo stato di indigenza, diviene il criterio in base al quale siamo chiamati a offrire il nostro dono e il metro secondo il quale, alla sera della vita, verremo giudicati: "Venite, benedetti del Padre mio, ricevete in eredità il regno preparato per voi fin dalla creazione del mondo, perché ho avuto fame e mi avete dato da mangiare, ho avuto sete e mi avete dato da bere, ero straniero e mi avete accolto, nudo e mi avete vestito, malato e mi avete visitato, ero in carcere e siete venuti a trovarmi" (Mt 25, 34-36).

La donazione del sangue e degli organi

In questo contesto, che ha radici profondamente umane ed è, per chi crede, l'espressione più alta della verità cristiana, va inserita la riflessione sulla donazione del sangue e degli organi. Ciò che in essa si rende infatti trasparente e che a essa conferisce carattere di vera nobiltà è l'esistenza di una originaria (ed essenziale) solidarietà tra gli uomini, che rifluisce anche sul piano fisico, coinvolgendo la corporeità. E, più ancora, ciò che essa testimonia è la percezione che il dono di una parte del proprio corpo costituisce, sul piano umano e spirituale, una significativa occasione di bene che innalza il livello di umanità della società a cui apparteniamo.

Il dono riveste, da questo punto di vista, un importante significato antropologico ed etico. È un atto di altruismo che ha la propria origine negli stretti legami che uniscono tra loro tutti i membri della famiglia umana e dai quali scaturisce l'esigenza di sviluppare una sempre più profonda reciprocità relazionale. La consapevolezza che la relazionalità – come già si è detto – è parte costitutiva dell'identità personale fonda la responsabilità di ciascuno verso ogni essere umano il quale, partecipando della medesima natura, è portatore della stessa dignità e degli stessi diritti. In quanto offerta all'altro di qualcosa che ci appartiene, la donazione rende esplicita l'interdipendenza esistente nell'ambito dell'umano – un'interdipendenza inscritta negli stessi dinamismi della vita biologica – e dà reale consistenza all'esercizio di una forma di cooperazione interumana, che si estende dal livello dell'intenzionalità a quello fisico e che si rivolge indistintamente a tutte le persone, avendo come unico criterio il bisogno dell'altro.

In questo senso la donazione del sangue e degli organi si inscrive nel contesto di una visione della vita che fa spazio a una considerazione dell'altro come valore in sé, come soggetto che non può essere ridotto a mezzo o a strumento, ma va riconosciuto nella propria singolarità e nel diritto a vivere dignitosamente la propria esistenza. Si inscrive, in definitiva, nel contesto di una visione della società che si fa carico dei bisogni di tutti, a partire da quelli delle categorie più deboli, e che si impegna a promuovere, anche a livello strutturale, le condizioni perché tali bisogni vengano soddisfatti, contribuendo in questo modo allo sviluppo di una civiltà più giusta e più solidale.

Le implicazioni psicologiche del dono e del donarsi

Enrico Molinari, Pietro A. Cavaleri

Il dono nella società contemporanea

Nel contesto della società attuale, affrontare il tema del dono e del donarsi costituisce un'impresa non facile che può destare sospetto e diffidenza[1]. Si rischia di cadere in uno sdolcinato romanticismo d'altri tempi o in uno scontato buonismo che non fa più presa sull'uomo disincantato di oggi. Nell'epoca moderna e nel cosiddetto mondo sviluppato il dono e il donarsi hanno finito per costituire qualcosa di ambiguo e inaffidabile.

Ciò che desta maggiore sospetto è il fatto che il dono non sia gratuito e disinteressato, che esso possa nascondere sempre un qualche "veleno", un ricatto, una pretesa, l'aspettativa malcelata di un qualche contraccambio. È interessante notare, a questo proposito, come la parola *gift* possa significare "dono" nella lingua inglese e "veleno" nella lingua tedesca.

La nostra esperienza umana, spirituale e professionale ci porta a dire che il dono, e a maggior ragione il dono di sé, per essere considerato veramente tale, debba in ogni caso essere gratuito e disinteressato, debba caratterizzarsi per l'assenza dell'aspettativa di scambio e debba avere come unico fine il bene dell'altro. In questa prospettiva, la qualità che più deve contraddistinguere il dono è la sua assoluta "gratuità".

---

[1] Sul dono e il legame sociale nella cultura contemporanea si rimanda a E Pulcini (2001) L'individuo senza passioni. Individualismo moderno e perdita del legame sociale. Bollati Boringhieri, Torino; F Brezzi, MT Russo (eds) (2011). Oltre la società degli individui. Teoria ed etica del dono. Bollati Boringhieri, Torino.

E. Molinari (✉)
Facoltà di Psicologia, Università Cattolica del Sacro Cuore di Milano, Milano
e-mail: enrico.molinari@unicatt.it

P.A. Cavaleri
ASL n.2 di Caltanissetta
Facoltà di Scienze della Formazione della LUMSA (sede di Caltanissetta)

Ma, c'è da chiedersi, esiste nella realtà "un dono puro", un dono autenticamente gratuito? Un dono cioè esente da qualsiasi scoria utilitaristica o mercan-
tilistica? Privo di una qualunque inconscia manipolazione dell'altro o inconsapevole aspettativa?

Con la sua radicale diffidenza, la cultura moderna ha reso il dono ancora
più ambiguo e misterioso di prima, lo ha trasformato in un fenomeno complesso e per nulla scontato come in passato (Derrida, 1996). Mentre per i moderni
la gratuità del dono deve negare lo scambio, le ricerche di Mauss (1965) sul
dono nelle società pre-moderne riconducono quest'ultimo sempre a una sog-
giacente struttura di scambio, anche se di scambio simbolico.

Nelle società più arcaiche, infatti, il dono non solo fonderebbe lo scambio di
relazioni interpersonali, creerebbe la relazione umana, ma renderebbe possibile la
stessa coesione sociale. Nelle società meno arcaiche, invece, il dono ricoprirebbe
un ruolo meno importante e sarebbe limitato soltanto ad alcuni ambiti sociali o a
specifici momenti della vita o a certe usanze rituali. Infine, nelle società moderne il dono tenderebbe a scomparire del tutto o a essere confinato, in quanto dono
gratuito, nella sfera del privato, nell'ambito della beneficenza occasionale.

Esposito, a questo riguardo, sottolinea come la cultura moderna sia essenzialmente fondata sulla rimozione del dono (Esposito, 1998). Nella misura in
cui le società si modernizzano, il dono perde progressivamente la sua capacità
di generare il legame sociale come in passato. Col passare del tempo il dono
diventa sempre più "impossibile" e impensabile (Derrida, 1996). Ormai ci si
incontra non più nella gratuità ma per cene di lavoro, non si perde tempo ma
si vuole ottimizzare ogni istante, non ci si sorprende più ma si programma ogni
cosa. Tuttavia, nonostante i modelli culturali dominanti, ancora oggi ciascuno
di noi sperimenta come ogni dono, ogni atto gratuito, continui a suscitare, in
chi lo riceve, un sentimento di obbligo, un qualche significativo legame nei
confronti del donatore. Il dono è capace di generare l'amicizia che "si offre,
non si compra, non si mendica, non si simula. È sempre una presenza offerta,
anche se non accolta. È come la sorgente del bosco: essa deve dare al viandan-
te assetato l'acqua più pura che ha e il meglio di sé" (Bianchi, 2010).

Rispetto ai cambiamenti in atto, Donati scrive: "Il dono lega. (...). La
modernità, invece, vuole slegare, deve slegare tutto per rendere tutto disponibile all'equivalenza monetaria e funzionale dei suoi mercati e al comando
impersonale degli interessi dello Stato. Perciò non può tollerare il dono,
soprattutto quello gratuito. La gratuità esclude il calcolo, e dunque non può
vivere laddove domina il mercato. (...) La gratuità non ha un prezzo economico, così come non ha un premio (o una penalità) giuridica. Il suo prezzo e il
suo premio sono di altro genere, sono morali" (Donati, 2001, p. 63).

Nella società di oggi assistiamo all'evidente contraddizione per cui più sva-
nisce il primato della morale sugli imperativi economici e politici, più svani-
scono tristemente dalla scena sociale il dono e la gratuità. Lentamente, ma ine-
sorabilmente, le strutture portanti della società tardo-moderna si immunizzano
dal dono, ormai relegato a spazi residuali e "irrazionali" della nostra vita,
come la sfera del privato e, in particolare, della famiglia.

Il dono e la gratuità, invece, hanno anche una valenza "pubblica", non possono essere relegati nel solo "privato". Senza il dono e la gratuità la relazione sociale ha difficoltà a realizzarsi e rischia di perdere la sua valenza umana. Da una parte si avverte impellente il bisogno di umanizzare la società, dall'altra si espelle da essa ciò che può restituirle dignità umana.

Si potrebbe affermare che la relazione sociale, in quanto tale, non emerge, non viene tratta all'esistenza se non possiede quella originaria e indispensabile proprietà che le permette di sussistere e di vivere, vale a dire la gratuità del dono che la relazione sociale contiene in sé. "Senza un minimo di gratuità – afferma ancora Donati (2001, p. 65) – la relazione sociale non potrebbe venire all'esistenza, né continuare a vivere come relazione propriamente umana. (…). Una relazione sociale può fare a meno della gratuità, ma allora essa – sebbene sia sociale – non è più umana, diventa un'altra cosa (…), in quanto comportamento meccanico, impersonale, istintivo, privo di intenzionalità".

Soltanto la gratuità del dono rende possibile la relazione, permette cioè di raggiungere l'altro, di creare un'autentica relazione con lui e di conferire a essa le caratteristiche specifiche di un'esperienza profondamente "umana". In questa prospettiva, dunque, la gratuità del dono fonda e salva la relazione sociale, la fa vivere, ne preserva e ne alimenta le qualità che la connotano come inequivocabilmente umana. Il dono non è quindi il frutto esclusivo di uno scambio fra individui, quanto piuttosto, e soprattutto, la tangibile "manifestazione della loro interna socialità, del loro bisogno di entrare, stare, vivere in relazioni umane" (Donati, 2001, p.78).

Il fatto che la società contemporanea sia divenuta una realtà estremamente complessa deve spingerci a rivisitare e far crescere il dono in termini di ulteriore complessità. La difficoltà che la società tardo-moderna, o post-moderna, sperimenta nel rintracciare e riconoscere il dono è essenzialmente dovuta al fatto che non si coglie, o si rimuove, il nucleo centrale che lo genera come espressione e come mezzo di comunicazione fra gli esseri umani. Il dono, infatti, è un potente tramite che pone in relazione gli umani, li rende tali, permettendo a essi di comunicare, di elaborare un linguaggio condiviso, di sperimentarsi come appartenenti a un'unica specie, a una medesima famiglia.

Nel suo complessificarsi, nel suo differenziarsi in sfere che prescindono dall'umano (le sfere dell'alta tecnologia, della finanza globalizzata), la società contemporanea può perdere di vista la funzione fondativa del dono. Da qui la necessità di promuovere e recuperare una riflessione interdisciplinare sul dono e sulle molteplici implicazioni a esso sottese. La complessità del mondo in cui viviamo esige ormai una lettura più approfondita, meno scontata, meno superficiale, del dono e, soprattutto, della gratuità che lo germina e lo rende credibile.

Occorre, allora, soffermarsi con maggiore attenzione a osservare quei luoghi che si contraddistinguono per la qualità delle relazioni umane, quelle sfere del sociale dove più facilmente emerge la categoria preziosa dell'umano, come per esempio la famiglia o il cosiddetto "privato sociale". Nell'ambito specifico del volontariato, del terzo settore, il dono e la gratuità costituiscono gli elementi caratterizzanti per eccellenza, i pre-requisiti istituzionali da cui nasce un impegno sociale "umanizzante", capace cioè di ridare qualità umane alla società e ai rapporti di cui essa si nutre in modo vitale.

L'adozione di bambini in alcuni casi anche ammalati o portatori di handicap, la donazione gratuita del sangue o di organi a estranei, l'assistenza a malati terminali ecc. costituiscono, anche nella complessa società di oggi, esperienze di genuina gratuità, di autentica rinuncia a una gratificazione personale. Qui il dono coinvolge compiutamente chi lo fa, attiva per intero l'elemento vitale del suo "essere sociale", cioè la relazione con l'altro, conferendogli un'inequivocabile identità umana dai contorni netti ed indelebili.

Verso una psicologia del dono

Abbiamo più volte fatto riferimento alla categoria dell'*umano*. Ma in che cosa si sostanzia l'umano? Che cosa contraddistingue la qualità dell'umano? Quali caratteristiche deve presentare una relazione per potersi considerare umana? Muovendosi da una prospettiva esclusivamente sociologica, Donati sostiene che a fondare la categoria dell'umano e a rendere umana una relazione sia il *dono*. Infatti, ogni relazione sociale che voglia riprodursi, che voglia darsi coerenza e continuità, non può sussistere senza "un atto iniziale di dono".

Riconoscere l'altro nella sua specifica differenza, nella sua preziosa dignità, dargli fiducia, porsi in un atteggiamento di empatia verso di lui, mettersi nei suoi panni, come rinuncia al proprio punto di vista e ai propri interessi, costituisce il *dono presupposto*, la premessa che rende possibile ogni atto di relazione umana. Senza un tale "dono presupposto" la relazione diventa solamente "consumatoria", consuma cioè la socialità senza rigenerarla.

"Per entrare in una relazione umana – afferma con molta efficacia Donati (2001, pp. 97-98) – occorre primariamente fare un dono: riconoscere l'Altro come dotato di una sua dignità, dargli fiducia e mettersi nei suoi panni. Tutto ciò che evita o elimina questa donazione di senso rende la relazione meno umana. Quando questa donazione di senso viene totalmente negata, perciò stesso lì la relazione diventa non-umana. Per questo, il dono gratuito è ancora, anzi diventa ancor di più, il 'segno di salvezza' della società se, in quanto e laddove la società può (ri)generarsi come 'società dell'umano'".

Alla luce di tali considerazioni, appare evidente come a rendere "umana" ogni relazione, a fare di ognuno di noi un "essere umano", sia sempre il dono. Il dono inteso prioritariamente come esperienza nella quale possiamo donare all'altro la nostra capacità di "riconoscerlo", di porci davanti a lui a partire dal suo punto di vista, dalla sua personale prospettiva. È in questa possibilità, in questa disponibilità, in questo atteggiamento, che si origina l'umano e la qualità umana di ciascuna relazione.

Il riconoscimento e l'empatia si delineano, allora, come gli indispensabili "prerequisiti psicologici" che generano il dono, come gli elementi psicologici che non solo rendono possibile il dono gratuito, ma che caratterizzano e qualificano la categoria stessa dell'umano, di ogni comportamento relazionale.

Indagare e approfondire la natura complessa del dono impone, dunque, la necessità di cogliere in pieno le "implicazioni psicologiche" del dono, sia a partire dalla fondamentale esperienza del *riconoscimento*, sia ponendoci all'interno di quell'atteggiamento specifico che chiamiamo *empatia*.

La psicologia, nella sua breve storia, non ha espresso significative e dirette riflessioni sul dono (Parolari, 2006). Negli ultimi decenni, tuttavia, essa ha dedicato una rinnovata attenzione al ruolo centrale che il riconoscimento e l'empatia rivestono nella comparsa, nello sviluppo e nella sofferenza della vita mentale. Soffermarci a considerare gli apporti che la ricerca psicologica ha prodotto, in riferimento all'esperienza del riconoscimento e dell'empatia, può aiutarci a dare una lettura "psicologica" del dono e a cogliere meglio i presupposti psicologici che lo rendono possibile.

Se, come prima affermato, il dono genera la società dell'umano, è vero anche che una tale generazione può aversi se il donatore possiede la capacità psicologica di riconoscere il donatario e di porsi nei suoi panni, di cogliere cioè il mondo attraverso i suoi occhi e la sua sensibilità.

Ponendoci all'interno di una prospettiva squisitamente psicologica, dunque, la realtà del dono ci costringe già ad ammettere l'esistenza di una "mente relazionale", ci obbliga a prendere atto che una mente può considerarsi "umana" se possiede l'abilità di riconoscere, di leggere e di sintonizzarsi con la mente di un altro.

Un rapporto sociale è da considerarsi umano se diventa spazio condiviso all'interno del quale donare e ricevere riconoscimento. Una relazione può avere valenze sociali, produttive, economiche, ma non per questo soltanto può considerarsi umana. Per essere tale pienamente deve manifestarsi come luogo condiviso di *riconoscimento*. Il fatto che la capacità di riconoscere costituisca un elemento fondante della mente umana è da considerarsi un'evidenza nota in psicologia già da diverso tempo.

Soprattutto negli ultimi decenni si è preso atto, in modo generalizzato, che le menti non si sviluppano indipendentemente l'una dall'altra, ma fin dal momento della nascita sono tra loro interconnesse. Ogni mente presuppone sempre e dovunque l'interazione con altre menti (Siegel, 2001). Oggi la natura marcatamente individuale, un tempo proposta dalla psicoanalisi classica e da altre correnti teoriche, non è più condivisa e scontata come prima.

Nella ricerca psicologica contemporanea e nell'ambito della stessa psicoanalisi assistiamo a una vera e propria "svolta relazionale", così come è stata definita da Mitchell (2002). In base a tale svolta le menti umane sono adesso concepite essenzialmente come "fenomeni sociali", che solo successivamente divengono oggetto dell'elaborazione individuale.

I contributi di Kohut costituiscono un momento decisivo nel delinearsi di questa nuova prospettiva. Non meno rilevanti, tuttavia, sono da considerarsi anche gli apporti di altri Autori come Fairbairn, Sullivan, Fromm, Horney, Balint e, in ambito evolutivo, Klein, Mahler, Stern. Nella nuova prospettiva interpersonale, la relazione con l'altro si delinea con chiarezza come lo spazio fondamentale da cui nasce la mente umana.

Questo nuovo orientamento in psicologia è legato anche ad Autori che non appartengono alla tradizione psicanalitica, come per esempio Bateson (1979). Decisivi, inoltre, si sono rivelati in questa direzione gli apporti espressi da altri modelli clinici, come l'approccio sistemico-relazionale, quello cognitivista, quello gestaltico (Cavaleri, 2007).

Se torniamo al tema specifico del *riconoscimento*, è interessante notare come la relazione madre-bambino descritta da Stern sia tutta incentrata sul loro reciproco riconoscersi, implicarsi, "sintonizzarsi" (Stern, 1987). Il "mutuo riconoscimento" rappresenta una delle più indispensabili chiavi di lettura attraverso cui Beebe, Jaffe e Lechmann descrivono le dinamiche della comunicazione diadica nella prima infanzia (Beebe et al., 1992).

La psicoterapia della Gestalt, nei suoi più recenti sviluppi, teorizza la necessità di inscrivere l'autoregolazione dell'organismo in un principio ancora più comprensivo, vale a dire l'*autoregolazione della relazione*. Sicché non è l'organismo in sé ad autoregolarsi soltanto, quanto piuttosto la relazione che si sviluppa *tra* gli interagenti e ciò, naturalmente, a partire dal loro reciproco implicarsi e riconoscersi (Salonia, 2005; Spagnuolo Lobb, 2001).

Il *riconoscimento reciproco* è considerato da Bruner un'indispensabile esperienza per la nascita e l'evoluzione del Sé. Riconoscendo l'altro ed essendo da lui riconosciuto, narrandosi e ascoltando le narrazioni degli altri, l'individuo trova l'accesso alla propria identità soggettiva, al proprio Sé (Bruner, 1992). Le ricerche di Fonagy hanno dimostrato come nella mente umana esista una forte correlazione tra la comprensione di sé e quella dell'altro, cioè tra il riconoscimento di sé e quello dell'altro.

La regolazione reciproca è, a suo giudizio, all'origine dei processi di "mentalizzazione" e della comparsa della "funzione riflessiva". Un bambino che viene riconosciuto, che cioè può rispecchiarsi positivamente nel suo *caregiver*, diventa a sua volta capace di riconoscere l'altro, di concepire il pensiero altrui e, contestualmente, di attivare un'adeguata rappresentazione di sé (Fonagy, Target, 2001).

La capacità di riconoscere l'altro è fortemente legata all'esperienza di essere riconosciuti e trova il suo culmine nell'*empatia*, cioè nella capacità di porsi nei "panni dell'altro", cogliendone i sentimenti, le emozioni, i bisogni, le percezioni e le più varie sensibilità personali. Siegel sostiene che le aree del cervello attivate da un'esperienza di "empatia interpersonale" sono le medesime che vengono attivate nel corso di un'esperienza di "empatia intrapersonale" (Siegel, 2009). Ciò vuol dire, ancora una volta, che la capacità di riconoscere l'altro è fortemente connessa alla capacità di riconoscersi, cioè di essere consapevoli di sé, della propria identità.

Riconoscere l'altro, essere empatici verso di lui, aumenta la nostra capacità di percepire noi stessi, di essere più consapevoli della nostra identità e dei vissuti psicologici a essa connessi. Guardare con empatia l'altro migliora la qualità della consapevolezza che abbiamo di noi stessi e viceversa. Surrey, Kaplan e Jordan teorizzano il concetto di *empatia mutua*, sostenendo che in ogni essere umano non esiste soltanto il bisogno di essere capito (bisogno di empatia), ma anche quello di capire, di essere cioè empatico verso gli altri (Surrey, Kaplan, Jordan, 1990).

Di recente, sulla base delle sue ricerche, Iacoboni ha avanzato alcune interessanti ipotesi sul ruolo che i "neuroni specchio" rivestono nell'esperienza dell'empatia (Iacoboni, 2008). Sembra che le aree del nostro cervello dove si trovano i neuroni specchio ci aiutino a comprendere le emozioni degli altri attraverso una qualche forma di "imitazione interna". Questi speciali neuroni, infatti, si attivano ogni qual volta vediamo gli altri manifestare le loro emozioni, soprattutto attraverso l'espressione facciale e i movimenti del volto.

I neuroni specchio, una volta attivati, "simulano" nel nostro cervello i movimenti dell'altro e inviano segnali ai centri cerebrali del sistema limbico, che è responsabile delle nostre emozioni. In questo modo finiamo col "sentire", col "provare" ciò che stanno sentendo e provando le persone che sono di fronte a noi. Nell'attivazione di questi neuroni un ruolo speciale riveste in particolare l'esperienza del dolore.

Quando ci troviamo di fronte a una persona che soffre, prima "rispecchiamo" le espressioni facciali di chi ci sta davanti, successivamente i neuroni specchio attivano i centri cerebrali emozionali, che a loro volta producono un rispecchiamento anche delle emozioni altrui. Il processo cerebrale di simulazione complessiva, dunque, è in grado di "rispecchiare" non solo il dolore, ma anche la stessa "reazione motoria" della persona che sta provando dolore.

Nonostante solitamente riteniamo che il dolore costituisca un'esperienza intima e del tutto personale, di fatto il nostro cervello la tratta come un'esperienza "condivisa" con gli altri. È per questo motivo, secondo Iacoboni, che il processo neurale di rispecchiamento, attivato dalla percezione del dolore altrui, risulta essenziale e fondamentale nella costituzione dei legami sociali (Cavaleri, Buscemi, Cammarata, 2011). Sembra, inoltre, che queste forme di "risonanza" interna, di fronte al dolore altrui, siano alla base di forme molto precoci di comportamento empatico, cioè di esperienze relazionali empatiche che iniziamo a fare fin dalla nostra più tenera età.

La teorizzazione freudiana classica, che ha influenzato per molto tempo la psicologia in generale, propone l'ipotesi di un uomo, in origine, nato fuori da un contesto sociale e che solo successivamente, per migliorare il proprio stato di sicurezza, si adattata alla "civiltà", cioè a una vita "condivisa" con altri. Le ricerche psicologiche più recenti, così come le ricerche in ambito neuropsicologico come quelle sui "neuroni specchio", dimostrano invece come il nostro cervello, sin dalla nascita, sia congegnato per "rispecchiare" gli altri, per "simulare" le loro emozioni, per "condividere" in particolare il loro dolore, sostanzialmente per "vivere con" loro, per creare con loro legami significativi, per sperimentare vitali esperienze di "interdipendenza".

La relazione con l'altro e lo sviluppo morale

La dinamica fondamentale dell'*essere riconosciuto* e del *riconoscere* viene riproposta, per altri percorsi e in altre forme, anche da alcune ricerche che in questi ultimi anni si sono occupate dello sviluppo sociale del bambino e in particolare del comportamento *prosociale-morale* (De Beni, 1998; Roche Olivar, 1997, 2002).

Come è noto, nel modello evolutivo teorizzato da Piaget (Piaget, 1972) l'egocentrismo infantile esclude ogni forma di decentramento dell'io nei primi anni della vita del bambino. Questi, in altri termini, sarebbe inizialmente incapace di "decentrarsi" nell'altro, di percepire e di comprendere le emozioni dell'altro che interagisce con lui.

Contrariamente a tale convinzione, le ricerche di Yarrow e Waxler (1977) sostengono l'ipotesi che forme di comportamento altruistico siano rilevabili fin dai primi mesi di vita. Episodi di *compartecipazione affettiva* sono stati da essi riscontrati già in bambini di dieci mesi. Studi successivi hanno, poi, mostrato come la capacità di *comprensione emotiva*, fondamentale nella regolazione del rapporto sociale, maturi molto precocemente ed evolva in base all'esperienza relazionale dei bambini (Varin, 1992).

Se Piaget e, successivamente, Kohlberg (1963) hanno dato rilievo all'evoluzione del *giudizio morale*, analizzando soprattutto il nesso che unisce i vari stadi dello sviluppo morale con quelli che scandiscono lo sviluppo logico, le ricerche successive hanno posto, invece, l'accento sull'*azione morale*, focalizzando altre competenze, diverse da quelle cognitive, come quelle di tipo affettivo-cooperativo o motivazionale (Hoffman, 1976).

Nella sua essenza il comportamento morale viene concepito da Piaget e Kohlberg come l'espressione di un *sistema di principi cognitivi*, che regolano i rapporti interpersonali. Tuttavia non sempre, nella realtà, un adeguato sviluppo del ragionamento morale garantisce l'espressione di una coerente azione morale.

Ne consegue, allora, che quest'ultima deriva da altre abilità e competenze non riducibili alla sola dimensione cognitiva. Gilien (1995), in particolare, evidenzia come le abilità di tipo morale siano fortemente legate a quelle di tipo socio-affettivo e si intreccino, in modo molto significativo, con altre di natura esecutiva e di controllo.

Se vogliamo capire come mai sia possibile che una persona, per agire in coerenza con i propri valori morali, arrivi al punto di andare contro ai propri interessi personali, non ci basta il modello evolutivo argomentato da Piaget e Kohlberg (essenzialmente fondato sul rapporto esistente tra sviluppo cognitivo e sviluppo morale).

Ci appare indispensabile, infatti, recuperare quell'insieme di dinamiche che rimandano alla dimensione socio-affettiva della psiche umana e che, a loro volta, chiamano in causa la *relazione con l'altro* e, con essa, l'elaborazione di significati condivisi, la formazione di valori comuni. A questo riguardo, Hoffman afferma che il valore morale di un'azione non dipende soltanto dallo sviluppo del *giudizio morale*, ma dalla presenza di una valida *motivazione interiore* che spinge ad aiutare gli altri (Hoffman, 1976).

L'azione morale, dunque, trova la sua origine sia in un complesso di qualità e competenze cognitive, sia in un complesso di qualità personali e motivazionali di tipo emotivo-affettivo. A sua volta, quest'ultimo complesso di qualità psicologiche risulta fortemente connesso all'acquisizione, da parte del bambino, di adeguate abilità di *percezione interpersonale*[2].

Il bambino, in altri termini, è in grado di elaborare un giudizio morale, ma soprattutto di esprimere una motivata azione morale, solo se possiede la capacità di *percepire l'altro*, di *riconoscere l'altro*, di comprenderne i bisogni e le emozioni, di valutare in quale misura il benessere altrui può dipendere dal comportamento che egli decide di assumere.

Anche in questo caso, dunque, occorre operare una distinzione fra *identificazione cognitiva* con l'altro, riguardante la capacità di assumere il ruolo espresso da un individuo diverso da sé, sul piano percettivo-cognitivo-comportamentale, e *identificazione emotivo-affettiva*, intesa come capacità di cogliere le emozioni altrui e di condividerle empaticamente.

Entrambe implicano aspetti di carattere cognitivo, ma è soprattutto la seconda che si fonda sull'esperienza emozionale. Infatti, soltanto un contesto relazionale positivo, capace cioè di accogliere e sostenere il bambino, permetterà a quest'ultimo di imparare a identificarsi con le emozioni dell'altro e a prendersi cura di lui.

A questo punto, si potrebbe dedurre che il bambino impara a *riconoscere l'altro* soltanto se cresce in una rete relazionale in cui, a sua volta, fa l'esperienza di *essere riconosciuto*. Può comprendere e condividere i sentimenti dell'altro soltanto se qualcun altro ha già compreso e condiviso i suoi.

Benché, nell'ambito dello sviluppo sociale, i processi di identificazione cognitiva e quelli di identificazione emotivo-affettiva siano di fatto fra loro inscindibili, è tuttavia la dimensione affettiva che assume un ruolo di maggiore preminenza, soprattutto negli anni dell'infanzia e dell'adolescenza, contribuendo a determinare in modo decisivo la capacità di comprendere gli altri e, ancor prima, se stessi[3].

Lo sviluppo morale del bambino, dunque, non è una "costruzione solipsistica", né il punto avanzato di un processo esclusivamente cognitivo, ma una dimensione che, al pari delle altre, fin dai primi mesi di vita trae origine dall'*incontro con l'altro* ed è alimentata dal *reciproco riconoscersi* che ne scaturisce.

Ad arricchire ulteriormente la riflessione sullo sviluppo morale è subentrato, soprattutto a partire dagli anni '60, un fertile filone di ricerche volto ad approfondire le dinamiche del *comportamento prosociale*, l'origine di esso e l'influenza che su di esso può essere esercitata dai diversi modelli educativi.

Numerosi e di grande interesse sono gli studi che in questi ultimi anni sono stati condotti nell'ambito del comportamento prosociale. Da essi emerge un

---

[2] Su questo argomento si rimanda a H Gardner (1993) Educare a comprendere. Feltrinelli, Milano; MA Tallandini, E Palmerone (1987) L'identificazione cognitiva e affettiva. Età Evolutiva 27:57-72.

[3] Per un approfondimento relativo a questo tema si rimanda a Damasio A (1995) L'errore di Cartesio. Adelphi, Milano; Damasio A (2000) Emozione e coscienza. Adelphi, Milano; Goleman D (1996) L'intelligenza emotiva. Rizzoli, Milano; Greenspan SL (1997) L'intelligenza del cuore. Le emozioni e lo sviluppo della mente. Mondadori, Milano.

dato comune di particolare rilievo: se le abilità sociali sono, per certi aspetti, "connaturate" all'essere umano, le abilità prosociali, invece, sono "acquisite" solo a determinate condizioni, che rimandano in modo diretto e specifico alla qualità del rapporto educativo istaurato con il bambino dai suoi genitori.

Non a caso, infatti, i tratti salienti del comportamento prosociale (apertura agli altri, cooperazione, tolleranza, generosità, sollecitudine ecc.) si riscontrano con maggiore frequenza in quei bambini che hanno avuto genitori affettuosi e adeguatamente protettivi (Hoffman, Soltzstein, 1967).

A questo riguardo, Mussen e Eisemberg-Berg Mussen (1985) individuano nell'empatia uno degli atteggiamenti indispensabili perché si possa instaurare un comportamento prosociale. Essi, tuttavia, legano in modo inestricabile la comparsa dell'atteggiamento empatico nel bambino alla capacità di ascolto e di accoglienza espressa nei suoi confronti dai genitori.

Ancora una volta, dunque, arriva la conferma che il bambino impara a *riconoscere* e *accogliere l'altro*, cioè ad esprimere azioni morali, soltanto se sperimenta, a sua volta, l'esistenza di relazioni nelle quali può *essere riconosciuto* e *accolto*. Ancora una volta, l'esperienza del *riconoscimento* si conferma come luogo elettivo della crescita e della maturazione umana, anche e soprattutto sul piano dello sviluppo morale.

Il forte nesso esistente fra prosocialità e modelli educativi adeguati ha spinto negli ultimi tempi numerosi ricercatori ad occuparsi soprattutto di questo secondo aspetto, dando così vita a una variegata gamma di proposte educative dai risvolti metodologici e applicativi estremamente interessanti (De Beni, 1998; Roche Olivar, 1997).

Autorealizzarsi è donarsi

Dalle considerazioni fin qui espresse, anche se in forma succinta, emerge come fare dono all'altro del proprio *riconoscimento* e della propria *empatia* non costituisca un atto di buonismo a buon mercato, un atteggiamento romantico ormai fuori moda. Riconoscere l'altro e porsi in atteggiamento empatico verso di lui costituisce invece un passaggio fondamentale del costituirsi e dell'organizzarsi della mente umana.

Dalla capacità di donare il nostro riconoscimento all'altro dipende, come abbiamo visto, non solo la salute mentale dell'altro, ma la stessa capacità di riconoscerci, di definire con adeguata consapevolezza la nostra identità, di stabilire quei legami sociali indispensabili alla nostra sopravvivenza come esseri umani.

Nel donare all'altro il nostro riconoscimento e la nostra empatia, scopriamo di stare facendo un dono straordinario a noi stessi. Donando all'altro, doniamo in realtà a noi stessi qualcosa di estremamente prezioso: la possibilità di divenire più "umani", di diventare più consapevoli della nostra identità, di svelarci a noi stessi.

Ma questo non basta, impariamo a sviluppare la nostra mente nelle sue competenze relazionali, permettendoci di intessere relazioni sociali sempre più significative, in grado di sostenerci e di farci sopravvivere adeguatamente. Giorno dopo giorno, quasi senza accorgercene, nel donare qualcosa di noi, in realtà ci impossessiamo di noi stessi, generiamo continuamente noi stessi, la nostra stessa umanità.

Dunque, anche ponendoci in una prospettiva squisitamente psicologica, il *dono*, lungi dall'essere un'esperienza di spoliazione, di impoverimento, si trasforma, inaspettatamente, in luogo di scoperta di sé, in spazio di autentico svelamento e pieno possesso di sé. A questo punto si potrebbe affermare, insieme a Jung (1979), che possediamo veramente solo ciò che doniamo.

Nel mondo di oggi è molto radicata la convinzione secondo cui la possibilità di autorealizzarsi sia in qualche modo un'esperienza "solitaria", nella quale l'altro non c'è o può considerarsi una presenza ingombrante, di cui sbarazzarsi il prima possibile o della quale fare completamente a meno[4]. Se l'uomo teorizzato da Freud (1978) soffre il disagio provocato da una civiltà che lo coarta, imponendogli la rinuncia al soddisfacimento delle proprie pulsioni, l'uomo descritto dalla psicologia contemporanea si scopre orfano di un altro che lo possa *riconoscere*, tragicamente solo, dolorosamente incapace di stabilire legami significativi e duraturi in famiglia come nella comunità in cui vive.

Con estrema lucidità le riflessioni di Kohut (1980) colgono il crepuscolo dell'*Uomo colpevole* e delineano il nuovo profilarsi dell'*Uomo tragico*, desideroso di essere riconosciuto non più nella sua pulsionalità inconscia o nelle sue istanze di integrazione, quanto piuttosto nel suo bisogno di un'appartenenza accogliente e rispettosa della sua individualità.

L'Uomo colpevole di Freud ha come orizzonte il principio del piacere. L'Uomo tragico di Kohut si pone oltre tale principio e rende conto di una sofferenza psichica nuova, che nasce all'interno di relazioni familiari e sociali frammentate, discontinue, incapaci di dare riconoscimento, di esprimere empatia, di sostenere una sana autoaffermazione del Sé.

Il disagio psichico dell'uomo contemporaneo, colto nelle sue molteplici forme, esprime il clamoroso fallimento della sua capacità di integrare in modo creativo i due bisogni costitutivi del suo essere: quello di realizzarsi, di essere pienamente se stesso, di esprimere la sua identità, e quello di appartenere, di vivere-con-l'altro, di porsi all'interno di relazioni significative in grado di riconoscerlo come soggetto unico e irripetibile.

L'uomo della "società narcisista" ha imparato a muoversi liberamente, seguendo soltanto la logica dell'autosufficienza e dell'autoaffermazione, superando ogni senso di colpa verso l'attenuarsi dei legami affettivi (Lasch, 1981). L'uomo della società "post-narcisista" di questi ultimi anni ha sperimentato su di sé non solo la difficoltà di costruire la propria identità in un mondo fatto da

---

[4] Su questo specifico argomento si rimanda a Cavaleri PA (2009) L'autorealizzazione nella società postmoderna. Nuova Umanità 183:395-416; Magari S, Cavaleri PA (2009) Il senso di sé, l'incontro con l'altro e l'accettazione del limite. Nuova Umanità 183:379-394.

individui isolati, ma anche il disorientamento di porsi, senza adeguate competenze relazionali, di fronte a un contesto sociale estremamente complesso, ricco di potenzialità e attrattive, ma nel contempo sempre più inavvicinabile e inaccogliente.

La comparsa nel mondo occidentale di un uomo tragicamente solo (l'*Uomo tragico*) e il preoccupante emergere di "nuovi sintomi" psicopatologici (nuove forme di disagio e di dipendenza) (Cosenza, Recalcati, Villa, 2006) dimostrano come l'individuo non possa autorealizzarsi né affermando sé *contro* l'altro, né asserendo sé *senza* l'altro.

La costituzione della sua piena identità e la piena realizzazione di se stesso sono possibili soltanto all'interno di quell'alveo vitale e nutriente che è la relazione con l'altro. Non a caso l'*Uomo relazionale* costituisce oggi il modello antropologico di riferimento che, come accennato prima, viene delineato da autorevoli filoni della psicologia contemporanea.

In questo confuso inizio di millennio, dunque, la ricerca psicologica ricorda all'uomo contemporaneo come la sua possibilità di realizzarsi in contrapposizione all'altro o senza l'altro sia clamorosamente fallita e indica per lui la necessità di inventare nuovi paradigmi culturali che sappiano integrare la realizzazione di sé *con* quella dell'altro, l'espressione e il riconoscimento di sé *con* l'accoglienza e il riconoscimento dell'altro. Quest'ultimo cessa, allora, di essere per l'individuo una presenza minacciosa o insignificante e si profila, invece, come termine di riferimento indispensabile per la sua stessa fondazione e per la sua reale manifestazione.

Nello scenario globale e complesso di oggi, il dono e, ancora più in particolare, il donarsi si profilano come paradigmi relazionali, di grande valenza psicologica e sociale, estremamente attuali perché in grado di integrare insieme la legittima istanza di individuazione, di espressione e di realizzazione dell'identità umana e, nel contempo, l'ineludibile istanza di appartenenza, l'inderogabile necessità di relazioni significative all'interno delle quali la categoria dell'umano possa ancora una volta tornare a generarsi e rigenerarsi.

Il dono, il perdono e la bellezza

È stato in precedenza sottolineato come le precondizioni psicologiche che rendono possibile il dono vadano ricercate nella capacità di *riconoscimento* e di *empatia* del donatore. Si tratta di due atteggiamenti mentali che ritroviamo come elementi salienti di un'altra esperienza umana molto prossima al dono: il *perdono*[5]. Il perdono, infatti, presenta molti aspetti psicologici e molte caratteristiche in comune con il dono. Per molti versi il perdonare costituisce una fra le più importanti espressioni del donare.

---

[5] Sugli aspetti psicologici del perdono si rimanda a. Molinari E, Ceccarelli A (2007) Il processo del perdono: aspetti psicologici. Rivista di Psicologia Clinica 3:242-251.

Le relazioni interpersonali soddisfano i più profondi bisogni umani di affiliazione, ma sono anche la fonte di alcune tra le più dolorose ferite. Quando le offese prendono vita, emozioni negative come la rabbia e il risentimento sono reazioni comuni che creano una potenziale rottura della relazione stessa (Fincham, Paleari, Regalia, 2000). A creare, poi, ulteriore disagio è l'esigenza naturale di rispondere, attraverso la vendetta, all'offesa subita, per riparare al diritto oltraggiato.

Questo sentimento di vendetta può degenerare in rancore. Non è più la semplice riparazione di un diritto violato che viene ricercata, ma il male che, in cambio del torto subito, si può arrecare all'offensore. Il rancore è una passione che, aggiunta alla sofferenza per l'offesa subita, ne accentua il carattere alienante (Scabini, Rossi, 2001).

Un fattore significativo che può aiutare a far fronte in maniera adattiva alle inevitabili fratture relazionali quotidiane è la capacità di perdonare, di fare cioè dono gratuito all'altro del nostro perdono. L'inclinazione a perdonare ha importanti implicazioni non solo per il benessere delle relazioni, ma anche per il benessere personale. Il perdono, quindi, si configura come un mezzo che l'uomo ha a disposizione per salvaguardare un rapporto compromesso e per rispondere con fiducia e accettazione all'offesa e al dolore infertogli.

Perdonare è una scelta personale incondizionata. È una via che il soggetto può decidere di percorrere indipendentemente sia dalle eventuali reazioni di pentimento e contrizione manifestate dall'artefice dell'offesa, sia dalle pressioni esercitate dall'esterno. Se da un lato il comportamento dell'offensore e quanto avviene nell'ambiente circostante possono facilitare il perdono, dall'altro nessuno dei due rappresenta una condizione necessaria per il suo verificarsi (Fincham, 2000). In questo senso il perdono è un "dono gratuito". Un dono che può essere fatto autenticamente solo senza attendersi nulla in cambio.

Il perdono non è mai un atto puntuale e immediato, ma un laborioso processo, l'esito di un lungo lavoro psicologico, spesso doloroso (Smedes, 1997). La decisione di perdonare dà inizio a un difficile percorso interiore che implica il superamento dei sentimenti negativi e l'assunzione di un atteggiamento positivo nei confronti di chi ci ha fatto del male. Il perdono è uno sforzo, una scelta che implica necessariamente un atto di volontà e contemporaneamente un atto creativo, un percorso a spirale mediante il quale riattraversare i propri ricordi, le proprie matrici psicologiche e relazionali (Napoletani, 1987).

È un principio di mobilità e di fluidità, a differenza del rancore, che è un principio di staticità e rigidità. È un processo di umanizzazione, poiché spinge a fare i conti con i propri limiti per poter accettare quelli degli altri. È un principio di libertà, perché il perdono non può mai essere il frutto di un dovere o di un controllo sull'altro, ma l'esercizio di una libera scelta.

La possibilità di perdonare è fortemente condizionata dalla "ruminazione" mentale, cioè dalla presenza di pensieri, immagini e sentimenti intrusivi suscitati dall'offesa ricevuta. Coloro che, ripiegandosi su se stessi, sul proprio dolore, sperimentano alti livelli di ruminazione, si dimostrano incapaci di eliminare dalle loro menti pensieri e immagini intrusivi, sono più portati a mettere in atto comportamenti aggressivi e vendicativi contro l'artefice dell'offesa. Da ciò si deduce che la ruminazione mentale ricopre un ruolo importante nel perpetuare le difficoltà e i problemi psicologici seguenti all'offesa (Greenberg, 1996).

Come per il dono, anche per il perdono risulta decisiva l'attitudine psicologica al *riconoscimento* dell'altro, in particolare al riconoscimento dei suoi limiti, percepiti e colti come espressione di una comune condizione umana fatta di insufficienza. Alcuni studi hanno evidenziato, a questo proposito, come l'empatia sia una delle variabili più influenti nel determinare la capacità di perdonare gli altri (McCullough, Sandage, Worthington, 1997).

Essa, a sua volta, è facilitata dal livello d'intimità precedente l'offesa e dalle scuse poste dall'offensore. Vivere una relazione soddisfacente, impegnata e intima fa sì che, da un lato, i responsabili di un'offesa siano più disposti a mostrarsi dispiaciuti per quanto hanno commesso e a chiedere scusa e, dall'altro, le vittime si sentano più invogliate a mettersi nei loro panni e a perdonarli (Tagney, Miller, Flicker et al., 1996).

Uno degli ambiti relazionali dove l'esperienza del perdono appare più ricorrente e decisiva è quello della famiglia e, ancor più in particolare, il rapporto di coppia. Quando una coppia costruisce uno spazio comune, nuovi confini relazionali, una sessualità condivisa, fa inevitabilmente ricorso a processi di idealizzazione. Sul partner si possono proiettare gli aspetti più fragili e bisognosi di sé. L'altro può essere in qualche modo "utilizzato" per far fronte ai propri bisogni e alle proprie insicurezze, per sedare le proprie angosce, per contenere i propri fantasmi, ma anche per "andare oltre", per procedere verso una autentica "donazione di sé".

Saper affrontare la delusione (di sé e dell'altro), saper riconoscere l'altro nella sua differenza, per poi procedere oltre, permette alla coppia di riacquistare una nuova energia e una nuova capacità di cura del legame. Ciò che costituisce un elemento assai critico per il legame di coppia non è l'idealizzazione, quanto piuttosto il modo in cui essa viene "elaborata", come cioè viene affrontato lo scontro con la deludente realtà dell'altro (la sua diversità).

La reciproca delusione costituisce un aspetto fortemente traumatico della vita di coppia, a cui essa reagisce in vario modo e spesso con estrema aggressività. All'illusione segue puntualmente la delusione e con essa emergono inevitabili sentimenti di rabbia, chiusura, depressione. Il disincanto, tuttavia, costituisce il passaggio obbligato perché possa scaturire l'amore autentico, fatto di riconoscimento e di incondizionata accoglienza della diversità dell'altro. "Si esce positivamente dalla delusione – scrivono Scabini e Cigoli (2001, pp. 171-172) – se si conferma il valore del patto in sé e dell'altro per sé. Questa ri-conferma passa attraverso una sorta di perdono plurimo. Si perdona all'altro di non essere così potente come si era supposto; ci si accorge della presenza in noi di un falso sé che troppo pretende dall'altro e da sé. È, questa, una posizione che più che realistica andrebbe definita come *autentica*. Sincerità e autenticità verso se stessi e verso l'altro sono, infatti, caratteristiche tipiche delle relazioni amorose che hanno saputo attraversare l'idealizzazione e procedere al di là".

Alcune ricerche empiriche hanno indagato il rapporto esistente fra la qualità della relazione di coppia e la capacità di impegno e di dedizione al legame (Rusbult, Bissonnette, Arringa et al., 1998). Dai risultati emersi si evince che quanti si impegnano a tenere vivo il legame di coppia e ad assicurargli continuità nel tempo passano da atteggiamenti centrati su se stessi e sui propri interessi ad atteggiamenti che pongono al centro innanzitutto la relazione con il partner, inibendo reazioni aggressive, o in vario modo negative, e attuando comportamenti costruttivi. Gli atteggiamenti positivi non sarebbero spontanei, ma l'esito di una decisione ben precisa, il frutto di una volontà che vuole guardare oltre, verso una prospettiva a lungo termine, e non si lascia inibire dalle difficoltà presenti.

Secondo il parere di Scabini e Cigoli (2001, pp. 171-172), alla base dell'impegno nel legame e della capacità di regolazione dell'aggressività si pone soprattutto la disponibilità alla riconciliazione e alla dedizione: "Le pecche reciproche sono trascurate piuttosto che amplificate, i partner riflettono sui loro comportamenti e sono disponibili a modificarli. In breve, non si accumula ingiustizia e sfiducia, ma si cerca costantemente di ricreare il legame anche passando attraverso situazioni dolorose".

Come il rapporto di coppia, così anche ogni altra "relazione umana" di cui siamo protagonisti esige sempre la disponibilità alla riconciliazione, la cura del legame e la piena dedizione a esso. Ciascuna relazione fra esseri umani può mantenersi nel tempo ed evolvere in senso positivo se verso di essa i partner coinvolti esprimono "dedizione", cioè capacità di riconoscere la legittima differenza dell'altro, di perdonargli l'essere diverso da quanto supposto, di fargli dono di un'accogliente e fiduciosa ospitalità.

Solo con queste coordinate, solo a queste condizioni, diventa possibile in ogni momento generare e ri-generare un *bel* rapporto umano. La *bellezza*, infatti, non è una categoria estranea alla dimensione relazionale della vita umana. C'è da un tempo infinito qualcosa di ineffabile, di imprendibile, di profondamente sottile che unisce la bellezza al dono e al perdono.

C'è fra queste realtà un prezioso elemento che le accomuna. C'è forse un mistero, qualcosa di sacro o di divino, che non riusciamo a cogliere in maniera compiuta. C'è, come nel dono e nel perdono, un elemento essenziale che appartiene anche alla bellezza ed è la *gratuità*. La bellezza si dona. E sempre dona se stessa gratuitamente. Mettendo sotto scacco le logiche contorte del mercato e dello scambio, l'autentica bellezza non si può vendere, né comprare. "La bellezza è il luogo in cui si comprende la gratuità" (Salonia, 2011, p. 42).

La bellezza è sempre presente nel *dono* dell'amicizia, nella relazione con l'altro che, nella riflessione di un grande esperto di umanità quale è il monaco Enzo Bianchi, viene così descritta (Bianchi, 2010, p. 103): "... l'amicizia nasce da un incontro inaspettato, appare come un *dono* gratuito dovuto a Dio (o agli dei, come mi dicevano sempre alcuni amici!), sboccia come un fiore, presenza gratuita capace di inebriare come un profumo, e si nutre di bellezza: non intendo solo e tanto la bellezza fisica, ma la bellezza interiore che traspare anche nei volti e nel vissuto, quei tratti umani che caratterizzano una vita come *bella*, quei rapporti che fanno dire è *bello stare insieme qui*".

L'esperienza dell'amicizia, del bello può essere una scuola capace di educarci al dono autentico che porta come premio la reciprocità.

Bibliografia

Bateson G (1979) Verso una ecologia della mente. Adelphi, Milano

Bianchi E (2010) Ogni cosa alla sua stagione. Einaudi, Torino

Bruner J (1992) La ricerca del significato. Bollati Boringhieri, Torino

Cavaleri PA (2007) Vivere con l'altro. Per una cultura della relazione. Città Nuova, Roma

Cavaleri PA, Buscemi D, Cammarata SA (2011) Il senso della vita. Dalla sofferenza all'adattamento creativo. Città Nuova, Roma

Cosenza D, Recalcati M, Villa A (2006) Civiltà e disagio. Forme contemporanee della psicopatologia. Bruno Mondadori, Milano

De Beni M (1998) Prosocialità e altruismo. Erickson, Trento

Derrida J (1996) Donare il tempo. La moneta falsa. Raffaello Cortina, Milano

Donati PP (2001) Il dono in famiglia e nelle altre sfere sociali. In: Scabini E, Rossi G (eds) Dono e perdono nelle relazioni familiari e sociali. Vita e Pensiero, Milano

Fincham FK (2000) The kiss of the porcupines: from attributing responsability to forgiving. Personal Relationship 7:1-23

Fincham FK, Paleari G, Regalia C (2000) Forgiveness in marriage: the role of relationship quality, attributons and empathy. Personal Relationship 9:27-37

Fonagy P, Target M (2001) Attaccamento e funzione riflessiva. Raffaello Cortina, Milano

Gilien U (1995) La ricerca sul ragionamento morale. In: Kuhmerker L (ed) L'eredità di Kohlberg. Giunti, Firenze

Greenberg M (1995) Cognitive processing of traumas: the role of intrusive thoughts and reappraisals. Journal of Applied Social Psychology 25:1262-1296

Hoffman ML (1976) Empathy role-taking, guilt and development of altruistic motives. In: Lickona T (ed), Moral development and behaviour. Renhart and Winston, New York

Hoffman ML, Soltzstein HD (1967) Parental discipline and the child moral development. Journal of Personality and Social Psychology 5:24-39

Iacoboni M (1979) I neuroni specchio. Come capiamo ciò che fanno gli altri. Bollati Boringhieri, Torino

Jung CG (1979) Il simbolismo della Messa. Boringhieri, Torino

Kohlberg L (1963) Moral development and identification. In: Stevenson HW (ed) Child psychology. University Press, Chicago

Kohut H (1980) La guarigione del Sé. Boringhieri, Torino

Lasch C (1981) La cultura narcisista. Bompiani, Milano

Mauss M (1965) Saggio sul dono. In: Mauss M (ed) Teoria generale della magia e altri saggi. Einaudi, Torino

McCullough ME, Sandage SJ, Worthington EL (1997) To forgive is human: how to put your past in the past. InterVarsity, Downers Grove

Mitchell SA (2002) Il modello relazionale. Dall'attaccamento all'intersoggettività. Raffaello Cortina, Milano

Mussen P, Eisenberg Berg N (1985) Le origini della capacità di interessarsi, dividere e aiutare. Bulzoni, Roma

Napoletani D (1987) Individualità e gruppalità. Boringhieri, Torino

Parolari E (2006) Debito buono e debito cattivo. La psicologia del dono. Tredimensioni 33-45

Piaget J (1972) Il giudizio morale del fanciullo. Giunti, Firenze

Roche Olivar R (1997) L'intelligenza prosociale. Erickson, Trento

Roche Olivar R (ed) (1997) La condotta prosociale. Bulzoni, Roma

Rusbult CA, Bissonnette VL, Arringa XB et al (1998) Accommodation processes during the early years of marriage. In: Bradbury TN (ed) The developmental course of marital dysfunction. University Press, Cambridge

Salonia G (2005) Cambiamenti sociali e disagi psichici. In Francesetti G (ed) Attacchi di panico e post-modernità. La psicoterapia della Gestalt fra clinica e società. Franco Angeli, Milano

Salonia G (2011) Sulla felicità e dintorni. Tra corpo, tempo e parola, Il Pozzo di Giacobbe, Trapani

Scabini E, Cigoli V (2001) Costruzione dell'ideale di coppia. In: Scabini E, Rossi G (eds) Dono e perdono. Vita e Pensiero, Milano

Scabini E, Rossi G (ed) Dono e perdono nelle relazioni familiari e sociali. Vita e Pensiero, Milano

Siegel DJ (2001) La mente relazionale. Raffaello Cortina, Milano

Siegel DJ (2009) Mindfulness e cervello. Raffaello Cortina, Milano

Smedes L (1997) Stations on the journey from forgiveness to hope. In: Worthington E (ed) Dimensions of forgiveness: psychological research and theological perspectives. Templeton Foundation, Philadelphia

Spagnuolo Lobb M (ed) (2001) Psicoterapia della Gestalt. Ermeneutica e clinica. Franco Angeli, Milano

Surrey JL, Kaplan AG, Jordan JV (1990) Empathy rivisited. Stone Center, Wellesley

Tagney J, Miller R, Flicker L (1996) Are shame, guilt, and ambarrassment distinct emotion? Journal of Personality and Social Psychology 70:1256-1269

Varin D (1992) Lo sviluppo morale. In: Campioni L (ed) Manuale di psicologia dello sviluppo. Il Mulino, Bologna

Yarrow MR, Zahn Waxler C (1977) The emergence and functions of prosocial behaviors in young children. In: Smarth R, Smarth M (eds) Readings on child development and relationships. McMillan, New York

Sitografia ragionata

Sitografia

www.adisco.it

www.admo.it

www.aido.it

www.airt.it

www.aitfnazionale.it

www.aldelecco.org

www.antr.it/community

www.atotrapianti.it

www.avis.it

www.avisprovincialelecco.it

www.coordinamentoocst.it

www.donagliorgani.it

www.donareilsangue.it

www.fratres.org

www.governo.it/bioetica

www.nitp.org

www.regione.toscana.it/salute/donazionietrapianti/index.htlm

www.societaitalianatrapiantidiorgano.com

www.trapianti.salute.gov.it

www.trapiantofegato.it